Salud Natural después del Parto

"Hace treinta años, cuando tuve a mis bebés, estábamos redescubriendo el dar a luz en forma natural y cómo amamantar. Pero, luchábamos solas durante el periodo postnatal.
De haber tenido la oportunidad de leer el libro de Aviva en ese momento, hubiera llorado menos. Toda nueva mamá debería tener una copia de este libro".

PEGGY O'MARA,
EDITORA DE *MOTHERING* MAGAZINE
(Revista *Sirviendo como Madre*)

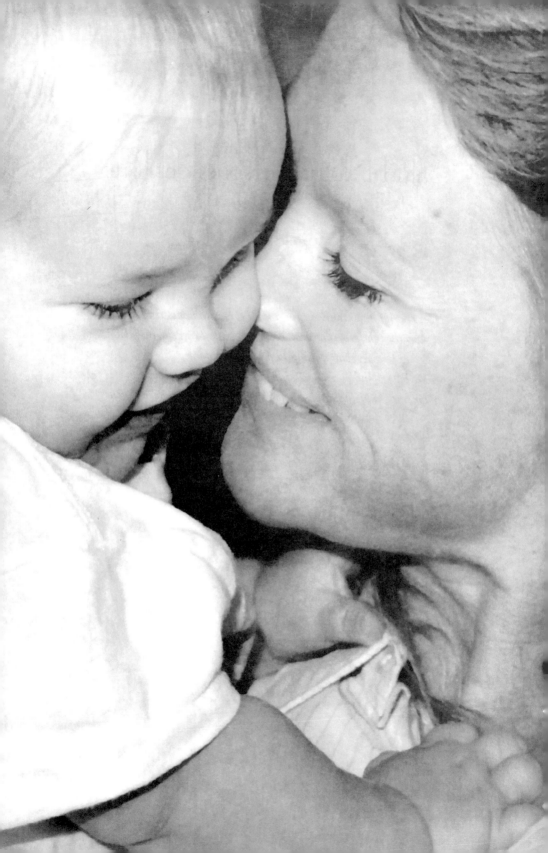

Salud Natural
después del Parto

La Guía Completa para una Buena Salud Postparto

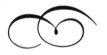

AVIVA JILL ROMM

INNER
TRADITIONS

Inner Traditions en Español
Rochester, Vermont

Lasser Press Mexicana
México, D.F.

CPL

Inner Traditions en Español
One Park Street
Rochester, Vermont 05767
www.InnerTraditions.com

LasserPress Mexicana, S.A. de C.V.
Praga 56 Colonia Juárez
México, D.F. 06600
Teléfono 5514 2020

Inner Traditions en Español es una división de Inner Tradition International

Título original: *Natural Health after Birth*

Nota para el lector: La intención de este libro es ser sólo una guía de información. Los remedios, enfoques y técnicas descritos aquí, tienen el propósito de complementar y no de ser un sustituto, una asistencia médica profesional o un tratamiento. No deberán usarse para tratar algún problema serio, sin la previa consulta con un profesional calificado en el cuidado de la salud.

ISBN 968-458-522-5 (Lasser Press Mexicana)
ISBN 089281696-1 (Inner Traditions en Español)

Impreso en México
Printed in Mexico

Diseño de texto y formación de Priscilla Baker
Formación de la versión en español de Javier Curiel
Este libro fue tipografiado en ACaslon

Fotografías de posturas de yoga de Aviva Romm en las páginas 231-234 de Jay Land
Fotografías de inicio de los capítulos, de Suzanne Arms

Dedicatoria

A mis hijos —Iyah, Yemima, Forest y Naomi— que me quieren sin importar el hecho de que siga escribiendo libros, y quienes han crecido tan maravillosamente que cada día de mi vida está llena de una continua admiración y que son mis mejores amigos y maestros. Ustedes son mis eternos bienamados.

A mi esposo, Tracy Romm, que me cuidó tan amorosamente después de que cada uno de nuestros bebés nacieron, quien me cuida cuando nace cada libro y que es la estabilidad en mi vida.

A Kim Land, Sarahn Henderson y Lisa Olko, quienes también estuvieron ahí cuando nacieron mis hijos y lo han estado desde entonces. Y a Lizzie McDaniels Feigenbaum, quien empezó y continúa firmemente este viaje conmigo. Que la profunda satisfacción y felicidad estén con ustedes y que sus familias sean bendecidas con la fuerza y el amor.

A las parteras, los expertos en hierbas y a los doctores que son mis amigos, maestros y compañeros en este libro que tenemos la suerte de hacer. Es realmente un placer compartir este sendero con cada uno de ustedes. Nuestra pasión y nuestros corazones se unen en lugares sagrados y tengo el honor de considerar a cada uno de ustedes como miembros de mi familia. Especialmente quiero dar las gracias a Roy Upton, David Winston, Andy Ellis, y Lesley y Michael Tierra por la información sobre los tradicionales cuidados postnatales de los chinos y de los nativos americanos.

A mi mamá, Wendy y a mi abuela Ida, quienes me recibieron en este mundo y que aún me aman.

A Jon Graham y Lee Juvan, mis editores en Healing Arts Press: Jon, quien me ayudó a empezar este libro, y Lee, quien con fe absoluta sufrió conmigo mientras me extendía en mi fecha límite...y a la familia de Lee que creció para incluir a su primer hijo mientras este libro llegaba a su término (por lo menos lo tuve listo para su periodo de posparto, ¿no?).

Y a todas las familias que me han permitido entrar en los lugares secretos, mágicos, difíciles y alegres de sus vidas. Ustedes me han formado.

Amo la luz infinita dentro de cada uno de ustedes.

Contenido

TRES

Preparándose Para el Posparto antes del Nacimiento del Bebé • 65

CUATRO

Los Primeros Días después del Nacimiento • 87

CINCO

_____

Las Siguientes Seis Semanas • 137

SEIS

_____

Nutrición para las Nuevas Madres • 187

SIETE

_____

Entrando al Primer Año • 205

OCHO

————

Recargándose a Sí Misma: Cuerpo, Mente y Espíritu • 223

Anexo 1

————

Preparaciones Herbales • 249

Anexo 2

————

Fuentes • 258

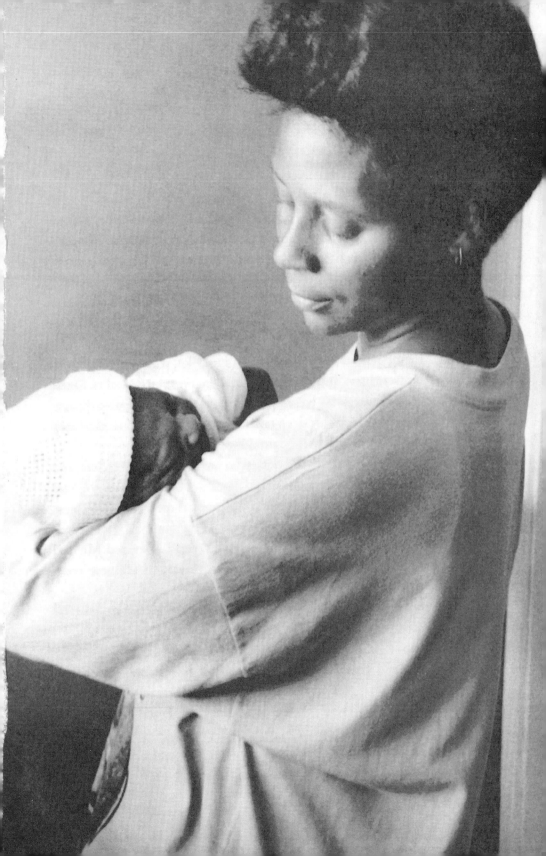

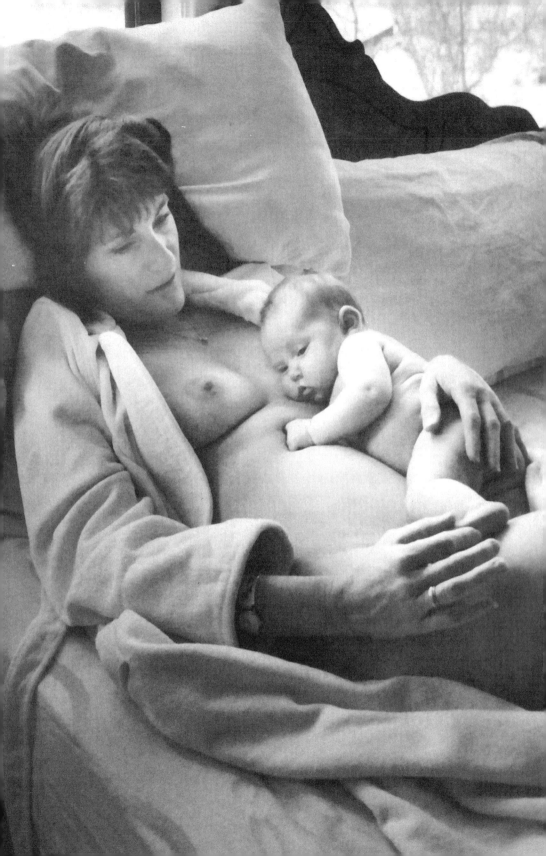

Introducción

Círculos

La luna es más feliz cuando es llena
Y el sol siempre se ve como una moneda perfectamente acuñada en oro que acaba
de ser puesta en vuelo
Por un travieso beso de Dios
Y tantas variedades de frutas regordetas y redondas que
Cuelgan de las ramas que parecen las manos de un escultor
Veo la hermosa curva de un vientre embarazado
Formado por un alma que se encuentra dentro
Y la misma tierra y los planetas y las esferas
De los que he tenido un indicio
Hay algo sobre los círculos que le gusta al bienamado.

Hafiz

Una mujer es un círculo completo, en su interior
Se encuentra el poder para crear, nutrir y transformar.

Diane Marieschild

Durante 6 semanas no ha dormido una sola noche completa (o ¿han sido 6 meses?), pesa 7 kilos más de los que le gustaría y todavía no cabe en sus pantalones de mezclilla favoritos, parece que su vida sexual se ha ido por la ventana y no ha desempolvado la casa por más tiempo del que le importa recordar. Su amiga del trabajo viene a visitarla y antes de decirle qué tan bonito está el bebé, la llena de los chismes del trabajo, así como de las cuentas del negocio que usted le dejó, mientras toma un periodo adicional de incapacidad por maternidad, sin goce de sueldo, para poder quedarse en casa con su precioso bebé. Ahora su hermoso pequeño está llorando porque la visita de su amiga interfirió con su siesta —y con la suya— y usted está exhausta también. Cuando ella se va, usted rompe a llorar con el bebé. Mientras se sumerge en la cama para alimentarlo, tiene dudas sobre su nuevo papel, de qué se está perdiendo por quedarse en casa todo el tiempo y si todo vale la pena. Se siente perdida y no está al tanto de lo que pasa en el mundo de los adultos.

De pronto, cuando su bebé empieza a comer, deja de llorar y la mira a los ojos, una sonrisa juguetea en la comisura de sus labios mientras trata desesperadamente de seguir comiendo, al mismo tiempo que le comunica su amor por usted. Pronto sus ojos se cierran con sueño y usted se prenda de su belleza y dulzura absoluta. Empieza a calmarse, recuerda por qué decidió quedarse en casa con su bebé y coge un libro para leer, siente la dicha de la maternidad correr en su ser. Pronto también usted se duerme, agradecida por estos preciosos momentos con su hijo. ¿Le suena familiar? ¡Es el posparto!

El tiempo posterior al nacimiento se conoce como el periodo de *posparto* o *postnatal* —ambos significan "después del nacimiento". Los textos de medicina definen al *posparto*, como el periodo de tiempo de 6 semanas después del nacimiento del bebé, hasta que los órganos reproductivos de una mujer han regresado a su condición de no embarazada. Sin embargo, esta definición es muy limitada. Ignora el hecho de que toma más de 6 semanas para sanar del alumbramiento y mucho más que eso para ajustarse a la experiencia impactante de convertirse en madre.

Este es un momento de enorme crecimiento físico, emocional, psicológico y espiritual, además de cambios para mujeres (y hombres), sea o no su primer hijo. También es un periodo de grandes avatares emocionales y de sentimientos contradictorios. Cada paso a través del nacimiento y a la maternidad es un viaje a lo desconocido, con nuevas esperanzas, miedos, expectativas y demandas. A pesar de que los recién nacidos son mimados con besos, elogios y regalos, la mayoría de las mujeres reciben poca atención especial y nutrición durante este tiempo, dejando a muchas nuevas madres con la duda de si están capacitadas para la tarea, cuando se sienten estresadas, exhaustas o agobiadas a pesar del dulce y adorable bultito que sostienen en sus brazos. Y muchas madres —de hecho, la mayoría— se sienten aisladas en la experiencia de la maternidad, preguntándose si ellas son las únicas que piensan que se están desplomando. Factores tales como un parto difícil o decepcionante, preocupaciones financieras y un ambiente sin apoyo, pueden agravar el estrés, la ansiedad y un sentido de soledad.

Definir el posparto como un período limitado de 6 semanas, conduce a muchas nuevas madres a sentirse como si ellas se estuvieran tomando demasiado tiempo para "tener todo en orden" o que están abrumadas por algo que no debería ser tanto problema. También lleva a muchas de ellas a seguir sin ayuda ni apoyo demasiado rápido después del nacimiento y regresar a trabajar fuera de la casa antes de que estén listas emocional y físicamente. Las expectativas sociales también giran en torno a este periodo, distribuido arbitrariamente en 6 semanas. Muchos patrones esperan que las mujeres regresen a ser las que fueron después de 6 semanas, los paquetes de cuidados de los obstetras y parteras terminan a las 6 semanas, y hasta los esposos, otros parientes y amigos esperan que para entonces Mamá sea capaz de ser ella misma otra vez.

Con todo, la generalidad de las mujeres, cuando se les da la oportunidad de expresar sus sentimientos más íntimos sobre el periodo posterior al alumbramiento, dicen que necesitan más ayuda, apoyo, cuidado, guía y comprensión de la que han recibido, y por un periodo más largo de las 6 semanas después de haber dado a luz. La mayoría dice que en realidad no empiezan a sentirse como antes hasta 6 u 8 meses después del nacimiento y muchas nunca se sienten igual que antes otra vez, debido a que sus vidas han sido permanentemente (y por lo general de forma maravillosa) transformadas por el nuevo ser en sus vidas. Ellas admiten que han sentido una profunda alegría así como estrés, ansiedad y confusión durante esos primeros días, semanas y meses de su nueva maternidad.

Aún más, los sistemas familiares no son lo que solían ser. Los roles tradicionales aún existen en algunas familias: madres y padres viven juntos; el padre asume el papel de sostén económico principal, y la madre el de la total responsabilidad del cuidado de los hijos. Pero este modelo ha sido, para bien o para mal, adoptado por modelos familiares adicionales que van de padre y madre, hogares con dos ingresos; a Papás que se quedan en casa, con Mamás que ganan el dinero; a madres solteras y padres solteros como grupo familiar. Cada modelo presenta su propio estrés en la familia y cada uno posee dilemas y consideraciones únicas de posparto. Cada vez más, las madres comparten la responsabilidad de traer dinero a casa mientras que mantienen la obligación primordial de los hijos. Afortunadamente, ahora más papás se están involucrando, pero la multiplicidad de los papeles que las mujeres de hoy enfrentan cuando se convierten en madres, ha aumentado dramáticamente las presiones que sienten las mujeres en edad de procrear. Debido a la complejidad de las estructuras familiares y a que este libro se enfoca en las necesidades de las mujeres después del alumbramiento, a ellas he dirigido este libro. Sin embargo, los padres, los cuidadores, los miembros de la familia y amigos de estas mujeres, obtendrán de este libro información y comprensión que puede serles de utilidad para apoyar en sus vidas a las nuevas madres.

Además, cuando me refiero a los compañeros de parto como padres, confío en que aquellas personas que han adoptado este papel, que no son el padre ni un hombre, puedan reemplazar el término *padre* con el nombre o

pronombre apropiado que refleje su propia situación. Las mujeres que tienen bebés como pareja, madres solteras que son apoyadas por parejas que no
son el padre, y así por el estilo, espero que perdonen mi uso de este término,
por el bien de la simplicidad. Por favor sepan que han sido incluidos igualmente en mis pensamientos mientras escribía este libro. Una persona íntima
y protectora es una tremenda fuente de valor e inspiración para la nueva
madre. Cuando esta persona es la pareja permanente, es probable que él
también pase por una gran transformación personal. Por lo tanto, he inclui-
do, además, pensamientos para los padres.

Aunque a través de los años, muchos padres han confiado sus propios
miedos y ansiedades, mi perspectiva es aún aquella de una mujer, y la intensidad de la experiencia postnatal recae no sólo dentro del cambio psicológico de convertirse en padres, sino también en la dramática transformación
física del cuerpo embarazado al no embarazado, —un fenómeno relacionado únicamente con las hembras de nuestra especie. Por lo tanto, mi enfoque
principal aquí se centra en las necesidades de las nuevas mamás. Espero
sinceramente que los hombres que están tomando un papel más activo en la
crianza de los hijos, empiecen a hablar y a publicar más sobre la transformación a la paternidad, y así animarán a incrementar el número de hombres
que participen en la experiencia de la procreación, como amigos íntimos de
sus esposas. También espero que las instituciones sociales cambien hacia un
modelo de responsabilidad compartida por la procreación, y de tal modo
poner en su lugar los beneficios que permitan a los padres hacer esto.

Como partera y madre de cuatro niños, he atestiguado y experimentado
al mismo tiempo los nacimientos de numerosos niños. He tenido el privilegio de ser incluida en la experiencia íntima de mujeres al convertirse en
madres. Conozco de primera mano la alegría intensa e indescriptible, de ver
a un bebé desdoblarse ante mis ojos desde el capullo de la matriz, en los
minutos y horas después del nacimiento; he sentido la oleada de alegría
llenar mi corazón mientras veo la profundidad de los ojos de mi recién nacido, percibido el olor de la deliciosa esencia pura de la suave piel de mi
bebé, y suspirando con mi esposo, casi sin creer, que fuimos bendecidos al
tener cada uno de nuestro hermosos hijos, quienes han honrado nuestro
hogar. También he sentido una inmensa variedad de emociones y sensaciones físicas, que acompañan a aquellos primeros días, semanas y meses mientras una mujer y su familia se ajustan física, emocional y socialmente a un
nuevo bebé. Y como muchas otras madres actuales, quiero cuidar a mi bebé
y a mí misma de forma natural, sin intervenciones médicas, aplicaciones
químicas ni sustancias sintéticas innecesarias. Ahora que mi hijo mayor tie-

ne 16 años y el menor siete, me pregunto dónde se fue el tiempo, y en los momentos de estrés y caos, sólo deseo haber sabido qué tan pronto volaría. Todos los años que tenemos con nuestros hijos son mágicos y especiales, pero aquellos primeros días cuando pusimos los cimientos de confianza y ternura, son todos demasiado preciados. Si sólo hubiera más fuentes disponibles para hacer esos días más fáciles emocionalmente, para validar mi experiencia de sentirme desgarrada entre el importante trabajo de ser madre y mis necesidades personales, me recuerdan que ser una madre es un trabajo importante e irremplazable y que el tiempo, en efecto, pasa demasiado pronto.

Este libro es una fuente de apoyo, tratamientos naturales y el tesoro herbario mejor guardado para las nuevas madres. Es una fuente de validación e inspiración para las mujeres que experimentan los avatares de convertirse en madres —las alegrías y penurias, los cambios físicos, el regocijo y depresión, la euforia y agotamiento. En otras palabras, ¡este libro es para todas las nuevas mamás! Mientras que muchos libros sobre el nacimiento y posparto se enfocan en los cuidados del nuevo bebé, éste se refiere en su totalidad a las necesidades de las nuevas madres. Naturalmente, todas ellas se preocupan por la salud y seguridad de sus bebés; y existen numerosas y excelentes referencias que describen los cambios y necesidades para la salud de los recién nacidos. Pero hay pocos libros que se enfoquen en las necesidades de la mujer, en su creciente papel como madre.

Las mujeres que lean este libro antes de que nazcan sus bebés, ganarán un sentido claro de cómo prepararse mejor para el posparto, para que su transición hacia la maternidad sea lo más suave y dichosa posible. Las nuevas madres que lo lean, comprenderán mejor por lo que van a pasar, además de la manera más adecuada de satisfacer sus necesidades, mientras se enfrentan a los requerimientos de su nueva y creciente familia. Y las madres que lean *Natural Health after Birth* (Salud Natural Después del Parto) al final del primer año del nacimiento de su primer bebé —y aquellas que se preparan para los de sus siguientes bebés— espero que suspirarán, derramarán una lágrima y esbozarán una sonrisa cuando reconozcan sus propios sentimientos, dentro de las páginas de este libro.

Este la lleva, cronológicamente, a través de los dos primeros años después del alumbramiento. Es mi deseo que este libro ayude a las mujeres a sentirse enteras, conforme van abrazando su papel de madres. En realidad, esta es mi plegaria para la sociedad. Mujeres plenas hacen madres más felices. Éstas hacen bebés igualmente felices, y ellos serán niños y adultos más saludables, y por lo tanto veremos cómo el cuidado que una mujer recibe después de dar a luz, siembra las semillas para una sociedad más sana.

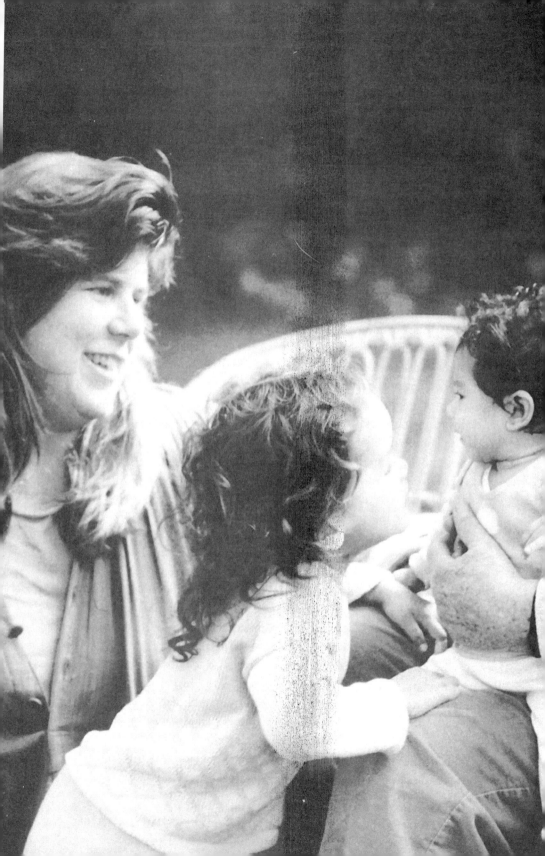

UNO

El Nacimiento de una Madre

Las mujeres que se convierten en madres, descubren que es a menudo en el crisol de esa experiencia, en lo que de muchas maneras parece ser un sacrificio personal, toca su más profunda experiencia del ser femenino y lucha con un ángel que al mismo tiempo que la hiere, la bendice.

Naomi Ruth Lowinsky, Stories from the Motherline
(Historias de la Línea de la Madre)

Madrescencia es un término acuñado por la antropóloga Dana Raphael en su libro *The Tender Gift: Breastfeeding* para describir el proceso de convertirse en madre, comparado con la adolescencia, el de convertirse en adulto. La Madrescencia empieza decididamente cuando quedamos embarazadas y continúa hasta que llega el día en que nos damos cuenta que por fin nos sentimos mamás, con los pies puestos firmemente en la tierra después de la montaña rusa de emociones y exigencias de esos primeros meses posteriores al alumbramiento. La Madrescencia requiere de paciencia, nutrición, apoyo y comprensión de nuestra parte y de nuestra familia y comunidad. También requiere de una determinación interna para abrazar el papel de madre como parte de nuestra identidad personal.

❧ NACIMIENTO: SÓLO EL PRINCIPIO ❧

"Hemos caminado un largo trecho en nuestra comprensión sobre el nacimiento, su fisiología, sicología y espiritualidad. Esta experiencia es reconocida como un rito de pasaje para todas las personas involucradas", dice Sylvia Reichman en *Mothering magazine* (Revista *Sirviendo como Madre*). "Pero, pregunta ¿qué pasa después, cuando la experiencia del alumbramiento ha tomado su lugar formando parte de la vida y ahí está la nueva mamá, sola con su recién nacido? En las culturas donde los ritos de pasaje son una experiencia de vida significativa y transformadora, por lo general les sigue un periodo de integración. Este es el momento durante el cual la iniciada, en este caso la madre, asimila la experiencia —el nacimiento del niño— y su nuevo papel en la comunidad. Este periodo de integración puede incluir la ceremonia, la celebración, tiempo para contar historias del ritos de pasaje y otras formas de honrar y consentir. Pero en nuestra sociedad poco, si es que algo, se hace por la nueva madres después del nacimiento para honrarla, celebrarla y apoyarla, conforme se integra con su nueva identidad y papel como madre. Tampoco se le proporciona tiempo para simplemente disfrutar del precioso y fugaz periodo cuando su hijo es un recién nacido.

Cuando en una cultura tradicional, una persona pasa por el rito de pasaje y es iniciada en una nueva fase de vida —como por ejemplo, una joven que surge al estatus de adulto— los miembros experimentados de ese grupo en particular, le pasan sus secretos y las perlas de la sabiduría reunida por años de experiencia. A menudo a la iniciada se le ayuda para asumir el nuevo papel por medio de la instrucción, el aprendizaje u otra forma de guía.

En nuestra cultura hay poca preparación, antes y después del nacimiento, debido a los tremendos cambios que nosotras como mujeres, experimentaremos cuando nos convertimos en madres y el poco reconocimiento de que el rito de pasaje del nacimiento no termina en el minuto en que nace el bebé. Efectivamente esos primeros meses después de dar a luz se deberían considerar como una extensión de dicho paso. No obstante, la mayoría de las cursos prenatales fracasan, al no instruir adecuadamente a las mujeres y hombres para los rigores de la paternidad en esos primeros meses, enfocándose primordialmente en el próximo nacimiento y muchas gentes están tan preocupadas por el inminente suceso, que no pueden percatarse de su vida futura.

Sin embargo, el nacimiento —a pesar de que es bastante dramático debido a la intensidad física, emocional y espiritual de la experiencia- es sólo una puerta que conecta el proceso de *convertirse* en madre al de *cuidar* al bebé de por vida. Tendemos a ver el nacimiento como la culminación de todo lo que nuestra preparación prenatal pretendió. Una vez que el alumbramiento se ha completado, y la madre y el bebé se consideran "fuera de peligro", generalmente se espera que Mamá pueda recuperarse rápidamente y siga con su vida, dichosa en el resplandor de la maternidad. Cuando el hospital la da de alta anticipadamente, esto puede confirmar a aquellos que forman el círculo íntimo de la madre, que se le ha dado el sello médico de aprobación, y que ya se ha recuperado. Sin embargo, esto está muy lejos de la verdad. Las mujeres que acaban de dar a luz están físicamente abiertas y vulnerables emocionalmente por semanas, hasta por meses, después del alumbramiento.

✤ ¿QUÉ ES EL POSPARTO? ✤

La partera Raven Lang dijo una vez, "mientras que usted siga sin poder dormir y el bebé use pañales todavía, usted se encuentra en el periodo de posparto". Tal punto de vista le recuerda a las mujeres que las exigencias de la maternidad —incluyendo la intensa imposibilidad de sueño y las cantidades enormes de energía que son derramadas en otra persona las 24 horas del día, 7 días a la semana— sin importar qué tan amado y deseado sea ese bebé, están disipándose. Desafortunadamente, nuestra definición cultural del posparto no incluye un punto de vista más simple y holístico que el de Lang.

En la jerga médica, el periodo de posparto, al que también se le llama postnatal o *puerperio*, es de 6 semanas desde el momento del nacimiento, hasta que la mujer deja de ser considerada como paciente del obstetra. Lo que se respeta como un momento precioso y sagrado para las mujeres en muchas culturas alrededor del mundo, ha sido definido en los términos clínicos occidentales como sigue: "el puerperio es el periodo de unas pocas semanas que empieza inmediatamente después del alumbramiento y se completa cuando el tracto reproductivo ha regresado anatómicamente a su condición normal de no embarazo. Aunque los cambios que ocurren durante este periodo son fisiológicos, en pocas circunstancias, si hay alguna, existen eventos metabólicos tan memorables y rápidos, en la ausencia de enfermedad". (Pritchard and Macdonald 1976).

Este pasaje árido, tomado del libro de texto de medicina clásica *Williams Obstetrics* (Obstetricia Williams) que aún se usa, así como del resto del capítulo sobre el cuidado de posparto que se encuentra en ese libro, definen esta experiencia solamente en base a los cambios físicos que ocurren en el tracto reproductivo. No se menciona sobre el tremendo impacto emocional que estos cambios tienen en la mujer y nunca se menciona la experiencia psicológica, social, emocional o espiritual de la madre. No obstante, se reconoce que el periodo postnatal es un momento de cambios sin igual, en el —de otra manera saludable— cuerpo humano.

El texto clásico *Nurse-Midwifery* (Partera-Enfermera) reitera la reducida definición médica antes mencionada, con un sombrío énfasis en la permanente naturaleza de los cambios físicos que una mujer experimenta:

El periodo posterior al nacimiento es aquel que va desde la expulsión de la placenta y membranas...hasta el regreso del tracto reproductivo de la mujer a su condición de no embarazo. Nótese que esto es hasta el estado de no estar embarazo y no pre-embarazo, término que a menudo se dice erróneamente. La condición de pre-embarazo se ha ido para siempre —la más sorprendente después del primer embarazo, y de la experiencia del alumbramiento, pero también verdadera con cada experiencia subsiguiente, en relación al estado de pre-embarazo de los órganos en cada ocasión.

El puerperio dura aproximadamente seis semanas. (Varney 1980)

Para dar crédito a las parteras, en este libro se lleva a cabo una discusión sobre las posibilidades de una conmoción emocional y social en la vida de la nueva madre, haciendo énfasis en la fisiología, y en el principio básico de la depresión posparto y tristeza. Pero varios mensajes implícitos están grabados en estos pasajes, que en realidad contribuyen al nivel de cuidado, o a la falta de éste, que las mujeres reciben en los días, semanas y meses después de dar a luz, influyendo directamente en la naturaleza de las experiencias de posparto de las mujeres americanas. El primer mensaje que las mujeres reciben es que nada más están pasando por cambios físicos; el segundo, que nunca volverán a ser las "mismas" otra vez. En sus visitas de cuidados de posparto, se les dice a las mujeres que sus dolores y quejas son "normales", las "depresiones" son una parte natural de la recuperación posparto y que sólo "le den tiempo". No obstante, de acuerdo con Varney, puede que nunca se sientan otra vez "como eran antes". La noción de que la identidad pre-embarazo de una mujer se ha ido para siempre, no es sólo una idea aterradora para las mujeres en edad reproductiva, pero tampoco es del todo cierta. Definitivamente, como una nueva madre, hay momentos en los que su identidad ha sido absorbida en la maternidad, pero a la larga, como madre usted amplía su identidad, no la pierde.

Mientras que los recién nacidos reciben no poca atención, a las nuevas madres rara vez se les pregunta cómo se sienten emocionalmente, cómo se están acoplando con los cambios que experimentan, si tienen quien les ayude en la casa o qué necesitan. Con todo, de alguna manera se espera que nos recuperemos por arte de magia a las 6 semanas de posparto. Esto está reflejado más claramente en el hecho de que pocos patrones son tolerantes con el permiso por maternidad, que se alargue más de 6 semanas, y en este país, el permiso por paternidad aun por ese tiempo es del todo insólito. Una mujer que desee una incapacidad más larga, la debe tomar sin goce de sueldo.

El hecho de que las mujeres ya no sean consideradas pacientes del obstetra después de la sexta semana, también refleja la creencia de que se espera que estén lo bastante recuperadas físicamente para comenzar de nuevo sus responsabilidades anteriores. Esto provoca que las mujeres tengan injustas perspectivas de ellas mismas y también puede conducir a sus parejas a tener esperanzas irreales de que Mamá puede "manej̮ ᴐ todo", como a lo mejor lo hizo antes del bebé. Efectivamente, la mayoría de las mujeres empiezan a retomar sus responsabilidades dentro de la primera o segunda semana después del nacimiento, tratando de regresar a su total balance por la sexta semana del periodo de posparto. Para las mamás que tienen más de un niño, esto puede significar llevar al hermano mayor de un lado a otro, al grupo de juego o la escuela, hacer la compra, limpiar la casa, preparar las comidas y cuidar al bebé. Y para las que tienen un trabajo fuera (o las que trabajan en casa), tengan o no un niño mayor, esto puede significar hacer todo ello, además de una carrera de tiempo completo o parcial.

Por último, y tal vez más significativamente, el tiempo de 6 meses definido por el término *periodo de posparto* se refiere sólo a la recuperación física de la mamá desde el nacimiento, relegando la profunda experiencia del nacimiento y de ser madre, a un fenómeno físico y médico; por consiguiente, negando el enorme significado humano de la transformación. Las mismas mujeres se pueden sentir lo suficientemente energizadas y exuberantes a las 6 semanas de posparto para regresar al balance de las cosas, sólo para preguntarse por qué están exhaustas a las 7 de la noche, vuelven a tener sangrado de posparto, lloran por un comentario crítico hecho por su suegra, amiga o jefe, le habla con brusquedad a su pequeño que ya gatea, por derramar el jugo de naranja, o no desean tener relaciones sexuales con sus esposos.

Muchas nuevas madres sienten una profunda y hasta sorprendente sensación de identificación con otras madres en el mundo, y con esto puede venir un incrementado sentido de urgencia, debido a la agitación política internacional, a la violencia en su comunidad o el ambiente peligroso que están percibiendo como una amenaza no sólo para sus propios hijos, sino también para otros niños, a nivel mundial. A muchas mujeres, convertirse en madres les abre un manantial de sensibilidad que cruza lo personal, que se extiende más allá de algo que puede reducirse a los cambios físicos, sin importar qué complejos o dramáticos puedan ser.

✂ CUIDADO POSTNATAL ✄

En *Reaction to Motherhood: The Role of Post-Natal Care* (Reacción a la Maternidad: El Papel del Cuidado Postnatal), la partera Jean A. Ball escribió: "El enfoque principal del cuidado postnatal ha sido tradicionalmente asegurar la recuperación física de la madre, de los efectos del embarazo y la labor de parto, y establecer patrones de alimentación para el bebé... Las necesidades emocionales y físicas de las madres no han recibido mucha atención, sino hasta nuestros días, y ha habido una presunción de que estas necesidades automáticamente serán superadas, si los dos primeros aspectos del cuidado son satisfechos. En consecuencia, la organización del cuidado postnatal se ha basado en esta premisa". Es curioso que estudios recientes cuestionen la efectividad de las visitas al ginecólogo en el posparto, para satisfacer las necesidades de salud de las madres en este periodo, y concluyen que "el examen actual a las seis semanas, no parece cumplir con las necesidades de salud de las mujeres después del alumbramiento: su contenido y oportunidad deben ser revisados". (Bick and MacArthur 1995).

De acuerdo con la notable escritora sobre alumbramientos, Sheila Kitzinger, "Por lo general, la revisión postnatal se lleva a cabo a las seis semanas del nacimiento. Es difícil entender por qué es en ese momento y no antes o después. En efecto, el motivo por el cual debe ser rutinario, es cuestionable, excepto en los casos de algunas mujeres que pueden estar tan ocupadas con el bebé, como para aplazar la búsqueda de ayuda médica, a pesar de que en realidad la necesiten... En las modernas culturas tecnológicas, el sistema médico controla el paso de la maternidad y ha inventado sus propios rituales, para que una mujer no pueda sentirse segura si no asiste a su examen postnatal, aunque ella se encuentre completamente bien" (Kitzinger 1994). Placksin subraya que los marcos de tiempo en el posparto, sean 3 días, 2 ó 6 semanas, son arbitrarios, y no reflejan nada sino los eventos en el cuidado médico. Por ejemplo, a los 3 días la leche llega o le puede dar ictericia al bebé; a las 2 semanas el bebé va a una visita al pediatra; a las 6 semanas usted tiene su último examen de posparto en el consultorio de su médico o partera.

Un estudio publicado en el *Midwifery* (Obstetricia) dice, "las mujeres están preparadas para asistir a las valoraciones postnatales, pero pueden ser examinadas sin una razón obvia, mientras que es poco frecuente que se hagan otros estudios que pueden ser benéficos en ciertas condiciones. Se sabe que existe considerable morbosidad [problemas sanitarios] de posparto y esto no es rutinariamente evaluado en la valoración postnatal" (Bick and MacArthur 1995).

"En un estudio efectuado a 11,701 mujeres en el periodo de posparto, casi la mitad tuvieron problemas de salud dentro de los tres meses siguientes al nacimiento, que continuaron por más de 6 semanas, y que nunca habían experimentado antes. Los síntomas de una salud quebrantada a la que hicieron frente, algunas veces duraron meses o años, y muchas de ellas nunca le hablaron a sus doctores sobre ellos" (MacArthur, Lewis y Knox, 1991, ver notas de Kitzinger). En general, la comunidad médica y la naturaleza superficial del cuidado postnatal, no facilita la familiaridad de la relación por la cual las mujeres puedan expresar la naturaleza de sus dolencias físicas y no han reconocido hasta qué punto ellas experimentan problemas de salud. Aún más, una minuciosa mirada a la literatura médica revela que, a pesar de que hay altos índices de disgusto y problemas físicos para las mujeres que están pasando por el posparto, se ha puesto muy poca atención a la investigación en esta área, excepto los estudios recientes sobre la depresión de posparto,

De acuerdo con Kitzinger y otros, las visitas de posparto se deberían enfocar en los retos que las mujeres enfrentan durante este tiempo, y les deberían proporcionar la oportunidad de expresar sus miedos y expectativas, tanto físicos como emocionales. Según un estudio de Buchart y colegas del Departamento de Nutrición de la Universidad de Cape Town, "escuchar a las mujeres es un elemento esencial al proporcionar un cuidado postnatal flexible y responsable, que satisfaga las necesidades que sienten ellas y sus familias" (Buchart et al. 1999). Sólo si se les pregunta cómo se sienten, se pueden conocer sus necesidades.

Las parteras, a menudo las mismas madres, tienen la oportunidad única de proporcionar a las nuevas madres cuidados y atención significativos en el periodo postnatal —y muchas reconocen la importancia de este tiempo. Al desarrollar un diálogo abierto con las nuevas madres, las parteras pueden ayudarlas a prepararse de forma realista antes del alumbramiento, para el periodo de posparto, alentándolas para que se alineen y reciban ayuda para su bienestar físico y emocional. Y mientras pocas —si alguna— parteras tienen el tiempo para pasar una semana en casa de sus clientes después del alumbramiento, como solían hacerlo hasta hace 100 años, ellas pueden dejar claro que cuentan con el tiempo y el interés para valorar su recuperación de posparto, del mismo modo en que lo hicieron con su bienestar prenatal y en el alumbramiento.

Durante el periodo de posparto, la partera puede visitarla en su casa o animarla a que vaya a su consultorio con el bebé para "tomar el té y platicar" las veces que lo necesite. Contando con un ambiente confortable y comprensivo, además de una buena oyente, usted, como nueva madre, puede sentirse lo suficientemente segura para confiar sus sentimientos y pensamientos internos, así como discutir las molestias físicas o áreas que le preocupen. En mi propia práctica, como parte de mi rutina de servicios de maternidad, visito a la nueva familia el primer y cuarto día después del nacimiento, luego, a la segunda y sexta semana, animándolos a devolver las visitas a mi oficina. Además, hablo con las nuevas madres y los padres diariamente en la primera semana y varias veces una semana después. Mis servicios por nacimiento incluyen el cuidado de posparto a lo largo de los primeros 3 meses después del alumbramiento, sin costo adicional, sin importar cuántas visitas o llamadas telefónicas requieran mis clientes. Cuando entreviste a los proveedores de cuidados por embarazo y alumbramiento, asegúrese de preguntarles a qué tipo de cuidado postnatal tiene derecho y qué es lo que incluye. Su necesidad de cuidado y ayuda no terminará con el nacimiento, ni tampoco lo harán sus preguntas relacionadas con su salud. Tener alguien disponible durante los 3 meses de posparto puede ser una parte importante de su plan para cuidar su salud.

❧ EL CUARTO TRIMESTRE ❧

Más que limitar arbitrariamente el periodo de posparto a 6 semanas, muchas parteras, educadores de alumbramientos y monitoras de posparto están animando a las mujeres a ver éste como un cuarto trimestre, lo cual les permite *por lo menos* 3 meses completos para una recuperación física, integración espiritual y asimilación emocional. Muchos expertos están de acuerdo en que aún 3 meses, pueden ser un lapso demasiado corto. Muchas madres dicen que pasan cerca de 8 meses antes de que empiecen a sentirse más establecidas en su papel como tales, y puedan así retomar un sentido de identidad personal y claridad. Sin embargo, a estos tres meses se les puede considerar como el primer hito[1], que es cuando las mujeres empiezan a sentir que están poniendo los pies en la tierra. También da a la familia y amigos un claro marco para establecer expectativas para la madre, concediéndole 3 meses completos para recibir una activa ayuda y apoyo. Sobre todo, le permite ser amable con ella misma en esos días que son más desafiantes, y le da una excusa para tumbarse acurrucándose con ese maravilloso bebé, saboreando cada minuto mientras él florece ante sus ojos.

Después del hito de 3 meses, usted puede esperar, de manera realista, continuar experimentando altas y bajas emocionales por muchos meses más mientras las hormonas oscilan, los hábitos alimenticios cambian, la imposibilidad de dormir continúa, el amamantar al bebé, y usted lucha por mantener el cambiante horario y las necesidades del recién nacido. Como partera continúo recibiendo llamadas de madres que ya llevan casi un año de haber dado a luz, con preguntas sobre los hábitos para dormir, dentición, amamantar, cuándo incluir alimentos sólidos, etc. Siempre es una oportunidad para hablar verdaderamente con la mamá y ver cómo le está yendo, si se está cuidando ella y al bebé, y felicitarla por un trabajo bien hecho. Estas conversaciones telefónicas, a menudo están llenas de signos de alivio por parte de las madres, cuando me oyen recordarles que en nuestra sociedad acelerada, sentirse abrumadas forma parte del territorio de ser madre, y no refleja ninguna falta de su parte. En principio, pudiera parecer mucho tiempo expandir la definición de posparto para incluir el primer año posterior al naci-

[1] N.T. Hecho que por su importancia marca pautas en la vida de alguien o en el desarrollo de algo.

miento y esto puede ser intimidante, pero a largo plazo, le permite tener límites flexibles, además de liberarla de una falsa fecha límite que dice que usted tiene que "recuperarse" en determinado tiempo.

✤ HITOS Y SIGNOS ✤

A pesar de que usted necesita ser flexible y pensar en grande en términos de su definición personal acerca de cuánto tiempo debe durar el posparto, el permitirse pensar en ese periodo como uno preciso pero flexible, le ayudará a sentirse más confiada de que no es eterno. Saber que usted está experimentando turbulentas emociones y días erráticos, debido a que se encuentra en el centro de una fase única de su vida, en lugar de en una situación permanente, puede ser más reconfortante y consolador, especialmente en los días cuando se pregunta si siempre será así ahora que es mamá. Algunas mujeres sienten que no pueden recordar cómo era la vida antes del bebé y sienten miedo de que nunca se vuelvan a sentir en su yo familiar y competente. Otras se preguntan si siempre va a haber más trabajo y estrés acumulado en la punta de lo que ya están haciendo. Por lo tanto, tener esperanzas realistas, así como marcos de tiempo, es esencial para ayudarla a mantener la perspectiva sobre lo que puede estar experimentando.

Sin embargo, los mejores marcos de tiempo, signos e hitos pueden no venir de los profesionales médicos, sino en lugar de eso, de las mismas madres, quienes pueden compartir con usted la manera en que se sintieron durante las diferentes etapas en el primer año después de dar a luz. Según Sally Placksin, "las mujeres no tienen un lenguaje universal para describir este momento, y crean mapas internos sobre falsos periodos de tiempo de recuperación...Las mujeres necesitan guías para navegar en los cambios físicos y emocionales, además de compañía y modelos de conducta". Aunque es importante recordar que cada mujer es diferente y algunas asimilarán el ser madres, más rápido que otras. Por lo tanto, es primordial hablar con varias madres y crear una clase de expectativas combinadas.

Existen ciertas experiencias comunes de maternidad que todas compartimos, por ejemplo, las fluctuaciones emocionales que experimentamos cuando nuestra leche sale, la ansiedad de los primeros días cuando estamos solas en casa con nuestros recién nacidos, las noches sin dormir, la frustración cuando nuestros bebés tienen 6 meses y pensamos que deberíamos estar recuperadas para entonces pero no es así, las sonrisas, las lágrimas. Sheila Kitzinger nos recuerda que mientras ciertas realidades de posparto son casi universales, la forma en que las interpretamos varía. Estudios sobre madres, revelan que por lo menos la mitad de todas ellas en la sociedad occidental se sienten inadecuadas y culpables la mayoría del tiempo. Debemos ser tan amables y pacientes con nosotras mismas como desearíamos ser con nuestros bebés.

Otras experiencias de las mujeres pueden ser un marco valioso de referencia para usted, sirviendo como un recordatorio de que no estamos solas, ni locas y no somos incompetentes. Sin embargo, recuerde que también usted será diferente, y debe enaltecer lo que aporte a la historia. Igual como algunos niños aprenden a caminar a los 8 meses y otros a los 14, así también las madres empiezan valerse por sí mismas a su propio tiempo. Para ellas es importante recordar, aun cuando la hagan bien en su adolescencia, que no tienen que tener todo en orden todo el tiempo o saber todas las respuestas.

❧ RESPETANDO NUESTRAS ❧ ESCALAS DE EMOCIONES

La nueva maternidad tiene el potencial de traer consigo la entera gama de emociones humanas —desde dicha y felicidad inimaginables hasta pena, rabia y resentimiento. Desafortunadamente, los estereotipos culturales tan arraigados e irreales de la perfecta madre —independiente, competente, capaz de manejar una multitud de tareas al mismo tiempo, sacrificándose a sí misma y feliz— pueden hacerla sentir enteramente inapropiada para sus nuevas responsabilidades. El embarazo trae consigo un elevado sentido de consciencia, tanto física como emocional, que sólo se intensifica con la imposibilidad de dormir, dramáticos cambios hormonales e increíbles demandas que afectan su nutrición si está dando el pecho. Nos enfrentamos con muchos aspectos de nuestra personalidad. Criando a otro ser humano nos encontramos más tiernas de lo que nunca habíamos imaginado, y más fuera de control de lo que nos atrevemos a admitir. Puede usted encontrarse luchando simplemente para resolver cómo encontrar el tiempo para tomar un baño y hacerse un bocadillo teniendo que cuidar a un recién nacido, o puede albergar pensamientos secretos sobre abandonar a toda su familia, y salir corriendo hacia un lugar tranqùilo. La mayoría de las madres, hasta que el bebé tiene por lo menos 6 semanas de edad —y frecuentemente más grandes— se sienten todo, menos competentes e independientes.

El aislamiento de las nuevas madres, en casa, entre ellas mismas, junto con la interiorización de altas expectativas de competencia, a menudo impiden que las mujeres hablen sobre sus escalas de emociones. Pueden compartir sólo la mitad de la historia —la dicha que sienten por su recién nacido— mientras que se guardan su estrés y ansiedad, por miedo a ser consideradas (o se consideren a ellas mismas) como una "mala madre". Muchas experimentan el sentido de que están fracasando, en vivir con lo que cualquier madre debería ser capaz de hacer espontáneamente y con facilidad. Cuando se piensa que el ser madre es algo natural, y por lo tanto debería llegar de la misma forma, muchas madres se olvidan que no es normal ser una madre aislada. Pueden olvidar que en las generaciones pasadas, los clanes familiares y los lazos cercanos de la comunidad significaban, para las mujeres con niños pequeños, contar con mucha ayuda. Y en las generaciones de nuestras madres y abuelas, la permanencia alargada en el hospital después del nacimiento y las visitas de las enfermeras, les proporcionaba un respiro, aunque no fuera fácil contar prontamente con la ayuda del clan familiar.

Las nuevas madres necesitan libertad para expresar sus emociones sin ser juzgadas. Es necesario que en las pláticas entre mujeres se les permita compartir el estrés y estrategias de resistencia, para que puedan de verdad disfrutar a sus bebés sin sufrir una forma de desesperación silenciosa que, a menudo, las conduce a la depresión de posparto. Hasta que las mujeres hablen unas con otras sobre las alegrías y tristezas, demasiadas madres se quedarán aisladas en sus experiencias.

En especial recuerdo un incidente de mis primeros días de procreación: hacía poco que había dado a luz a mi tercer bebé —la niña tendría unas 6 semanas de edad— y mis hijos mayores 4 y 7 años. Era el "día de jugar" en el parque, para mis hijos que estudiaban en la casa, así que trataba de que pasáramos todo el día fuera de casa. Estaba recogiendo los refrigerios, la bebé quería comer, los niños mayores empezaron a pelear por nada y de repente me sentí abrumada y me preguntaba qué era lo que estaba haciendo en la casa todo el tiempo con tres niños pequeños. Recuerdo que pensé, "soy una mujer inteligente. ¿Por qué la estoy haciendo de sirvienta sin sueldo?". Les grité a los niños, que empezaron a llorar y luego yo también rompí a llorar con ellos.

Al final pudimos llegar al parque; sabía que necesitaba reunirme con otras mamás y que mis hijos también necesitaban un descanso. Cuando llegamos, las otras madres acariciaron a mi bebé y me felicitaron por ser una tan increíble mamá de tres niños. Esto me levantó un poco el ánimo— ¡las nuevas mamás se sienten de maravilla con la aprobación! Entonces una de ellas me preguntó cómo me estaba yendo, y les dije a estas mujeres que en realidad me iba muy mal, que me sentía como si estuviera en un naufragio emocional. Les conté todo lo que había pasado en la mañana. ¡Qué buscada era una comunicación real entre mujeres! Otras mamás empezaron a compartir sus luchas con sus propias emociones, sus hijos, sus maridos y sus opciones. Este no era un caso de que "sufrimiento ama la compañía", sino una verdadera oportunidad para las mamás de ser auténticas y tener un diálogo abierto. De la conmiseración surgió un sentido de unidad; todas estábamos haciendo un trabajo duro y valoramos las luchas y fortalezas de cada una. Nadie dejó esa conversación sintiendo que estaba sola en su lucha para hacer frente a múltiples roles y expectativas sociales, mientras trataba de amar, disfrutar y alimentar a sus hijos. Lo que en un principio se percibió como una sensación personal de estar abrumada y ser incompetente, se colocó dentro de una perspectiva social y cultural. Me di cuenta de que el problema estaba en la forma en que la sociedad trataba a las madres, y no en mí.

✼ SER UNA MADRE ES UNA SEGUNDA ✽ NATURALEZA, ¿NO ES ASÍ?

Ser madre es una combinación de comportamientos, tanto aprendidos como instintivos. Por desgracia, nos conducen a creer que debido a que es "natural" convertirse en madre, las habilidades maternas nos llegan de forma espontánea. Elizabeth Bing y Libby Colman expresan claramente la expectativa que la mayoría de las mujeres tienen de ellas mismas como madres: "Si es 'natural' deberíamos ser buenas en eso" (Bing y Colman 1997). Pero para muchas mujeres, simplemente no es así de sencillo o natural. Como Bing y Colman escriben, "el instinto, el interés personal, los roles sociales no siempre engranan en una perfecta sinergia... El sacrificio propio no siempre es algo agradable".

Se dice que las niñas crecen aprendiendo a ser madres, al imitar a sus mamás y jugando con muñecas, igual que los niños se convierten en padres al ver a sus papás hacer cosas de "hombres". Es verdad que tradicionalmente las niñas crecían cuidando a su hermanos más pequeños, probablemente haciendo más suave la transición a la maternidad. Los niños no cuidaban a los pequeños, ni se esperaba que se involucraran como papás hasta el punto en que se espera que los padres de hoy participen en compartir la responsabilidad de la procreación. Hace años, las mujeres aprendían de las otras mujeres de su comunidad. Ahora, mucho de este estilo tradicional de vida, igual que la familia y la comunidad, se ha perdido. Puede ser que en esta época, las jóvenes estén aisladas de los ciclos de vida de las mujeres, y del cuidado de los infantes, más que en ninguna generación en la historia. ¡La mayoría de las mujeres de este país, dan a luz antes de haber cambiado alguna vez un pañal!

Además, las mujeres no se convierten en madres en un vacío social. Hoy, la experiencia de la maternidad es oscura debido a la competencia y conflicto de las demandas y expectativas sociales puestas en las mujeres. Por ejemplo, en la vida adulta, muchas mujeres, llevadas por talentos personales, intereses y ambiciones, y por el deseo de independencia económica entre otros motivos, han tenido carreras y pasado años de vida adulta sin hijos. No siempre es fácil hacer la transición de un rol a otro, especialmente cuando eso requiere un cambio no sólo en las responsabilidades diarias, sino también, hasta cierto punto, en la identidad y especialmente cuando los modelos de conducta no se advierten fácilmente. Muchas cuestiones confusas ponen en duda lo que significa exactamente la maternidad y la paternidad para las mujeres y hombres en edad de procrear.

A pesar de que algunas cosas son más fáciles para los padres modernos de lo que fueron antes —por ejemplo, lavadoras de ropa y pañales desechables— muchos factores sobre tener un bebé en la sociedad moderna son sumamente complejos. La mayoría de la gente no reconoce qué tan poco realistas son, en sus expectativas de lo que conlleva cuidar a un recién nacido. "Es un trabajo difícil y demandante que nunca se pretendió que fuera hecho por un adulto aislado de los demás" (Bing y Colman 1997). Además, el amor maternal no es siempre una respuesta automática. Las experiencias personales en la vida de una mujer pueden llevarla a ser hábil o no, para sentir y expresar amor a su propio hijo.

También debemos recordar no idealizar la maternidad de antaño. Hay una gran evidencia de que en el pasado las mujeres no necesariamente encontraban a la maternidad muy fácil —o, en realidad, siempre agradable o romántica. Por ejemplo, en el siglo XIX era muy popular y estaba ampliamente generalizado el uso de láudano, un narcótico o un sedante para los bebés, con un consecuente índice notoriamente alto de mortalidad. En esencia, el láudano noqueaba a los bebés, dando a las madres un largo periodo de tranquilidad mientras el niño estaba dormido. Por fortuna para los bebés y los niños pequeños de hoy, esta estrategia de resistencia está pasada de moda.

Debido a la falta de preparación, muchas de nosotras nada más no estamos emocionalmente bien equipadas para el trabajo. Puede ser que no tengamos fuertes ejemplos de madres pacientes, amorosas, gentiles, creativas, exitosas, ya sea que hayan escogido ejercer una carrera o quedarse en casa como mamás de tiempo completo. Tampoco tenemos experiencia en cuidar bebés, antes de ser madres.

Vivir en una sociedad que al mismo tiempo que eleva a las madres a una perfección irrealista y romántica, las margina para que sean vulnerables social y económicamente, crea muchas preocupaciones que mezclan las dificultades de aprender a ser madres. A cada paso vendemos valores familiares, pero no apoyamos a las madres ni a las familias. La ausencia de un cuidado de maternidad adecuado lleva a la falta de seguridad en las escuelas, por lo que las madres son vulnerables. Además. "nuestra sociedad es profundamente ambivalente en relación a los niños" (Bing y Colman). Las propias mujeres pueden haber interiorizado tal ambivalencia y, al no saber cómo expresarla, interiorizan estos sentimientos como una especie de prueba de que son malas madres —después de todo, se supone que las buenas madres están siempre llenas de alegría por la maternidad. ¿No es así?

Hoy muchas mujeres no tienen claros los modelos de conducta maternal. Durante el embarazo se puede encontrar a sí misma pensando mucho sobre su propia relación con su madre, sobre cómo la educaron a usted y a lo mejor, diciendo una plegaria para hacer las cosas diferentes o mejores. Debido a las elecciones de usted, sobre cómo ser madre, tal vez sea limitado el apoyo que su mamá (o suegra) puedan darle. A lo mejor ella se quedó en casa y estuvo disponible en todo momento para sus hijos y marido, y por lo tanto, no es capaz de entender y de esta manera, hasta desaprobar sus necesidades económicas y personales para ejercer su carrera después de convertirse en madre. A la inversa, su madre puede haber trabajado tiempo completo fuera de casa, prefiriendo una carrera a su familia. Esto creó sus propios problemas, algunos de los cuales sólo hasta ahora están comenzando a cambiar, cuando más mujeres y hombres se esfuerzan en crear un mejor equilibrio entre el trabajo y la familia, integrando más y más la conciencia familiar en los ambientes laborales. Es posible que su madre no entienda su deseo de renunciar a una carrera y a oportunidades personales, para quedarse en casa de tiempo completo con sus hijos. Cuando usted hace selecciones diferentes a las de ella, podría ser que lo tomara como algo personal, sintiendo que de alguna manera usted está criticando el papel de ella como madre. Puede que esto sea verdad o no, aún así pudiera llevar a la crítica, juicio, tensión o pérdida de apoyo, en un momento en el que usted necesita encontrar su propio camino para ser mamá con el amor y aprobación de su madre, y la deja luchar para crear una identidad propia como tal. Las mujeres necesitan ayuda para descubrir cómo conectarse con sus instintos, mientras que también aprenden sobre las soluciones y estrategias de resistencia que otras madres han desarrollado.

Ser madre es un poco como andar en bicicleta. Cuando se empieza, se necesita de una persona que le dé un buen apoyo para sostenerse hasta que ella vea que usted está firme. Luego la suelta lentamente, en el momento preciso, corriendo a su lado hasta que usted claramente es independiente, estable y confiada. A la larga usted sigue sola. Algunas veces pierde el control y es probable que hasta se caiga. Pero antes de que se dé cuenta, está andando por su cuenta y sus habilidades aumentan firmemente hasta que puede bajar por la montaña, con una sola mano y al final es "¡mira, mamá, sin las manos!". De la misma forma que andar bicicleta, se necesita tiempo, apoyo, paciencia y práctica (¡tendrá mucha!) para conseguir la destreza de ser madre. Pero una vez que lo ha estado haciendo por un tiempo, nunca lo olvida y es difícil que pueda recordar la época en que no lo podía hacer.

Las mujeres de hoy están redefiniendo el camino para ser madres. Hay muchos modelos —la madre en casa que no trabaja; la casada; la mujer con una carrera de tiempo completo, las madre soltera trabajadora, las mamás que trabajas mientras Papá se queda en casa; madres lesbianas que ejercen la maternidad como pareja y madres adoptivas, por mencionar algunas. El abrumador índice de mamás que crían hijos solas ahora, comparado con hace 30 años y el número de mujeres en la fuerza laboral hoy en día, ha llevado a y es consecuencia de un total cambio en la fisonomía de la maternidad en esta cultura.

¿Así que no es natural ser madre? En realidad no es así de simple. Ahora las mujeres son pioneras en la maternidad de nuevas maneras, y tienen muchas presiones que antaño no enfrentaban. Estas presiones, tales como la decisión de permanecer en casa con el bebé, si esta es una opción, o poner a su bebé de 6 semanas de edad en una guardería (y si es así, cuál), afectan nuestra habilidad para alimentar instintivamente y puede interferir con lo que nuestros corazones nos están diciendo. Además, ahora las mujeres tienen oportunidades de ser exitosas en círculos profesionales, a los que nuestras abuelas no tuvieron acceso. Cuando ellas empezaban una familia, raramente se cuestionaron si dejaban un trabajo lucrativo y estimulante, para quedarse en casa tiempo completo, sin ningún ingreso independiente ni la validación de su inteligencia y creatividad. Hicieron lo que se esperaba que hicieran, dedicando sus vidas a sus hijos y esposos. Muchas se sintieron perfectamente satisfechas de hacerlo, pero otras albergaron sentimientos de frustración, depresión y falta de realización personal que con el tiempo trajeron resentimiento, a menudo tristemente interiorizado y trasladado de manera inconsciente a sus hijos.

Las presiones económicas tienen un gran impacto emocional y psicológico en las mamás modernas y en la habilidad de ser madres "naturalmente". Ahora los estándares de vida requieren de los ingresos de ambos padres. Y muchas madres solteras no tienen más opción que trabajar fuera de casa. Adicionalmente, muchas mujeres enfrentan problemas de vulnerabilidad y dependencia si no contribuyen con el ingreso familiar. Estas variadas presiones conducen a algunas madres a encerrarse en su experiencia instintiva, intuitiva o emocional de la maternidad, para mantener el desapego que les permite permanecer en la fuerza laboral sin sentirse demasiado culpables.

Asimismo, hay una fuerte creencia en el mundo empresarial, de que la maternidad y las emociones no se mezclan con los negocios. A pesar de que un número de mujeres empresarias han trabajado para cambiar este paradigma, aún prevalece esta actitud en muchos escenarios profesionales. Con demasiada frecuencia las mujeres tienen que "apagar" sus cualidades intuitivas y emocionales por casi todo el día, sintiéndose desgarradas entre su identidad como madres y su personaje profesional. La falta de identificación con nuestro ser intuitivo y emocional, puede llevarnos a una disminución en la habilidad para armonizar con las necesidades del bebé y responder a ellas desde un lugar natural e intuitivo. Las madres que trabajan deben aprender que la intuición y la inteligencia emocional, son herramientas poderosas en todo los escenarios, y no desventajas. Debemos permitirnos a nosotras mismas y a nuestras mujeres colegas permanecer intactas como madres en el mundo profesional, y no dejar que la mentalidad empresarial nos impida ejercitar nuestra inteligencia intuitiva y emocional. ¡El mundo será mejor por eso!

A las mujeres se les ha enseñado que poner demasiada atención a su bebé los echa a perder. Usted puede encontrar que cuando su bebé llora, su instinto es levantarlo y ponerlo en su pecho, pero en lugar de eso oye una voz, atrás en su cabeza que le dice, "comió apenas hace 2 horas, lo vas a echar a perder". O posiblemente no es esa voz, sino su tía que vino a ayudarla. Así que pone el chupón en la boca de su bebé, lo deja en su cuna de mimbre y al rato está dormido. Este escenario se repite varias veces al día, y usted asume que su tía sabe más; después de todo, ella ha criado cuatro hijos y están bien. Pero en la siguiente visita a la pediatra, ella le dice que el bebé no ha ganado suficiente peso, y le sugiere que complemente la leche materna con un preparado para la mamila. Otra vez, esto va en contra de su intuición, pero está demasiado preocupada por el peso del bebé para discutir. Así que le da dicho preparado. Nadie le dijo que los bebés que son cargados, a menudo ganan peso más rápidamente, y que su instinto de levantarlo y amamantarlo cuando llora pudo haber prevenido la necesidad de darle dicho alimento con fórmula. Todo esto, combinado con el hecho de que nunca había cambiado pañales antes de que tuviera a su bebé, ni había visto a una madre dar pecho, seguramente hace que ser madre parezca todo, menos natural. De hecho, ¡usted está empezando a desear haber estudiado una maestría en cómo ser madre antes de empezar a serlo!

Finalmente, el alumbramiento y la procreación se han convertido en experiencias tan altamente medicadas, con mujeres y hombres confiando plenamente en los doctores y en las máquinas para que les informen cómo ellos y sus bebés la están haciendo, que las madres pueden desconfiar en su propia habilidad para reconocer los signos y necesidades de su bebé. Como en el ejemplo anterior, muchas mujeres no confían lo suficiente en su conocimiento e inteligencia emocional, para seguir su guía interna con sus bebés, creyendo en su lugar en el consejo de los pediatras. Pero debemos recordar que no fue la sabiduría pediátrica la que condujo a que renaciera el interés por amamantar, que ha sido claramente reconocido como el mejor alimento para el bebé, no sólo proporcionándole un excelente alimento, sino también promoviendo un óptimo desarrollo cerebral, y una mejor inmunidad que la alimentación con biberón. Fue un grupo de intuitivas y determinadas madres en el Medio Oeste que con el tiempo formaron *La Liga de la Leche*, la organización pro-lactancia, ahora reconocida internacionalmente. Su compromiso a lo que ellas sintieron era lo mejor, en oposición directa al consejo médico convencional, ha traído el aumento de apoyo para las madres que amamantan y para los bebés alrededor del mundo.

⤙ EXPECTATIVAS REALISTAS ⤚

Los expertos en el alumbramiento comparten un dilema casi universal en relación a la mejor forma de preparar a las mujeres y a las parejas para la experiencia del nacimiento: ¿Cómo les puede dar uno a los padres un escenario realista del alumbramiento y un conjunto de habilidades útiles, para hacer frente a la intensidad de la experiencia sin asustarlos? Si les dice a los padres que el nacimiento puede ser extremadamente difícil y doloroso, y que puede exigirles más allá de los que piensan son sus límites, usted corre el riesgo de que por un lado pierdan la armonía, y por otro que se llenen de ansiedad por el nacimiento. Si no les prepara de forma adecuada para los posibles (aunque probables) retos del parto, pueden llegar a estar extremadamente asustados por la intensidad de las sensaciones de la labor de parto, y hasta creer que algo está mal cuando no es así, y tal vez hasta lo culpen por no prepararlos mejor.

Así que, para nosotros, también es un desafío cuando tratamos de preparar exitosamente a la pareja embarazada para los días, semanas, meses después del nacimiento. No podemos comunicar con eficacia las alegrías ni las tensiones. El hecho de que el alumbramiento —que puede estar en primer lugar en sus mentes— se sitúe inminentemente en el futuro, con frecuencia impide a los padres tener el panorama completo de la información sobre el posparto. Se ve al nacimiento como el principal suceso y más allá de la necesidad de tener las cosas del bebé, es duro imaginarse la vida después del nacimiento. Aún más, a los padres primerizos a menudo les cuesta mucho trabajo visualizar lo suficiente que de verdad hay "un bebé ahí adentro" para integrar la información sobre la nueva mamá y el cuidado del bebé. De hecho, tener al bebé en casa puede parecer una idea surrealista, no concretizada ni aun por el creciente volumen de implementos para el bebé tirados por la casa o el enorme vientre de mamá. Para la mayoría de los padres primerizos, sólo después de que el bebé está en sus brazos es que la realidad surge. Muchas madres y padres embarazados me dicen durante el curso de las visitas prenatales, que es difícil creer que pronto un bebé compartirá sus vidas.

No se necesita preparación para las alegrías de la vida con su recién nacido. Cada nuevo disfrute es un pequeño regalo, inesperado y mágico. El aroma o sentir la piel de su bebé, el deleite de ver a los ojos de su esposo, dándose cuenta de que están verdaderamente relacionados a través de este perfecto ser, el sentir la mano de su bebé en la suya —para esto, no se requiere ninguna instrucción.

Sin embargo, la preparación para el posparto es esencial para enfrentar los retos que surgen inevitablemente. De hecho, los estudios demuestran que a las mujeres que tienen expectativas realistas sobre el posparto, les va mejor que a las que no (Bing y Colman). Por lo tanto, las parejas embarazadas deberían tener una mente abierta sobre lo que su experiencia de posparto puede ser, y hacer planes para cualquier reto que pueda surgir. Si todo va bien, usted no necesitará depender de contingencias, pero si las enfrenta, podrá cumplir con sus necesidades y responder bien a las circunstancias.

❧ VOLVER A VISITAR LA MÍSTICA FEMENINA ❧

Betty Friedan acuñó el término *mística femenina* para describir el estereotipo de la perfecta y desinteresada supermujer. Bing y Colman sugieren que la mística femenina aún está al acecho en las irrazonables, hasta imposiblemente altas expectativas que las mujeres ponen en ellas mismas —en especial en lo que se refiere a la maternidad. Nos hemos puesto estándares idealizados para nosotras mismas, que ningún humano real podría llegar a cumplir. Pero si no somos perfectas en todo lo que hacemos, a menudo sentimos que somos malas madres.

Aunque la maternidad es una de las felicidades humanas más increíbles posibles, ser madre, para muchas mujeres, es sólo un aspecto de quiénes somos. Por desgracia y a pesar del hecho de que más del 60 por ciento de todas las madres trabajan fuera de casa, la mística femenina con la que las mujeres en esta cultura han sido educadas, consiste en esperar que las madres se definan en relación con sus familias. Pero ser madre, aunque tiene una increíble satisfacción, no identifica por completo a la mayoría de ellas.

Tenemos intereses y necesidades personales, así como talentos que deseamos expresar más allá de la audiencia que son nuestras parejas e hijos. Ser una madre de tiempo completo que se queda en casa, es cada vez más gratificante. Pero también hay momentos de tedio y aburrición. La generalidad de las mujeres adultas necesitan estimular sus mentes de formas que no se satisfacen sólo con la lectura de *El Conejito Fugitivo*, jugando en la tina o columpiándose en el parque.

Hasta las madres más creativamente involucradas necesitan compromisos adultos. Y para las mujeres que han desarrollado sus talentos en carreras o que sueñan con hacerlo, la vida de mamá de tiempo completo puede parecer monótona cuando los intereses personales son ignorados totalmente. De hecho, no es ni siquiera justo para nuestros hijos definir todo nuestro mundo en relación a ellos. Hacer esto puede crear expectativas irrazonables en nuestro hijos, para que nos cumplimenten y satisfagan nuestras necesidades. Demasiadas madres se han sentido insatisfechas en sus propias elecciones de vida, sólo por tratar de vivir a través de sus hijos, animándolos a hacer selecciones que, de hecho, ellas quisieran hacer para ellas mismas —ser lo que ellas querían ser. Aunque siento firmemente que nuestros hijos necesitan que estemos con ellos lo más posible, también creo que es muy importante para las mujeres realizarse y traer esta riqueza a sus relaciones con sus hijos.

Como se dijo anteriormente, muchas presiones tienen que ver con las mujeres cuando se convierten en madres. Los fuertes apremios sociales para estar llenas de alegría por la maternidad, hacen que duden en expresar sus sentimientos conflictivos. Pero guardárselos puede incrementar su sentido de aislamiento social, y reafirmar su propia imagen de "mala madre". Tales emociones son casi tan universales como los sentimientos de felicidad por ser madres. Compartir estos sentimiento entre nosotras puede ayudarnos a reconocer que es normal ser ambivalentes, y que podemos encontrar formas creativas para expresar nuestra total naturaleza humana. Si usted es una mamá de tiempo completo o una cirujana cardióloga con un horario complicado, es importante que se sienta a gusto con sus elecciones. Debemos redefinir lo que significa ser una "buena madre" en términos de dar a nuestros hijos lo mejor de nosotras mismas, lo más a menudo posible. También debemos hacer peticiones a la sociedad, derribando las barreras que nos impiden sentirnos realmente positivas por escoger trabajar de mamá completamente —ya sean éstas demandas económicas, sociales o emocionales. Esto puede pasar sólo cuando nos sentimos bien con nosotras mismas y satisfechas con nuestras vidas.

❧ SACRIFICIO Y FORTALECIMIENTO ❧

No hay otra solución al hecho de que ser una madre consciente y comprometida requiera de un elemento de sacrifico personal —ya sea en simples términos diarios, tales como no poder dormir o de momentos tranquilos para nosotras mismas o en aspectos más grandes, como el sacrificar una carrera. Para muchas madres este nivel de devoción viene de forma tan natural, que ellas no soñarían en hacer nada que no fuera darle su tiempo a su bebé. Hasta muchas de ellas que piensan que regresarán a trabajar al poco tiempo de dar a luz, se encuentran tan encariñadas con el bebé, que deciden quedarse en casa tiempo completo.

A pesar de eso, puede ser frustrante confrontar las elecciones y hacer sacrificios. Es desafiante y solitario el enfrentar la pérdida de su carrera, de los amigos familiares del trabajo y de una vida social, mientras sale de la pista rápida hacia el paso "más lento" de la maternidad. Una mujer con la que recientemente hablé, tenía una historia de problemas de fertilidad —primero le era imposible embarazarse y luego tuvo abortos continuamente. Al final logró su embarazo a los 40 años; al mismo tiempo, su carrera estaba despegando y tenía una mejor posición en la industria cinematográfica, junto con un salario de más de seis cifras. Después de que tuvo al bebé, se dio cuenta que no quería hacer lo que la mayoría de las mujeres del ambiente hacían —tener nanas; una durante el día y otra en la noche. Me dijo que no se había embarazado para que alguien más criara a su bebé. Redujo sus horas, pero al hacerlo saboteó su carrera. Hoy trabaja desde su casa como escritora, confiando en que hizo la elección correcta para cuidar a su hijo y ahora también a su hija. Aunque tiene problemas económicos, dice que no podría ponerle precio al precioso tiempo que ha pasado con sus hijos mientras aún son pequeños.

Las mujeres están reconociendo, cada vez más, que los hijos requieren un equilibrio saludable de calidad y cantidad de tiempo, y que por cierto, nadie sustituye a mamá en la mente de un niño. Esto está obligando a las mujeres a volver analizar las batallas feministas pregonadas en los 70s y 80s, y a definir más ampliamente el feminismo y el fortalecimiento de las mujeres para dar más peso a la maternidad. Muchas mujeres están empezando a enorgullecerse de cuidar a sus hijos tiempo completo, más que avergonzarse por haber decidido hacer eso. Muchas otras se sienten culpables si tienen qué y quieren conservar un trabajo o carrera después de convertirse en madres. Efectivamente, no todas las mujeres tienen la oportunidad de quedarse en casa y hasta aquellas que lo hacen pueden estar trabajando desde allí, en realidad. Esto requiere de que ellas sean maestras en la multitarea.

Multitarea —manejar múltiples roles, tareas o responsabilidades— parece ser la palabra que está de moda en este nuevo siglo. La evidencia científica ha revelado que las madres tienen más capacidad para la multitarea que los hombres, y hasta más que las mujeres que no son madres. Por lo tanto, no es sorprendente que ellas terminen haciendo muchas multitareas. Pero sin importar qué tan ingeniosamente lo estemos manejando, esto significa hacer muchos malabares, que pueden conducir al cansancio, el estrés, la frustración y el conflicto interno. Se puede sentir como "aprendiz de todo y maestro de nada", además de que tiene que abarcar mucho y que ningún aspecto de su vida —incluyendo dar a su hijo la atención que necesita— está consumiéndola toda.

Usted es la única que puede definir qué objetivos son importantes. Sin embargo, cuando se comprometa a ser madre, también vea más allá de sus propias metas, hacia un panorama más grande de las necesidades de su bebé. Integrar los dos aspectos no es una proeza pequeña, pero es importante que se sienta bien consigo misma, como mujer y como madre. Mantener múltiples roles le proporcionará muchos estímulos, pero de igual forma, puede conducirla a tener la sensación de estar dividida y emocionalmente empezar a dar menos de lo debido a su familia, mientras que trata de aferrarse a una parte de usted misma. Por lo tanto, es importante, como una nueva madre, aprender a poner límites y prioridades, y a estar bien consigo misma acerca de decir no a proyectos y obligaciones que "no" son esenciales, ni satisfactorios o que la distraigan de cuidar a su bebé o a sí misma. Esto le impedirá sentirse demasiado desgarrada como para experimentar una crisis de identidad y tan rendida para que padezca fatiga crónica y desgaste emocional.

✍ DESARROLLANDO CONFIANZA ✍

No es hasta que una mujer desarrolla un claro sentido de su propia habilidad para ser responsable del cuidado de un niño, que ella empieza a sentirse como madre. Para algunas, sobre todo para quienes ya han tenido hijos, esto puede pasar razonablemente rápido, pero para la mayoría de las nuevas mamás, este profundo sentido de confianza típicamente no ocurre hasta que el bebé tiene por lo menos 8 meses de edad. Es increíble cómo la tarea de cuidar a un bebé pequeño, puede causar que hasta las mujeres más competentes se sientan abrumadas y desorganizadas. Muchas veces en mi práctica, he recibido llamadas de mujeres que anteriormente han tenido carreras exitosas y que ahora no saben cómo tener la cena lista en la mesa mientras que cuidan a un recién nacido. Las mujeres se impresionan a menudo de qué tan incompetentes se sienten.

Existe un número de factores que pueden minimizar la confianza de una mujer como madre. El apoyo que reciben por parte de la gente importante en sus vidas, mientras se mueven a través de las diversas etapas y necesidades durante el embarazo, nacimiento y poco después, tiene una tremenda interconexión en el bienestar psicológico, y por lo tanto, en la confianza. Además, las complicaciones durante el nacimiento pueden reducir la confianza de una mujer sobre el cuidado de su recién nacido. "Las madres que cuentan con el apoyo de su pareja durante la labor de parto y el alumbramiento experimentan pocas complicaciones y menos depresión posparto" (Gjerdingen et al. 1991), un problema que también reduce la confianza maternal. La calidad en el cuidado que una mujer recibe en los primeros días, semanas y meses después del alumbramiento, puede tener un impacto significativo a largo plazo, tanto en su bienestar físico y emocional, como en su habilidad para satisfacer sus necesidades y las del bebé. Según Gjerdingen et al., una "revisión a la literatura sobre el apoyo social y su relación con la salud materna, indica que la ayuda emocional, tangible e informativa están positivamente relacionadas con la salud física y mental de la madre cerca del momento del nacimiento". Especialmente, "su salud mental en el periodo de posparto está relacionada con el apoyo emocional y la ayuda práctica (por ejemplo, el aseo de la casa y el cuidado del niño) proporcionada por el esposo y otros".

El ambiente del hospital, y el personal médico y de enfermeras puede disminuir la confianza de una mujer en su habilidad para cuidar a su recién nacido. En el hospital, a los bebés se les trata como pacientes frágiles y vulnerables que requieren constante vigilancia. Por lo tanto, la madre puede sentir que es todo, menos capaz de cuidar y proteger a su hijo de los peligros de la vida de un recién nacido. Si ella percibe que su bebé es frágil, no se sentirá confiada de manejarlo, bañarlo o, de lo contrario, realizar las tareas normales de su cuidado.

Como Sheila Kitzinger dice, "las emociones maternales son urgentes, primerizas y a menudo profundamente perturbadoras". Una experiencia de nacimiento difícil o desilusionante puede llevar a sentimientos de incompetencia, inutilidad o depresión que reducen la confianza de una mujer como madre. Un nacimiento que sacude su confianza podría resultar en un sentido de fracaso. Las emociones de posparto y límites personales desordenados pueden también ser confusos y conflictivos; por lo tanto, usted pierde confianza en su estabilidad emocional y claridad. Es importante buscar la ayuda de alguien que la apoye y entienda, además de ser capaz de ayudarla a procesar sus emociones difíciles, para que usted pueda entrar a la maternidad con fuerza y confianza.

Las mujeres en la etapa de procreación que reciben el suficiente apoyo y se cuidan como si fueran sus propias madres, tienen más posibilidad de sentirse confiadas al cuidar de sus bebés. Al mismo tiempo, las mujeres deben abrazar su propio sentido de fuerza y buscar en su interior la fortaleza y confianza para ser madres, de la forma que consideren apropiada. Esto es especialmente importante para aquellas que están tomando decisiones sobre tener un bebé o ser padres, opuestas a la norma o a la de sus propias familias de origen.

Demasiado seguido se deja a las nuevas madres a su suerte para que entiendan cómo ser madres, cuando lo que en realidad ellas mismas necesitan es el cuidado de una madre. Precisan de alguien que les prepare la comida del bebé, cuide a los otros chicos, ponga un baño caliente, vigile al bebé mientras toman ellas una siesta y les proporcione comodidad, guía y confianza sobre el cuidado del bebé. Las mujeres necesitan al mismo tiempo recibir el cuidado de una madre, y abrazar su propio papel de madres. La confianza en atender al bebé no llega mágicamente con el nacimiento sino que en lugar de eso, se desarrolla con la experiencia y la familiaridad. Los padres aprenden en el curso de las primeras semanas qué significan los diversos sonidos de su bebé, la diferencia entre los llantos de incomodidad, hambre, enfermedad y dolor. Con este creciente conocimiento viene la confianza, y entonces un llanto de hambre no inspira pánico y el de cólico no provoca un viaje a la sala de emergencias.

Mientras que el apoyo experimentado en la casa y el ánimo con el nuevo bebé son importantes, la ayuda entrometida y asfixiante puede ser nociva. Imagine que cada vez que un niño que gatea y que está aprendiendo a caminar, dé un paso o se caiga, alguien esté allí y le diga lo que está haciendo mal o lo tome de la mano para que no caiga, se podría provocar que el niño difícilmente aprenda a tener confianza en su habilidad para caminar solo, ni aprendería a ayudarse a sí mismo a levantarse después de una caída. Otra vez, el aliento y el apoyo amable son necesarios, pero no exagerados. Los nuevos padres necesitan aprender un poco de sus propios procesos y errores para saber qué es lo que les sirve a ellos y a su bebé.

"Una nueva madre es un blanco perfecto para la instrucción, mucha de la cual es conflictiva", dice Sheila Kitzinger. Es un desafío tratar de organizar sus propios pensamientos cuando se siente vulnerable. Por lo tanto, es mejor planear detenidamente tantas elecciones como le sea posible, antes del nacimiento de su bebé, que intentar tomarlas justo después del evento. Por ejemplo, haga una investigación sobre los siguientes puntos: la circuncisión, dónde va a dormir el bebé (cuna, moisés, o cama familiar), amamantarlo o darle biberón y pruebas de recién nacido inmediatas y vacunas, antes del nacimiento. Localice a una o dos personas —probablemente mujeres que ya tengan hijos— en quien confiar por su sólida experiencia y consejo. Permítales ayudarla a revisar la información contradictoria que usted tenga.

El ejemplo sobresaliente es que, a menudo, los orientadores sobre lactancia dicen a las madres que amamantan y a las enfermeras del hospital, que deben alimentar al bebé por 10 minutos con cada pecho durante cada alimento. Cualquier madre que haya amamantado con éxito, puede decir que esto no es necesario, aunada la presión ascendente de tener que entender al bebé otra vez, lo que no es fácil con algunos recién nacidos, además del dolor constante de pezones. Una madre experimentada en amamantar, le dirá que se relaje, y que luego alimente al bebé de un lado y del otro lado la siguiente vez —a no ser, por supuesto, que el bebé tenga la suficiente hambre que quiera de los dos pechos en un solo alimento.

ᨀ ARQUETIPOS DE LA MATERNIDAD ᨀ

Como Sally Placksin nos dice, sobre el cuidado de posparto, "muchas mujeres no se dan cuenta que podría y debería ser diferente"; como una cultura de madres "no tenemos arquetipos ni paradigmas". ¿Qué son los arquetipos? Son modelos que contienen cualidades humanas divinizadas. El panteón griego nos proporciona muchos ricos arquetipos y naturalmente que en otras culturas también hay muchos arquetipos de tiernas y gentiles diosas, por ejemplo, la diosa china Kuan Yin, madre de la compasión. Kali, la diosa hindú del fuego, una de mis favoritas para las madres. De muchas maneras ella es lo opuesto a la imagen de la buena madre —de hecho, a menudo la describen como un horrible demonio en lugar de otra cosa, un terrible espectro con un collar de calaveras, cabello de serpientes y una larga lengua roja que cuelga de su boca. Me recuerda a las protectoras madres arquetípicas, nunca postergando su fiereza, del mismo modo que una madre recorrería cualquier distancia para proteger a sus hijos. Ella también me recuerda que no siempre tenemos que ser agradables, bonitas y amables. Sólo tenemos que ser auténticas, pero algunas veces hasta feroces, para proteger nuestro propio espacio y satisfacer nuestras necesidades.

Como madres tenemos la oportunidad de crear colectivamente un nuevo paradigma, siendo para nuestras hijas y otras jóvenes que nos busquen, un modelo de cómo convertirse en madres. Sólo exigiendo lo que necesitamos, permitiendo a nuestras voces ser claras y fuertes, podremos cambiar las instituciones sociales, lo suficiente para dar nueva forma a la maternidad, en nuestra sociedad. Esto es un reto que vale la pena abrazar, tanto para nosotras como para nuestras hijas y nietas. Que sus primeros días de ser madre sean bendecidos con profundidad, significado, paz y celebración.

Ꮼ MODERNOS RITOS DE PASAJE Ꮼ PARA LAS NUEVAS MADRES

Antes del nacimiento, a menudo ofrecemos a las mujeres una ceremonia que consiste en hacer una reunión en la que ella recibe objetos, más o menos útiles, y muchos regalos para el nuevo bebé. Cuando el bebé nace, le llevan más regalos —otra vez, para el bebé. Es como si nuestra cultura dijera que el bebé es el regalo que la mamá recibe, ¿por qué necesitaría ella algo más?

En algunos círculos alrededor de los Estados Unidos, a las mujeres embarazadas se les ofrece una ceremonia llamada *Motherblessing* o *Blessingway*, que viene de un término Dine (Navajo) para un rito que se lleva a cabo cuando un miembro de la comunidad hace una gran transición en su vida (matrimonio, cambiarse a otra ciudad, etc.). En una ceremonia para una mujer embarazada, las mujeres comparten historias positivas sobre el nacimiento, poemas y canciones para darle valor a la madre y recordarle de su fuerza para dar a luz. Los regalos se dan no sólo para el bebé, sino también para la madre —una botella de aceite de aromaterapia para usar en el alumbramiento, un libro de poemas, un vale por una cena que le traerán a su casa después de que nazca el bebé. Peinan su cabello y le dan un masaje como recordatorio de que está por entrar a una nueva conciencia, al convertirse en madre.

Pero ¿qué ritual existe para la mujer *después* de que ha pasado por el rito de pasaje que es el nacimiento? Está la ceremonia para dar nombre al bebé o el bautizo para que la familia y amigos digan "Bienvenido al mundo, formas parte de nuestra comunidad", pero ¿qué existe para determinar la transición de la mujer al hecho de ser madre? ¿Dónde están las historias de felicidad y triunfo o desafío y cansancio, mientras aprendemos a ser madres? ¿Dónde está el reconocimiento que de que éste ha sido un evento de vida significativo y ha traído a la madre a una nueva fase en su vida, posiblemente la más demandante que jamás experimentará? ¿Dónde está la instauración de un grupo básico de apoyo que diga, "estamos aquí por ti mientras que trabajas las 24 horas del día, 7 días a la semana para cuidar a este miembro de nuestra familia y comunidad?

Ciertamente que a menudo a las madres no se les cuida en este momento y para muchas de ellas, la experiencia de la maternidad es solitaria y pasa sin celebraciones.

Con todo, existen muchas formas en las que podemos rendir homenaje al rito de pasaje de las mujeres a la maternidad. Uno es crear Bendiciones para la Nueva Madre. Esta ceremonia puede darla un grupo de mujeres (¡hasta dos puede constituir un grupo!) que acepten ser la red de apoyo de la madre en los primeros días de posparto. Su amiga más cercana o un miembro femenino de su familia puede tomar el trabajo de coordinadora de Bendiciones para la Nueva Madre, y arreglar un cuidado de posparto para ella. Cuando la madre tiene de 3 a 6 semanas en el periodo de posparto y se siente más preparada para retomar alguna de sus rutinas anteriores, se le puede ofrecer un ritual para marcar esta transición.

Naturalmente, la ceremonia no significa que el posparto se ha terminado: únicamente es una celebración de la madre —de su fortaleza y logros— y un compromiso renovado de su comunidad para ser su red de apoyo en los siguientes meses. Este periodo de 3 a 6 meses es a menudo el momento en que la ayuda de sus amigas y familiares empieza a disminuir y la gente, excepto la madre, regresan a sus negocios de costumbre. Para otros, la novedad empieza a desaparecer. Para Mamá, el trabajo acaba de empezar y de repente se puede tener un sentido de abandono, pesadumbre y aislamiento. Hasta ha tenido su última cita con la partera o doctor, y es posible que sienta que las cosas son un poco desilusionantes. Este es un gran momento para una buena celebración, para elogiarla.

CREANDO UNA CEREMONIA DE BENDICION PARA LA NUEVA MADRE

Decida si esta celebración será sólo para mujeres o si se va a incluir al Papá y a su red de apoyo. Recuerde, el enfoque es en Mamá. Puede ser que ella esté emocionalmente sensible, así que considere invitar a las personas con las que ella se sienta apoyada y a gusto. Haga la reunión lo suficientemente pequeña para que sea íntima, acogedora, tranquila, si ese es el estado de ánimo de la mamá o si el bebé estará dormido.

Planee el lugar y el tiempo, y asegúrese de que la mamá cuente con una persona cercana a ella que pueda ayudarle a coordinar la ceremonia. La casa de la mamá es el mejor lugar para tener la Bendición a la Nueva Madre, pero ella no debe hacer la limpieza ni preparar nada.

Llame a la gente con anticipación y pídales que se vistan con colores agradables. Esta reunión puede ser casual, pero debe ser especial. Pida a los invitados que traigan un pequeño regalo para la madre —algo sencillo (algo hecho en casa es maravilloso) y que ella pueda usar en esos días en los que esté cansada, pasando por un momento difícil o cuando sólo necesite un recordatorio de que tiene un apoyo en la red. Los llamo "regalos sólo para mamá". Ideas que incluyen un nuevo broche para el cabello, un hermoso camisón especial para amamantar si ella lo está haciendo, un libro con pensamientos inspiradores para las mamás, una revista profesional, una noche de cuidar a los hijos mayores para que ella, su pareja y el bebé puedan ver una película y un certificado de regalo por un masaje o una pedicura. También pida a cada invitado que traiga un pensamiento inspirador, un poema, una historia o una canción sobre ser mujer o ser madre. Si alguien toca la guitarra o algún otro instrumento, mejor: trate de tener a la mano una hojas con canciones para que todos puedan cantar. Finalmente, cada persona debe traer un platillo sencillo o postre para compartir.

Antes de la reunión, seleccione un lugar especial en la casa de la mamá —la sala o un estudio es lo adecuado. Coloque velas, flores y objetos especiales que sean imágenes de maternidad (pequeñas estatuas, por ejemplo) y asegúrese que haya un cómodo círculo para sentarse. Poner cojines en el suelo está bien. Tenga aceite para masaje a la mano, así como una toalla y una manta.

Para la ceremonia, deje que la inspiración sea su guía. Utilice los objetos que han traído los invitados, cree un círculo de energía para honrar a la madre. Por ejemplo, todos pueden compartir una cosa que les agrade o admiren de esta mamá —ya sea como mujer o como madre. Los participantes pueden compartir uno a uno alrededor de un círculo, una historia inspiradora especial de su propia experiencia o que haya leído. Y cada uno puede dar su regalo a la Mamá, explicando por qué seleccionó eso para ella. Después, la madre puede estirarse cómodamente en el sofá para recibir un masaje en los pies, por parte de dos de los invitados, mientras todos cantan canciones o continúan compartiendo historias. La mamá puede tomar al bebé en sus brazos si lo necesita y las mujeres juntas pueden ayudar también con el bebé. Al final, el estado de ánimo se vuelve más social y todos van y disfrutan la comida.

Una red como ésta no sólo sirve a la madre que ha dado a luz recientemente, sino que también une a las mujeres, quienes están deseosas de estar ahí para apoyarse una a la otra más tarde, a través de los alumbramientos de otras mujeres, enfermedades, etc.

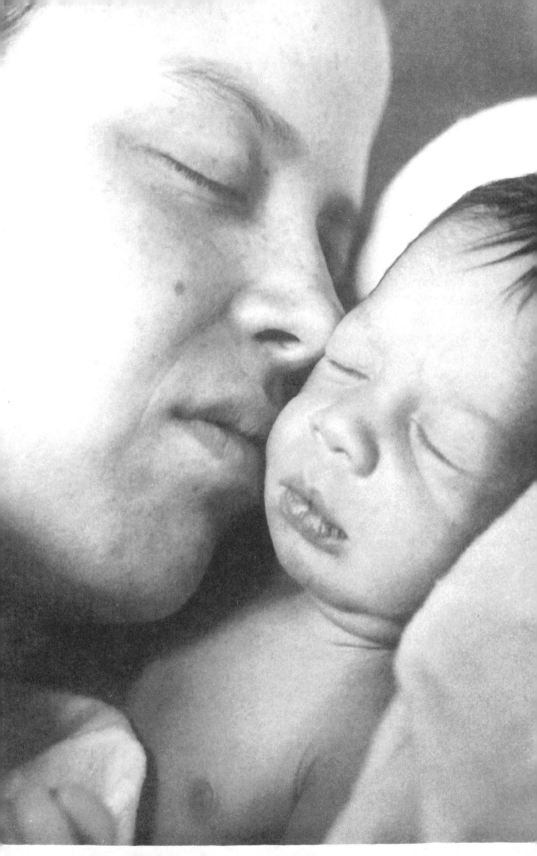

DOS

El Cuidado de la Nueva Madre alrededor del Mundo

*El aislamiento es difícil para cualquier ser humano, hombre o mujer,
pero para una mujer es lo que los psicólogos llaman "ego distónico" o fuera
de tono con nuestra forma de ser acostumbrada. Por esa razón, tiene el
potencial de ser una seria presión a pesar de la tarea de nuestras vidas.
Necesitamos ser cuidadosas con la continua necesidad para apoyar y ser
apoyadas por alguien más.*

Joan Borysenko, A Woman's Book of Life
(Un Libro de Vida de la Mujer)

He oído que decir que si uno desea conocer a una sociedad, se debe ver la forma en que ésta trata a las nuevas madres y a los bebés. Viendo la forma en que nuestra sociedad los trata, yo diría que tenemos una cultura que aún está al comienzo de su etapa evolutiva. Estamos empezando a entender la vital importancia de la relación madre-hijo, y casi hemos principiado a reconocer la importancia de la experiencia de maternidad de la mujer, para darle forma a las vidas de las mujeres y de sus hijos.

Como partera, he tenido la gran oportunidad de estar con las mujeres y sus familias en los minutos, horas, días, semanas y meses posteriores al nacimiento de sus hijos. He podido observar, escuchar, compartir y aprender lo que sirve y lo que no. También he tenido la ocasión de estar con mujeres de diversas culturas, conforme sus familias las bañaban en el cuidado familiar que para ellas tienen sus tradiciones. Esto me ha dado una amplia visión del mundo del cuidado de posparto.

Existe una gran variedad de maneras en las que los individuos y las familias responden a las mujeres que acaban de dar a luz. Algunas familias no les proporcionan apoyo, otras prácticamente se mudan con los nuevos padres para ayudarlos. En ciertas circunstancias no hay el suficiente apoyo, algunas veces hay sólo la correcta cantidad de ayuda y comprensión, y en ocasiones existe demasiada participación e interferencia. También los amigos, vecinos, empleados y colegas pueden jugar o no un papel útil. Cada mujer en lo individual y cada familia tiene diferentes necesidades. Sus relaciones con los demás miembros de la familia, su confianza como padres y qué número de hijos están teniendo, entre otros factores, pueden influir en la cantidad de ayuda que pidan o que se les ofrezca. Todas estas variables vienen unidas para crear un ambiente más o menos de apoyo, en el cual las mujeres se convierten en madres.

A pesar de que hemos hecho algún progreso hacia el reconocimiento del beneficio de "permitir" a los recién nacidos permanecer con sus madres directamente después del parto, en nuestra sociedad hemos progresado poco en el entendimiento de las necesidades de las mujeres como madres. Muchas culturas tradicionales parecen reconocer instintivamente que la salud de la madre es esencial para la salud de su recién nacido; por lo tanto, en el inmediato periodo de posparto, la madre es activamente atendida por su familia y su pueblo. En efecto, aun muchos países europeos, los que comúnmente tienen la más baja mortalidad infantil en el mundo, reconocen la importancia del periodo inmediato de posparto, proporcionando a las mujeres las visitas a domicilio de enfermeras, por hasta 2 semanas después del nacimiento, dando a los padres permiso por maternidad y paternidad pagada, que el caso de ella es hasta por 2 años y en el de él por varias semanas.

Generalmente, en nuestra cultura, las necesidades de la madres son consideradas sólo en relación a las del bebé —mamá necesita descansar para que tenga energía para el bebé, tomar más líquidos para que tenga suficiente leche para el bebé. Hasta la vinculación afectiva con el bebé tiende a ser vista desde la perspectiva de las necesidades de éste. Las mujeres que no parecen "vincularse bien" con sus bebés de inmediato después del nacimiento, pueden ser consideradas por el personal médico como madres potencialmente negligentes u ofensivas.

En este momento, se ha puesto poca atención a las necesidades de la madre, ya sea en relación con ella misma o en cómo influye la imagen de sí misma en su habilidad como madre. Cuál es la parte de una mujer que necesita recuperar su sentido de sí misma como mujer, mientras que su identidad emerge con aquella de sí misma como madre? A lo mejor las mujeres necesitan tiempo y cuidar de esta vinculación del ser con este nuevo y enorme papel. Esta es un área en la cual nuestra cultura acaba de empezar a involucrarse.

En sociedades tradicionales, las mujeres podían por lo general contar con recibir cierta cantidad de cuidado enfocado al posparto de su clan familiar, y en ocasiones de una comunidad mayor. Es claro que en muchas sociedades, el periodo de posparto es uno en el cual se reconoce que la mujer necesita atención y alguna cantidad de mimos. Se le reconoce como un momento sagrado en que la mujer requiere de mucha protección, ya sea contra espíritus endemoniados, animales salvajes o "influencias perniciosas". La familia y la comunidad trabajan para guardar, alimentar y ayudar a la madre para recuperarse del alumbramiento, sabiendo completamente que a fin de cuentas el bienestar del niño está atado al de la madre.

Naturalmente, no todas las culturas tradicionales debería romantizarse. En algunas sociedades, los rituales del cuidado de posparto y las tradiciones no están basadas en el respeto a las mujeres, sino, en lugar de eso, se predica en la creencia de que el nacimiento no es limpio o que las mujeres son débiles. Por lo tanto, las que han dado a luz recientemente, son de la misma manera consideradas sucias o achacosas. Tales culturas tienden a ser dominadas por hombres y sostienen una falta de respeto profundo al cuerpo de la mujer. En extremos, las prácticas de rituales de aislamiento, tales como mantener a la mujer separada de la comunidad por grandes periodos y teniéndola casi literalmente en la oscuridad y en cautiverio, pueden existir y ejercer sus propias influencias dañinas.

Este capítulo estudiará el óptimo cuidado tradicional para la nueva madre en diferentes culturas, incluyendo nuestra propia sociedad contemporánea en el Occidente, enfatizando lo que podemos recabar de tales cuidados de nutrimento de las mujeres, después del nacimiento, en nuestra cultura.

✂ EL POSPARTO EN LOS ESTADOS UNIDOS: ✂ INMEDIATAMENTE DESPUÉS DEL NACIMIENTO

Imagine que acaba de dar a luz. A lo mejor su labor de parto fue corta y fácil, o por el contrario, larga y difícil. Por las dos primeras horas posteriores al alumbramiento usted se siente exaltada —casi no puede quitar los ojos de su precioso recién nacido. Pero al paso de las horas se siente cansada. De hecho, exhausta. La larga noche de labor de parto se pone al día con usted. Está lista para dormir, acurrucarse con su bebé a un lado. Usted ha pasado por el intenso viaje del nacimiento y ahora debe embarcarse en otro —ser madre.

Si ha dado a luz en casa, y usted y el bebé están bien, su partera la ayudará a asearse, a lo mejor con un agradable baño de hierbas o un regaderazo, y se asegurará de que tome una comida caliente antes de meterse en la cama, para gozar de un merecido descanso. Siendo ella mujer probablemente ha amamantado a sus hijos, y la ayudará a aprender a alimentar a su bebé. Permanecerá en su casa por varias horas; luego, cuando se cerciore que es razonable que se vaya, seguirá su camino sabiendo que usted está segura en el cuidado de su red de apoyo, ya sea su pareja, madre, hermana o todos ellos, y confiada en que usted puede localizarla en cualquier momento, cuando surja cualquier pregunta.

Las luces se han apagado o atenuado y usted entra en un sueño profundo y reparador. Cuando despierta, varias horas después, su madre o hermana tienen otro alimento caliente esperándola —¡y nunca le supo tan rico! Se sienta en la cama y come, sintiéndose como si hubiera trabajado duro, pero satisfecha. Su bebé se despierta para comer y usted busca con torpeza, por un momento, tratando de hacerlo bien. Aún está teniendo problemas así que llama a su partera, quien le hace unas sugerencias sencillas que la auxilian para empezar otra vez. Le asegura que si continúa teniendo problemas, ella regresará para ayudarla, pero la alienta a relajarse y a no preocuparse, ya que la ansiedad sólo hace más duro amamantar fácilmente. También le recuerda que irá a su casa en la mañana para su primera visita de posparto, y le pregunta cómo se ha sentido y si ha tenido tiempo para descansar y comer. Usted se tranquiliza y regresa a su tarea de practicar darle el pecho al bebé. Un nuevo paradigma americano de posparto está surgiendo.

Como la mayoría de las mujeres en esta cultura, no ha dado a luz en su casa sino en el hospital, y puede que su experiencia inmediata de posparto no sea tan sublime. Existe la posibilidad de que le hayan hecho una episiotomía[2] —como al 95% de las mujeres que dan a luz en los hospitales norteamericanos. La anestesia del trabajo de sutura para reparar su perineo está pasando, y su trasero está adolorido, así que tiene un gigante paquete de hielo colocado contra la piel tierna del perineo. Las enfermeras quieren verificar su presión arterial cada 10 minutos, usted todavía tiene una sonda intravenosa en el brazo y la enfermera neonatal no ha regresado su bebé a sus brazos; ella insiste en que la temperatura del bebé no es óptima y que debe mantenerlo bajo el calentador que está al otro lado del cuarto —o en la sala neonatal. El obstetra o la enfermera partera dejan el cuarto una vez que el alumbramiento se ha completado (la placenta está afuera y la sutura hecha) y su esposo está exhausto y emocionalmente abrumado. El equipo del hospital sigue entrando y saliendo del cuarto para limpiarlo, verificar los suministros y tenerlo listo para la siguiente paciente, inmediatamente después de que usted sea llevada a la unidad de posparto. A lo mejor su familia está ahí —su mamá, hermana y tía. Pero ellas, también, se irán pronto, ya que no hay lugar para que permanezcan con usted en el hospital.

Al final las cosas empiezan a asentarse. La enfermera quita la sonda intravenosa de su brazo, pero por el momento le dejan el brazalete para tomar la

---

[2] N.T. Incisión en los labios vulvares, durante el parto, para prevenir desgarro del periné.

presión arterial. El personal empieza a salir de su cuarto y le traen al bebé a su lado. Usted tiene hambre pero todavía no es la hora de la comida, al final recibe un sandwich frío, una fruta, una galleta y un jugo en una bolsa de papel, "especialmente preparado para las madres de posparto". Usted intenta poner a su bebé en su pecho, pero está cansada y no sabe cómo llevar a su pezón a este pequeño bulto retorcido con cabeza blanda. Trata por un rato pero está frustrada, pensando que se suponía que amamantar era natural, fácil e intuitivo.

La llevan a un cuarto de posparto —no es tan espacioso ni está decorado tan bonito como el cuarto de alumbramiento. Mientras se adapta a su nuevo lugar, aún está tratando de darle el pecho al bebé. La enfermera llega y le preocupa que el bebé no haya comido todavía. Quiere verificar el nivel de glucosa del bebé para que no le dé hipoglucemia, pincha su talón para tomar una muestra de sangre, y se va a buscar una consejera en lactancia. Esta llega, es muy amable y comprensiva, pero también expresa su preocupación de que el bebé debe ser alimentado de inmediato. Con su ayuda, consigue que el pequeño entienda y succione, y usted, momentáneamente, se libera de la ansiedad de que su hijo pueda enfermarse porque no se le ha alimentado lo suficiente —a tan sólo 2 horas de haber nacido. Satisfecha de que el bebé haya comido, la consejera se retira y la deja sola con su esposo y su bebé en el cuarto. Usted está cansadísima y contenta de poner al pequeño en su moisés, que está junto a su cama o cobijarlo junto a usted en la cama del hospital, y finalmente se queda dormida. A las 2 horas las enfermeras los despiertan para monitorear sus temperaturas, verificar su presión arterial, evaluar su sangrado y volver a analizar los niveles de glucosa del bebé. Esto último la deja con una ansiedad permanente de que su hijo no es capaz de comer lo suficiente de su pecho, pero afortunadamente la prueba muestra que la sangre se ha normalizado.

Después de un día o dos, si no hay problemas, el pediatra vendrá y firmará la orden para dar de alta del hospital al bebé. Por fin se va a casa, liberada al ir a un lugar familiar y emocionada de sacar a su bebé al mundo.

El escenario de posparto será un poco diferente para el 25 por ciento de las mujeres que han tenido cesáreas. La mayoría no puede sostener a su bebé en las primeras dos horas después del nacimiento, ya que de momento están bajo los cuidados postoperatorios. Muchas encontrarán que dar el pecho con una incisión abdominal conlleva algunos momentos desafiantes —los que le harán incómodo y complicado manejar al bebé. Los primeros dos días pueden requerir medicamentos para el dolor, lo que también alcanza al bebé que está amamantando, y el cuidado de la herida requiere atención adicional. A pesar de que todas las mujeres requieren descanso después del nacimiento, a las que han tenido cesáreas, se les hará más difícil subir escaleras, cargar al bebé o satisfacer sus propias necesidades básicas. Aún más, podrán estar asimilando los eventos de un alumbramiento difícil. Para algunas mujeres que tienen una cesárea es más fácil aceptarla emocionalmente, pero para otras hay una variedad de niveles de desilusión, enojo o sentimientos de fracaso.

Cuando llega a casa, a lo mejor se encuentra con que su mamá, una amiga o algún otro pariente ha estado ahí y le ha llevado comida y a lo mejor hasta ha ordenado todo para su llegada. Sin embargo, a menudo, los nuevos padres llegan a casa sólo para ser los anfitriones de amigos y familiares que han venido a ver al bebé. Mamá siente que necesita verse presentable, tener comida para los invitados y limpiar la casa. En lugar de descansar y ser mimada, muchas nuevas mamás terminan siendo las anfitrionas en los días después del nacimiento, mientras que toda la atención es para el pequeño. No es de extrañarse que la depresión posparto, como veremos en el capítulo 5, impere en nuestra sociedad.

❧ INMEDIATAMENTE DESPUÉS DEL NACIMIENTO: ❧ UN VISTAZO A LAS TRADICIONES

Judith Goldsmith, en su libro clásico *Childbirth Wisdom* (Sabiduría del Nacimiento), ilustra con las siguientes imágenes el tipo de cuidado que muchas mujeres reciben en las sociedades de África occidental, en los días posteriores al nacimiento del bebé:

La madre de Engwala estaba bailando en el patio de su casa. Cantaba a las mujeres que la rodeaban...y a todas las casas de los vecinos, sobre el nuevo día por venir y el nuevo niño en la familia.

Adentro, Engwala descansaba cerca del fuego, bien envuelta, su bebé dormía en los pliegues de su manta. Ella tenía sueño pero no podía quitar los ojos de su pequeño.

Ocasionalmente una de sus hermanas entraba para verla, pero la mayor parte se sentaba en silencio, escuchando a las mujeres que celebraban afuera.

La madre y hermanas de Engwala regresaban a sentarse con ella. Dentro aún estaba oscuro. Descansaron y hablaron hasta que el día calentó. La madre de Engwala le dio un buen masaje en su estómago...

Con el tiempo Engwala es conducida a un arroyo, donde con otras mujeres se relaja en el agua fría, dejándose caer hacia atrás con las piernas abiertas y los ojos cerrados. Su hermana mayor detiene al bebé. La nueva madre descansa un momento después de que las otras mujeres salen del agua, luego se reúne con ellas para ayudar con los quehaceres domésticos vespertinos.

En muchas tribus de África Occidental —y en otros lugares alrededor del mundo— las mujeres continúan recibiendo diariamente masajes saludables y cuidados, algunas veces intercalados al incorporarse de nuevo a sus tareas diarias, pero de la misma forma, a menudo, en lugar de las responsabilidades sociales, por los primeros 40 días después del parto.

Ese tipo de cuidados son comunes alrededor del mundo; varias tradiciones similares son sustituidas en diferentes culturas. Ciertamente, he atestiguado que tales cuidados en las madres alemanas, portorriqueñas, sudafricanas, ecuatorianas son parecidos a lo que hacen las madres cuando van a visitar a sus hijas que han dado a luz aquí en los Estados Unidos. Una cosa es consistente: las mujeres pueden esperar ser cuidadas después del alumbramiento. En efecto, una mujer no necesita estar en una choza en África Occidental para recibir una atención nutritiva de posparto. Esto es contrario a la experiencia de la mayoría de las mujeres occidentales, donde existen pocos modelos culturales para asegurar que vamos a ser cuidadas durante este tiempo. Como Sally Placksin escribe sobre su propio posparto y su investigación sobre las experiencias del cuidado posparto de otras mujeres, "...nada entró en acción automáticamente. Si un plan de posparto o una red de apoyo existían, era...la responsabilidad de la madre empezar desde cero, hasta tener todo en orden" (Placksin 2000).

⚘ REPOSO ⚘

Al momento después del nacimiento, el que está reservado para que la madre descanse y se recupere, se le llama periodo de *reposo*. En mi práctica como partera, típicamente veo a las mujeres norteamericanas recibir ayuda de sus propias madres por 5 días más o menos después del parto. Durante este tiempo la abuela cocina, ayuda con el quehacer y a menudo cuida al bebé para que Mamá pueda darse un descanso. El nuevo papá también tendrá algunos días o hasta una semana de permiso en el trabajo, para ayudar en la casa y para poder conocer al pequeño. Después, generalmente, la abuela se va a casa y Papá regresa a trabajar, dejando a la mueva mamá al cuidado de ella misma y del bebé. Algunas veces el papá trabajará mientras la abuela está de visita y luego puede tomarse unos días la siguiente semana, dando a la nueva mamá 2 semanas para ajustarse.

Cuando trabajo con mujeres de otros países de origen, típicamente veo a sus madres llegar para quedarse por más tiempo —algunas veces debido a que tienen que viajar desde el extranjero, pero también porque un cuidado de posparto alargado es parte de su tradición cultural. En tales circunstancias, no es raro que la nueva abuela se quede de 4 a 6 semanas después del nacimiento, proporcionando a la madre la comida tradicional y también ayudando en la casa. Debido a que amamantar es más común en otros países, las mujeres que vienen de Europa, América Central, Sudamérica y África son más propensas a recibir ayuda constructiva de sus familiares mujeres sobre cómo dar el pecho, que aquellas cuyas madres son de los Estados Unidos. Aquí la mayoría de las mamás fueron alimentadas con biberón, como lo fueron sus madres y por lo tanto tienen poca experiencia con el dar pecho. Por lo tanto las anteriores generaciones puede ofrecer poca o ninguna ayuda en esa área y a veces, como se discute en el capítulo 3, son en realidad un obstáculo para establecer una relación exitosa al dar el pecho.

Fue hace mucho tiempo que hubo una rica relación de reposo en los Estados Unidos. Wertz y Wertz, en su bien documentado libro *Lying-in: A History of Childbirth in America* (Reposo: Una Historia del Alumbramiento en América), discuten esta práctica en detalle. Por ejemplo, para los colonos de Nueva Inglaterra, el nacimiento de un bebé presentaba la oportunidad para un evento social: "El nacimiento era un evento para la mujer, y ella invitaba a las amigas y vecinas para ayudarla y a la comunidad entera para dar la mano, no sólo para ayudar con el nacimiento, sino también con el cuidado de posparto. En algún momento entre las 6 u 8 semanas un periodo de reposo conveniente, durante el cual una mujer descansaba y otras personas ayudaban, sin cobrar, con el cuidado de sus otros niños y de la casa...Al final del periodo era costumbre para la mujer dar una fiesta...invitaría a todas las mujeres que la habían ayudado durante el nacimiento y el periodo de reposo, y ellos tendrían un gran festival para mujeres, y desde entonces no ha habido nada parecido" (Wertz y Wertz 1977).

Fue hasta los años 20s en el siglo pasado, cuando hubo un movimiento en masa hacia el nacimiento del bebé en el hospital. En ese momento, también había una tendencia de las mujeres a esperar que sus propias madres las cuidaran después del alumbramiento (Placksin 51). Se consideraba de rigor y apropiado tener el cuidado de una enfermera profesional para el bebé y aquellas que podían pagarlo así lo hicieron. Frecuentemente, las mujeres permanecían en cuartos de hospital parecidos a los de un hotel, por hasta 2 semanas después del nacimiento. Los anuncios populares de la época, convencían a las mujeres de que el ambiente del hospital era más seguro para los recién nacidos que el de la casa, donde los bebés podrían estar expuestos a gérmenes que amenazaban su vida. Las mujeres de las clases media y alta apreciaban mucho la permanencia en el hospital y apoyaban la tendencia de cambiar el cuidado de la madre lejos de la casa y la familia.

Con la llegada de la Segunda Guerra Mundial, los hospitales se hicieron menos lujosos, convirtiéndose en las "más eficientes máquinas de alumbramientos reconocidos hasta hoy" (Placksin 2000). Ahora, los altos precios en obstetricia han llevado al consumidor a demandar mejores servicios —de ahí el resurgimiento de cuartos de labor de parto y nacimiento con un ambiente de "hoteles de lujo" en muchos grandes hospitales. Pero la falta de atención dada en el posparto, es evidente, debido al poco cuidado que se les ha dado a las unidades de posparto de los hospitales.

En las culturas alrededor de mundo y en tan diversas como la huichol de México y la mbuti en África, el tiempo de recuperación varía significativamente y puede haber sido tan corto como algunas horas —en este caso, la mujer regresaba a sus obligaciones sociales poco después de dar a luz— o haber sido tan largo como 3 meses, antes de que se esperara que una mujer comenzara de nuevo sus responsabilidades por completo. Era típico que se les diera a las mujeres tratamientos especiales de posparto por 2 semanas después del nacimiento, y muchas sociedades consideraban que 40 días eran una clase de número mágico, después del cual la madre podía volver a entrar con seguridad en el trabajo diario de su sociedad.

Curiosamente, en muchas culturas se pensaba que era mejor para una mujer que no descansara demasiado después del alumbramiento y que, de hecho, reasumir alguna cantidad de actividades era más saludable para su recuperación. El Modoc de California se proponía creer que "a una mujer que se levantó pronto le fué más fácil el nacimiento de su siguiente hijo" (Goldsmith 1984). Por lo general las mujeres tomaban varios días para descansar en cama, y de 1 a 4 semanas adicionales para descansar, realizando sólo responsabilidades hogareñas y luego se reincorporaban a su trabajo en la comunidad. Aún más, interculturalmente era importante que las mujeres reposaran en ciertas posiciones. Se consideraba óptimo hacerlo boca arriba o en posiciones semi-reclinadas para facilitar la expulsión de la sangre del útero y para ayudarlo a regresar a su tamaño normal antes del embarazo. Es verdad que cuando las mujeres se recuestan después del nacimiento, la sangre del alumbramiento tiende a encharcarse y a coagularse en el útero y en el canal superior vaginal. Cuando esta coagulación es significativa, puede impedir que el útero se contraiga eficientemente y causar un excesivo sangrado.

En ocasiones, encontramos referencias históricas de tribus en las cuales las mujeres no descansaban después del parto. La antropóloga Margaret Mead, al informar sobre el nacimiento en un pueblo de Samoa, notó que las mujeres daban a luz, los visitantes venían a ver al nuevo bebé y cuando se retiraban, la madre regresaba a sus actividades diarias. De forma similar, los antropólogos han notado que entre las tribus del Congo y en Argentina, no hay descanso para las mujeres que acaban de dar a luz —simplemente regresan a su trabajo inmediatamente (Goldsmith). Sin embargo, a pesar de las historias de mujeres que dan a luz en el campo e inmediatamente retoman su trabajo, y forman los estereotipados relatos del "nacimiento nativo", está claro que permitir a la madre tomarse un periodo de reposo con su bebé, era la costumbre de posparto que más se practicaba.

Muchos investigadores han tenido la tentación atribuir las costumbres de descanso de las madres durante el posparto a asuntos de "rito de contaminación" de la madre, pero existen evidencias de que "el reposo de la madre después del nacimiento no era un ritual natural...su duración podría ajustarse de acuerdo a la condición de la nueva madre" (Goldsmith). Eventos tales como que le viniera la leche a la madre o que se cayera el cordón umbilical, pueden haber representado hitos a partir de los cuales se juzgaba la longitud del apropiado periodo de posparto.

Ciertamente, en la generalidad de las culturas en las cuales las prácticas de posparto han sido estudiadas, es evidente que la madre no está separada ritualmente de las otras, sino que su familia y comunidad la apoyan activamente y la visitan de forma regular. El nacimiento, en la mayoría de las sociedades, es un evento social, que involucra al clan familiar y amigos cercanos para satisfacer las necesidades de la madre, así como ella cubre en las del bebé.

A pesar de que el lapso de tiempo de recuperación en culturas tradicionales puede variar, las prácticas de posparto son temas similares sorprendentes. Los modos de cuidado del alumbramiento pueden diferir, pero las similitudes son lo suficientemente grandes y nos harían desear explorar el significado de algunas de estas prácticas y ver cómo podríamos adaptarlas para nosotros.

⚜ RITOS DE PASAJE ⚜

En la historia de Engwala, las mujeres de su familia están celebrando una ocasión trascendental, y están avisando a toda la tribu el hecho de que un evento gozoso ha ocurrido. Así, también, en nuestra cultura nosotros celebramos el nacimiento de un bebé como una importante ocasión. Colgamos globos al buzón de correo, ponemos listones en la puerta principal y recibimos regalos para el recién nacido –zapatitos para bebé, marcos para fotografías, certificados de regalos para las tiendas especializadas en accesorios para bebés. La madre y el padre son igualmente felicitados. Pero ¿en realidad se atienden las necesidades físicas, emocionales, mentales y espirituales de la madre? Los rituales y tradiciones son frecuentemente más significativos en naturaleza que la mera celebración. Los rituales sirven como ritos de pasaje —eventos de significado psicológico para la iniciada, que se extienden más allá de lo mundano. Generalmente estos simbolizan el cambio de un estado a otro. Ellos introducen a los miembros de la sociedad a un nuevo grupo de coetáneos, a través de ceremonias de iniciación.

Para la gente de Gbandes de Liberia, la de Maikal Hills de la India y la de los aztecas de México, el nacimiento se consideraba una batalla que la madre libraba. La gente de Maikal Hills dice, "un hombre lucha a campo libre con una espada y lanza; la batalla de una mujer es en la oscuridad a puerta cerrada" (Golsmith). Entre los comanches, a las mujeres que morían al dar a luz se les hacían funerales honorarios, ceremonias equivalentes a aquellas acordadas para los hombres que morían en batalla. Y ahora entre la gente Lakta y otros que participan en la Ceremonia Sundance, ésta consiste en aguantar que les atraviesen una clavija con púas en el pecho, cosa muy dolorosa y de la que están exentas las mujeres, porque se considera que el alumbramiento es un reto, y hasta uno más espiritual y estoico. En tales culturas, las mujeres eran tratadas como miembros honorarios de la tribu. Una mujer podía salir de su choza de parto después de su periodo de reposo, con un cordel rojo alrededor de la cintura y ser conducida orgullosamente por el jefe o sacerdote, por el pueblo, para que todos vieran que ella había tomado su lugar como madre en la comunidad.

Las costumbres sociales que rodean el nacimiento han servido para iniciar a las madres en su nuevo estado, al mismo tiempo darles la bienvenida en el santuario interno de la maternidad. Los ritos de pasaje a ésta que simbólica, emocional y físicamente demarcan el paso a ser madre, pueden mitigar un sentido de aislamiento y ansiedad de la nueva madre, porque las madres comparten entre ellas sus alegrías y luchas.

⁂ APOYO FAMILIAR EN EL POSPARTO ⁂

De acuerdo con Sally Placksin en su útil libro *Mothering the New Mother* (Sirviendo de Madre a la Nueva Madre), la mayoría de las mujeres no reciben la clase de cuidado de posparto que en realidad necesitan. Algunas se dan cuenta de que el problema es una falta en la sociedad y no en ellas mismas; pero, desafortunadamente, aún no se ha conseguido, y sólo será si se organizan ellas mismas. Esto contrasta mucho con el posparto en las culturas alrededor del mundo, donde las nuevas madres son mimadas, atendidas, masajeadas y cuidadas hasta que están listas para surgir de entre su más grande grupo cultural, ahora que es una madre relajada.

En este país, después del parto, frecuentemente la madre de la madre viene y ayuda a su hija. Sin embargo, las relaciones madre-hija no son siempre tranquilas, y la nueva abuela puede tener ideas muy definidas sobre el cuidado del nuevo bebé, que contrastan con las de la madre. Las ideas generacionales sobre el cuidado de posparto de la madre y del bebé son a menudo bastante diferentes. Por ejemplo, muchas mujeres quieren amamantar a sus bebé, pero encuentran que sus propias madres no sólo no tienen experiencia en esta área, sino que desalientan sus esfuerzos. Por lo general, los bebés a quienes se les da pecho quieren comer más seguido que los que toman biberón, debido a que la leche materna se digiere más rápido que la de fórmula. Muchas abuelas creen que el bebé quiere comer tan seguido porque no está recibiendo lo suficiente del pecho. Esto puede provocar una terrible ansiedad en una nueva madre, que todavía no ha tenido éxito en darle pecho a su hijo ni ha aprendido los patrones de alimentación.

Aunque la relación madre-hija sea excelente, muchas abuelas quieren atender al bebé para que Mamá pueda descansar, en lugar de hacerse cargo de todas las otras responsabilidades de la casa, para que Mamá puede cuidar ella misma al bebé y reposar con él. Esto también puede ser destructivo para la relación madre-bebé.

Finalmente, hasta bajo las mejores circunstancias, la gente hoy en día vive ocupada, vidas apresuradas que hacen que el tiempo libre para el cuidado de la nueva madre y del bebé, sea difícil de cumplir. Las familias pueden vivir lejos unas de otras, haciendo poco probable el cuidado de posparto de la madre, por la restricciones de tiempo y los gastos involucrados en el viaje. Las hermanas y amigas pueden tener sus propias familias, lo que les dificulta la escapada. El tiempo que una solícita abuela puede ser capaz de dar es sólo una semana, y para otros miembros de la familia y amigas les será imposible ayudar. Esto imprime una gran presión en la nueva madre, para cuidarse a ella misma y volver a "coger el ritmo de las cosas" más rápido de lo que puede estar física o emocionalmente preparada a hacer. También es una tremenda presión para el nuevo papá, a quien es posible que no le den días de descanso en el trabajo para cuidar a su familia. Así que, frecuentemente se debate entre el trabajo y su casa, simplificando su trabajo para salir temprano o laborando un día completo para llegar a casa exhausto en la noche, ser recibido por una nueva madre posiblemente agotada e impresionable, o por los niños mayores que necesitar bañarse, que los lleven a la cama y les cuenten un cuento. Luego, hay ropa que lavar...

En los Estados Unidos, los nuevos bebés son el centro de atención. Se espera que mamá no olvide la parte del maquillaje y la de ser una madre feliz. Las propias mujeres prolongan esto cada vez que se arreglan para recibir invitados. Me asombra el número de veces que he regresado a hacer una visita de posparto de 1 ó 3 días y encontrar a la nueva mamá vestida y maquillada, atendiendo personas. Es importante para una madre poder presumir sus habilidades y compartir su felicidad y orgullo, pero es igualmente importante que descanse, se recupere y honre el sagrado periodo postnatal.

En una sociedad tradicional, las personas que van a visitar a la madre durante el posparto atienden sus necesidades; no esperan que ella los atienda. Según Goldsmith, por ejemplo "En Fiji, dos niñas del lado de la madre y dos del padre, además de las dos abuelas atienden a la madre hasta el décimo día, cuando su esposo se hace cargo". De hecho, en muchas sociedades las mujeres regresan a la casa de su madre para dar a luz, y así ser atendidas después del nacimiento, por cierto tiempo. Recientemente una mujer me dijo que en la familia de su esposo, que es de Grecia, la abuela del nuevo bebé vendrá a dormir en la cama con su hija (nuera) y el bebé, mientras el esposo es relegado a dormir en otro cuarto. La abuela está ahí para ayudar cuando el bebé despierte en la noche y atender cualquier cosa que la madre pudiera necesitar.

En Etiopía, una nueva madre puede esperar la compañía de las mujeres mayores del pueblo, y entre los cherokee el cuidado de posparto de la madre también recibe atención minuciosa. Mi amigo, viejo experto en hierbas y cherokee David Winston, comparte lo siguiente: "En la tradición cherokee las mujeres, después de dar a luz pasan un tiempo de 28 días en relativa reclusión. Durante este tiempo no van a ninguna ceremonia, no cocinan ni cuidan a los niños o al marido. Ellas son cuidadas. Usualmente, las abuelas, tías o hermanas les proporcionan comida y todo lo que necesitan. El cuarto o cuartos donde la mujer permanece, se conservan cómodamente tibios y un poco oscuros para que sea más tranquilo para el bebé. La madre y el bebé pasan la mayoría del tiempo platicando, durmiendo y creando fuertes lazos. La dieta de la mujer es muy específica, con mucha comida para nutrir la sangre, como hígado de venado, baya roja salvaje, vegetales verdes de hojas, muchas sopas y caldos y alimentos fáciles de digerir como castañas y maíz machacado. También le dan té de hierbas para ayudar a prevenir infecciones, cólicos y para alimentar a la madre y al niño. Después de 28 días hay una ceremonia para la mujer y ella y su bebé se reúnen con la gran sociedad".

Winston agrega que con la "relativa reclusión", la madre decide cuánto contacto desea, nadie más, recordándonos que no hubieron costumbres creadas para oprimir a las mujeres. "Los cherokee son matriarcales", dice Winston, "y las ceremonias de las mujeres fueron creadas por un espíritu que se les reveló a ellas".

❧ EL CALOR Y EL SANAR ☙

Si un solo tema sobre el cuidado de posparto tradicional surge de una cultura a la siguiente a nivel mundial, éste es la importancia de mantener caliente a la nueva madre. De hecho, usualmente el calor va más allá de sólo mantener la temperatura ambiental, también incorpora técnicas para infundir calor en el cuerpo de la mujer, en especial con el propósito de facilitar la curación de posparto. Las técnicas incluyen el uso de piedras calientes, hojas, hierbas y aceite aplicado en el abdomen de la madre o hasta en todo su cuerpo. Las parteras occidentales, de entrada directa han adoptado el término *asación de madre*, acuñada de las prácticas de calentamiento de posparto de las asiáticas del sureste, referidas como tal.

La asación de madre y otras prácticas de "descanso con fuego" como las llama la partera y acupunturista Raven Lang (Lang 1987), tienen muchos beneficios. Reducen los entuertos que a menudo ocurren después del nacimiento, promueven el descanso y relajación y ayudan a deshacerse del exceso de líquido que se ha acumulado durante el embarazo (el que muchas mujeres sudan durante el día y especialmente en la noche, después de dar a luz, sólo para encontrarse temblando de frío por el sudor). La asación de madre sirve entonces para reducir el sangrado uterino de posparto y la secreción, además de ayudar a restaurar el tono y medida de los órganos hasta su condición de no embarazo. Según Lang, los tratamientos con fuego se practicaron por todo el sureste de Asia, incluyendo las Filipinas, Malasia, Sumatra, Sarawak, Tailanda, Vietnam y Borneo. Culturas de Australia a Arizona también practicaban técnicas de asación de madre.

En el sureste de Asia, la práctica de asación de la madre consiste en recostar a la madre en una cama de madera, debajo de la cual se prende fuego y se mantiene encendido.

Durante el embarazo, el padre del futuro bebé cortaba y hacía tiras de leña para la asación de la madre, en una manera respetuosa. La madera era apilada de forma especial, y no debía usarse bajo ninguna circunstancia antes del nacimiento del bebé. Una vez que había nacido, la casa era literalmente clausurada y las ventanas cerradas...Cuando la casa de posparto se cerraba, se ponía un anuncio en la puerta informando a la comunidad que el nacimiento se había completado y quién había nacido. Esto ayudaba a mantener a la gran comunidad alejada y servía para muchos aspectos importantes de los asuntos del posparto: se podía contener el aire, mantener la temperatura y habría menos molestias para poder descansar y dormir. Entonces empezaba la tarea importante del padre y continuaba sin parar por todo el periodo de reposo. Prendía el fuego en una manera sagrada, debajo o al lado de la cama de la pareja en posparto. En algunas ocasiones el fuego era muy grande pero la intención era conservarlo así. Si el fuego estaba muy intenso, la mujer metía un pedazo de tela en una vasija con agua para extinguir parte del fuego; pero casi todo el tiempo ella trataba de estar lo más caliente posible (Lang 1987).

En algunas culturas, tales como la tailandesa, la madre simplemente yacía cerca del fuego y volteaba su cuerpo día y noche. En Vietnam, el fuego se conservaba encendido debajo de la cama durante un mes después del nacimiento, que es un típico periodo de tiempo para los tratamientos de fuego en el sureste de Asia. Algunas veces se usaban ladrillos calientes envueltos en mantas tibias, como sustitutos del fuego. En las Filipinas, las nuevas madres se sentaban en una silla baja con un fondo de tablillas. Bajo la silla se colocaba un recipiente con carbón al rojo vivo y sobre la madre se ponían mantas para crear una tienda de campaña. Permanecían en este tratamiento hasta que se provocaba el sudor (Lang 1987).

También eran comunes los tratamientos con arena caliente y cenizas. En una cultura australiana, entre los tiwi, el fuego se enciende al comienzo de la labor de parto. Después del nacimiento, el fuego se apaga y la madre se pone en cuclillas sobre las cenizas calientes. También se envuelven unas cuantas cenizas calientes en un lienzo que se coloca en su abdomen.

Muchas naciones nativas de América incluyendo los Hopi, Zuni, San Carlos y Cahuilla, practicaban los tratamientos con calor usando arena caliente. El especialista en hierbas y acupunturista Roy Upton compartió conmigo la siguiente tradición de Cahuilla: después del nacimiento, el abuelo o tío cavaba un hoyo poco profundo y mantenía fuego en él todo el día para calentar la tierra. Al anochecer sacaba los carbones, cubría la tierra con ramas de pino y mantas, recostaba a la madre ahí, cubriéndola con mantas, y luego le ponía arena en los senos para que pudiera aún alimentar, y le daba a beber té de chaparral. Luego le contaba historias y le cantaba. Al día siguiente la sacaban de ahí, limpiaban el hoyo, empezaban el fuego y así sucesivamente. Esto se hacía por 7 días.

Judith Goldsmith reporta que la arena caliente también se usa en Australia y que la práctica debía de haber sido llevada por una antigua ola de emigrantes de China. Esto indica que la práctica de la cama de arena caliente es ancestral, a lo mejor una de las formas más viejas de tratamientos de posparto con calor. De acuerdo con Lang, el propósito de tales rituales es conseguir que la leche salga más fácil, reafirme el útero, reduzca los calambres y ayude a disminuir el sangrado. Ciertamente estas prácticas son confortables y permiten a la madre dormir cuando lo necesite, no hacer nada sino cuidar al bebé y disfrutar la paz y silencio de su descanso, antes de volver a sus responsabilidades sociales.

CONOCIMIENTO LAKOTA

En la tradición Lakota, después del nacimiento, los padres busca-ban los servicios de una *Heyoka* para escoger un nombre. Se ha-cían dos bolsas adornadas con cuentas. Una con la forma de una tortuga y la otra de una lagartija. El cordón umbilical se colocaba adentro de una de ellas con hierba santa y salvia en la otra. De esta manera los posibles espíritus malos no podrían encontrar el cordón umbilical.

—Roy Upton, herbolario

Muchos antropólogos interpretan las prácticas de posparto de las cultu-ras tradicionales, como métodos ritualistas para purificar a la mujer impura después del parto. En ocasiones, éste pudo haber sido el caso, pero, de he-cho, estas prácticas se hacían probablemente más a menudo para ayudar a la madre en su transición y darle tiempo para descansar y crear lazos con su bebé (Lang 1987). Cuando se ve el nacimiento desde una perspectiva antro-pológica, parece que en las sociedades tradicionales las mujeres por lo gene-ral no sólo tenían partos relativamente fáciles, sino que también disfrutaban de recuperaciones rápidas y completas con un mínimo de complicaciones, especialmente en relación a la pérdida de sangre en el posparto. También era muy raro que hubiera problemas con la producción de leche (Lang 1987).

De acuerdo con la medicina tradicional China, el calor es altamente significativo para la mujer que ha dado a luz recientemente. Uno de los tres mayores factores que se consideran importantes para la salud de las mujeres en el periodo de posparto es "ser moderados con el exterior". Según el espe-cialista en herbolaria tradicional china Andy Ellis, esto significa protegerse contra el viento y evitar las corrientes de aire frío. Se piensa que el naci-miento agota lo que en chino se llama el *wei chi* que es la capacidad de protección inmune del cuerpo, que se encuentra especialmente en la super-ficie corporal y en los pulmones. Hierbas especiales protegen a la mujer y alimentan el wei chi, y se espera que la mujer se quede dentro de casa por un mes después del nacimiento.

COMBUSTIÓN DE MOXA PARA EL CUIDADO ESENCIAL DE POSPARTO

La partera Raven Lang quería encontrar una forma para dar a sus clientes el tipo de "madre asada", que su investigación sobre el cuidado de posparto revelaba que era una rutina para las mujeres del sureste de Asia. Combinando su conocimiento como practicante de la medicina tradicional china (MTC) con su experiencia como partera, se dio cuenta que el fuego es un elemento esencial en MTC para restaurar el equilibrio después del nacimiento. Entonces buscó los modelos de cuidados que podrían aplicarse a las madres occidentales.

A pesar de que creo que el cuerpo tiene una habilidad intrínseca para restaurar el balance después del parto, si la nutrición y es estilo de vida han sido saludables durante el embarazo, muchas mujeres, sin embargo, adoran la cálida y suave sensación de un tratamiento de combustión de moxa.

En MTC, hay un área del cuerpo conocida como el *Ming Men*, que significa "Puerta de Vida" o "Puerta de Fuego de Vida". Esto se relaciona con el concepto MTC de los riñones, los que se dice que gobiernan las funciones de reproducción, sexualidad, crecimiento y decadencia. También controla la relajación de la pelvis, que permite que el bebé nazca. De acuerdo con la especialista herbolaria, acupunturista y partera Valerie Appleton, "Al ser el Ming Men una 'puerta', se abre y cierra. Debe abrirse al dar a luz, y una correcta recuperación precisa de su cierre". Los partos por cesárea también provocan que se abra. El descanso y el calor son dos de los factores básicos que facilitan un cierre apropiado de la Puerta de Vida.

Según Lang (1987), una recuperación incompleta pueden llevar a problemas de salud crónicos y debilidad general, que puede empeorar con cada uno de los siguientes partos. Los tratamientos con calor, en la forma de combustión de moxa, se pueden agregar a la rutina de cuidado de posparto, para asegurar una óptima recuperación. Deben hacerlos una partera, una pariente o amiga, o hasta la propia madre.

Moxa es una hierba que en chino se le llama artemisa (*artemesia argyi*), tradicionalmente de uso interno para el tratamiento de problemas ginecológicos. Para uso externo viene en la forma de rollo, parecido a un puro, pero completamente cubierto con un fino papel de lino. Cuando se prende la punta de este rollo y se acerca a la piel, manda al área un calor profundo y penetrante. La técnica de combustión de moxa fue presentada en un artículo en el *Journal of the American Medical Association* (Revista de la Asociación Médica Americana) (Noviembre 11, 1998) en el cual los investigadores concluían que la técnica es confiable, para voltear a los bebés cuando vienen sentados, a la posición con la cabeza hacia abajo. Todavía no se ha publicado ninguna investigación sobre su uso en el cuidado posparto, pero las parteras que han incorporado esta técnica en sus prácticas clínicas, así como las madres que la han recibido, pueden atestiguar su valor.

DAR UN TRATAMIENTO DE COMBUSTIÓN DE MOXA

Precaución: Tome medidas de seguridad con el fuego, cuando esté haciendo un tratamiento con moxa.

1. Haga que la madre se recueste en una posición cómoda de lado o sobre el estómago. Use almohadas para apoyarla, si sus senos están adoloridos o alargados por amamantar. Asegúrese que el cuarto esté caliente.

2. Proporcione alguna ventilación, pero impida que la madre reciba aire frío o corrientes de aire. Una ventana puede estar un poco abierta en el lado opuesto del cuarto o use un "cigarrito" de moxa en clima frío. Es más difícil de prender, pero no emite mucho humo.

3. Remueva el papel exterior que envuelve el rollo de moxa. Préndalo dejando el papel interior. Sople en la punta hasta que sea una pavesa ardiendo. Quite cualquier exceso de ceniza en un cenicero o un plato, hasta que la punta del moxa tenga un poco la forma de un cono.

4. El área del cuerpo que quiere tratar se extiende sobre el sacro en la espalda, y al frente justo sobre el hueso pubiano y de cerca de 2.5 cm debajo del ombligo, hasta 7.5 cm en el lado interno de la línea central del bajo abdomen.

5. Sosteniendo el rollo de moxa a una distancia de 2.5 a 5 cm sobre el área correcta, empiece a moverlo en pequeños círculos como de 5 cm de diámetro, hasta que el área se caliente y se ponga un poco color de rosa. Entonces cambie al siguiente punto, hasta que toda el área esté tratada. No toque a la madre con la moxa y periódicamente tire la ceniza en el cenicero o el plato, para evitar que caigan sobre ella. No trate hasta el punto de quemar o provocar dolor punzante e indique a la madre que le diga si está sintiendo alguna área demasiado caliente.

6. Continúe el tratamiento de la espalda por 15 minutos y luego "dé masaje de calor hacia adentro" por varios minutos, antes

de proceder al tratamiento del abdomen.

7. Una mujer puede darse ella misma el tratamiento de moxa en el abdomen, si no cuenta con alguien que lo haga en su espalda.

8. Para apagar la moxa, colóquela boca abajo en un plato pequeño con arena, ruede la punta bajo el agua hasta que se apague o use un extinguidor especial para la moxa.

9. Empiece los tratamientos el primer día después del parto y continúe diariamente por 1 ó 2 semanas.

Nota: Ver Fuentes para información sobre obtener los productos para la combustión de moxa.

Si prefiere no usar la combustión de moxa, pero quiere practicar alguna forma de descanso con fuego para la madre, un modo sencillo es sólo mantener a la madre muy caliente en los primeros días de posparto. La forma más sencilla de hacerlo es manteniendo caliente la temperatura en la casa o departamento. Asegúrese que no se deshidraten la mamá o el bebé, dándole muchos líquidos a ella y permitiendo al bebé comer libremente.

ᔓ MASAJE ᔓ

El masaje ayuda a que los dolores y calambres postnatales pasen mucho más rápido, por lo tanto libera la tensión muscular que se desarrolla durante el duro trabajo de la labor de parto y reduce los entuertos. El masaje de posparto también puede relajar los músculos, articulaciones y tejidos que se estiraron para acomodar a su creciente bebé.

De acuerdo a la escritora Carroll Dunham en su libro *Mamatoto: A Celebration of Birth* (Mamatoto: Una Celebración de Nacimiento), a las mujeres alrededor del mundo les han dado masajes después del nacimiento de sus bebés. Las mujeres de Malasia diariamente recibían fricciones abdominales de masajistas especialmente entrenadas, mientras que las mujeres en Europa y Norte América tenían tratamientos de masajes que fueron populares hasta el Siglo XX. Desde tan lejos como las Montañas Maikal en la India, al Este, hasta la gente de Jicarillo en México, en el Occidente, las mujeres friccionaban sus cuerpos con lociones hechas de hierbas y aceites calientes. ¡Las mujeres mayas recibían 20 masajes de posparto! En la mayoría de las culturas, el énfasis se centraba en el masaje abdominal, para frotar el vientre haciéndolo regresar a su tamaño y forma, pero también a su lugar correspondiente en la pelvis.

En la medicina Ayurvédica, un milenario sistema de medicina tradicional de la India, que ahora se está practicado por todo el mundo, a las mujeres en el posparto, como rutina, se les dan masajes, baños de diferentes tipos y dietas medicadas con hierbas que son nutritivas y revitalizadoras para la madre (Bhagwan Dash, *Embryology and Maternity in Ayurveda* (Embriología y Maternidad en el Ayurveda), Nueva Delhi: Delhi Diary, 1975).

En la China contemporánea, el masaje también tiene un lugar en el cuidado medicinal de posparto de las mujeres. En la Maternidad Shanghai Nanshi y el Hospital de Salud Infantil, doctores tradicionales chinos usan los remedios herbolarios, acupuntura y el masaje "para regular la tendencia de balance del cuerpo dinámico para...recobrar el homeostato normal del cuerpo" (Shi Py 1995).

Aunque un masaje dado por un conocedor sobre los cambios del cuerpo de una mujer en posparto, es un maravilloso regalo, una persona no tiene que ser una terapeuta profesional en masajes para dar una buena fricción. Los humanos se desarrollan con un contacto amoroso, y tal contacto —combinado con el sentido común, un poco de conciencia intuitiva y una disposición para preguntar a la mamá qué siente bien— liberará los dolores de muchas de ellas en posparto.

MASAJE DE POSPARTO: ¿CÓMO?

Acomode a la madre en un lugar cómodo y caliente, como su cama o en el piso sobre una alfombra suave. Coloque una sábana vieja sobre el piso para proteger los muebles, si está dando un masaje con aceite. Asegúrese que no haya corrientes de aire en el cuarto, para que a ella no le dé frío. Dése el tiempo suficiente para un masaje minucioso, así como para que la nueva mamá repose un poco, después. Un masaje de 30 a 60 minutos, seguido por un descanso de 30 minutos es perfecto.

La madre debería tratar de usar la menos ropa posible: unas pantaletas y a lo mejor una camisola, o nada. Cúbrala con otra sábana si es tímida, y mantenga calientes las áreas expuesta en las que no va a trabajar. Si una madre que está amamantando se va a recostar sobre su estómago, puede necesitar algunas almohadas colocadas estratégicamente, para mantener los senos fuera del colchón o del piso. Esto evitará que sus senos le duelan o se opriman. Tenga a la mano cualquier aceite especial para masaje que vaya a utilizar.

Con una pequeña cantidad de aceite, empiece a dar masaje a los pies y despacio dé golpes fuertes y presione ligeramente hacia abajo. Pregunte a la mamá si su toque es demasiado suave o demasiado firme. Usando su ocasional retroalimentación, usted sabrá lo que siente bien y lo que no, modificando sus técnicas mientras trabaja.

Siga hacia arriba a las piernas, masajeando cualquier problema que sienta bajo sus manos. Cuando llegue al área de las nalgas y cadera, recuerde que puede estar un poco delicada, especialmente si durante la labor de parto ella friccionó mucho su espalda. Una profunda presión hacia abajo y adentro a menudo parece sanar después de dar a luz —como sí todo estuviese siendo presionado a su lugar adecuado.

Una presión y masajeo suaves se sentirán bien mientras usted trabaja hacia arriba por la espalda, hombros y cuello. Termine masajeando la cabeza, luego trabaje con suavidad hacia abajo otra vez. Al dar a luz la mayoría de las mujeres hacen esfuerzo con los músculos del cuello, hombros y espalda. Probablemente mamá apreciará un poco de más atención en estas áreas. Un penetrante masaje de posparto dura por lo menos 30 minutos.

Cuando ha completado el masaje, cúbrala con la sábana y déjela descansar y que se sumerja en la relajación por un rato.

Lo ideal es dar diariamente el masaje de posparto a la nueva madre por lo menos por 1 semana después del nacimiento, empezando más o menos 24 horas después del evento.

ACEITES PARA DAR MASAJES A LA NUEVA MAMÁ

En el mercado hay muchos maravillosos aceites para masaje y productos de aromaterapia. También es fácil preparar su propia mezcla especial para después del nacimiento del bebé. ¡Un aceite para masaje es un magnífico regalo para una nueva mamá, especialmente cuando se acompaña con la promesa de un masaje después del nacimiento!

Para preparar su propio aceite para masaje, todo lo que necesita son tres productos:

1. Una botella de plástico que se pueda apretar para preparar y guardar el aceite.
2. Una base o portador de aceite, un aceite suave que abarque el cuerpo principal del aceite en la mezcla.
3. La fragancia de aceite o aceites (los favoritos para relajación incluyen una mezcla de sándalo, maderas y vainilla, lavanda, rosa geranio y jazmín).

Compre en la farmacia una botella de plástico que se pueda apretar, o vea Fuentes. Una botella de 30 ml está bien. El portador de aceite constituye el mayor volumen de aceite. El de almendras es mi favorito, ya que es ligero, tiene muy poco aroma, se absorbe con facilidad y es relativamente barato. El aceite de semillas de uva es otro favorito de muchas empresas que elaboran aceites para masaje; también se usa el aceite de hueso de chabacano y aguacate. Use cualquiera de ellos solos o combinados.

Como aroma, usted querrá un aceite fundamental de buena calidad o una mezcla de varias esencias. Existe una gran variedad en las tiendas grandes de comida natural, tiendas de aromaterapia y a través de las compañías de compras por teléfono (ver Fuentes). Los aceites esenciales son sustancias altamente concentradas y *únicamente son para uso externo*. Se lleva sólo una pequeña cantidad de estos para aromatizar una botella de 30 ml de aceite de almendras.

Para preparar, llene su botella casi hasta el tope con el aceite de almendras y agregue de 20 a 40 gotas de cualquier esencia o de una mezcla de aroma. Agite bien. Algunos especialistas herbolarios agregan una cucharadita de vitamina E, para prolongar el tiempo de conservación del aceite de almendras. Como antioxidante, impide que los aceites se arrancien.

Las esencias recomendadas para las nuevas mamás incluyen la combinación de sándalo y la vainilla, jazmín, ámbar, lavanda, rosa geranio y salvia esclarea. Cada uno de estos aceites tiene sus cualidades únicas, pero todos son útiles para prevenir y reducir la depresión, ansiedad mental y fatiga relacionada con el estrés. Además, aceites como el jazmín y salvia esclarea han sido usados para reducir los entuertos uterinos y pueden aplicarse diluidos sobre el abdomen, en el masaje.

Mantenga el aceite para masaje alejado del calor y del rayo directo del sol.

Si está interesado en aprender más sobre aromaterapia, recomiendo *Aromatherapy: A Complete Guide to the Healing Art* (Aromaterapia: Una Guía Completa para el Arte de Curar), por Kathi Keville y Mindy Green.

En la tradición médica del Occidente no se le da atención al posicionamiento del útero en el posparto, tampoco se lo dan las parteras de los Estados Unidos ni de la mayoría de los países europeos. Sin embargo, "dar masaje al útero para que regrese a su lugar" era de lo más común en varias culturas tradicionales alrededor del mundo. "Goldsmith nota que los masajes abdominales específicos para ese propósitos se practicaban en las Filipinas, donde se decía que "regresaban el vientre a su posición normal", y por toda la costa occidental de África, donde después del nacimiento la partera "colocaba su cabeza baja en el abdomen de la madre y así presionaba hacia arriba para regresar el vientre a su lugar".

La especialista herbolaria Rosita Arvigo, en su libro *Sastun: My Apprenticeship with a Maya Healer* (Sastun: Mi aprendizaje con una Curandera Maya), describe la importancia del masaje para asegurar la apropiada colocación del útero, como lo aprendió de su mentor, el curandero Don Eligio quien le dijo a Arvigo, "el vientre es el centro de la mujer...si el útero no está sentado donde debe ser, nada está bien para ella, tendrá menstruaciones tardías o tempranas, sangre coagulada, sangre oscura, periodos dolorosos, infecciones por hongos, esterilidad, debilidad, dolores de cabeza y espalda, nerviosismo y toda clase de dolencias". Continuó diciendo a su estudiante que muchas mujeres tienen un útero desplazado debido a, entre otras cosas, los zapatos de tacón alto: "la vida moderna, cargar cosas pesadas inmediatamente después del nacimiento del niño... Parteras, doctores y enfermeras que no ponen una banda en el ombligo de la mujer después del parto, para asegurarse que el útero regrese a su lugar correcto". Además la tensión, el estrés y la ansiedad debilitan los músculos del útero, de acuerdo a Don Eligio.

A pesar de que puede ser difícil encontrar muchos profesionales que sean capaces de hacer esto por su posparto, si está interesada en las técnicas tradicionales de recolocación uterina, una partera experimentada podría ayudarla a determinar si su útero está en su lugar, o si se ha volteado a un lado o al otro. Y la misma Rosita Arvigo enseña técnicas tradicionales de masaje uterino, en talleres por todo el país. En general, sin embargo, las mujeres que tienen una buena condición antes del parto, pujan fácil y espontáneamente durante el nacimiento del bebé, y tienen un adecuado descanso después, recobrarán de forma natural la colocación uterina apropiada. El Capítulo 7 muestra ejercicios suaves de yoga que también estimulan la adecuada disposición uterina, además de un buen piso pélvico y tono abdominal.

❧ ENVOLVIENDO LA BARRIGUITA ❧

Don Eligio recomendaba no sólo el masaje uterino sino, como se mencionó anteriormente, también colocar una "banda en la barriga de la mujer después del parto, para asegurarse que el útero regrese a su lugar correcto".

Otra vez, esta práctica no es única de Don Eligio o de los mayas, sino que ha sido vista alrededor del mundo como una práctica tradicional de posparto. Según Goldsmith, "se envuelve el abdomen para estar seguros del completo drenaje de la sangre, así como para ayudar a contraer el útero". En *Embryology and Maternity in Ayurveda* (Embriología y Maternidad en el Ayurveda), se aconseja que se dé masaje al abdomen de la madre con un aceite medicado con hierbas, luego se debe envolver fuertemente con un largo lienzo de tela alrededor del abdomen. Se cree que esto previene que *vata* o el aire, se acumule en el abdomen, lo que se piensa que es dañino para la nueva madre.

Ciertamente, el útero regresa al tamaño que tenía antes del embarazo, en el primer mes de posparto. Muchas prácticas intentan facilitar este proceso. Se cree que el proceso de envolver la barriga, impide el sangrado excesivo de posparto, mientras que mantiene el útero en una posición contraída —que, de hecho, haría sólo esto. También conserva el calor en el área de Ming Men (ver página 51).

Varios materiales eran buenos para envolver el abdomen, incluyendo una larga banda de tela, piel, tela de corteza, hierba tejida o fibras vegetales. Si el material usado para envolver era burdo, se colocaba un lienzo suave debajo para cubrir el abdomen. Materiales de diversos grosores, desde una cuerda delgada a una banda de tela de 30 cm de ancho (Goldsmith 1984). Se podía usar la banda por varios días o hasta por 3 meses, algunas veces se apretaba un poco diariamente, conforme el abdomen bajaba de medida. Sin embargo, no se debía envolver muy apretado. En algunas tribus, una envoltura como un cinturón alrededor de la barriga, era en sí mismo un símbolo de maternidad.

Amarrar la barriga es una práctica fácil que las mujeres modernas pueden adoptar, y para muchas de ellas es agradable sentir el abdomen envuelto. Use una larga tira de tela, de 20 a 25 cm de ancho y de aproximadamente 150 cm de largo. El algodón delgado es ideal. Para envolver su barriga, coloque una punta de la tela en la línea de en medio de su abdomen, extendiéndola desde inmediatamente arriba del hueso pubiano (la línea del vello pubiano) hasta justo abajo del ombligo. Empiece a envolver la tela, como una faja, alrededor de su barriga, manteniéndose dentro de esta línea, justo debajo de su cintura, hasta que llegue a la otra punta de la tela, envuelva firmemente pero no demasiado fuerte (debe poner meter un dedo entre su piel y la tela). Emplee broches de seguridad (o broches para pañales) para abrochar la punta. Use esto durante todo el tiempo del día que quiera. Algunas mujeres prefieren quitársela mientras duermen. Si cuenta con la ayuda de su pareja o de una persona de apoyo en el posparto para ponerse la envoltura, será más fácil conseguir la tensión exacta. Continúe llevando la barriga envuelta hasta por 2 semanas después del parto.

ᗡ HIERBAS ᗢ

El uso de hierbas medicinales ha sido una parte intrínseca en el cuidado de posparto en las culturas por todo el mundo. Como el especialista herbolario David Winston mencionó anteriormente, se dan tés de hierbas por diversos motivos, que incluyen evitar infecciones, prevenir cólicos y nutrir a la madre e hijo. También se han usado las hierbas de forma interna y localmente para reducir el sangrado, calmar el dolor de los calambres, aumentar la producción de leche, sanar y suavizar el área perineal y relajar a la madre.

Usted puede encontrar referencias del uso tradicional de hierbas después del nacimiento, en textos históricos y sociológicos, aunque la etnobotánica algunas veces no es específica. Según Carroll Dunham, las mujeres en Tailandia beben una mezcla de tamarindo, sal y agua para "fortalecer el vientre", mientras que las de la tribu india seri de México beben "té de filtre sause" para "parar el sangrado después de dar a luz". Las mujeres de Jicarillo mascan raíz de geranio salvaje para ayudar a expulsar la sangre del útero — una acción conocida de esta hierba altamente astringente. De acuerdo con Sally Placksin, el uso de las hierbas era común en Colombia y Jamaica, de la misma forma que lo era en el sureste de Asia. En Burma, se unta una pasta de cúrcuma[3] en el cuerpo para prevenir el estancamiento de sangre y facilitar la buena circulación, mientras se arroja la sangre de después del parto. La Doctora Roberta Lee, directora del Complementary Medical Education for Beth Israel Hospital en Nueva York, vivió en Micronesia por 5 años, practicando como una doctora de la comunidad. Me dijo que ahí a las mujeres se les daban baños de pasta de cúrcuma después del alumbramiento.

Tanto en la medicina Ayurvédica como en la tradicional china que aún se practican en la India y en China, respectivamente, y cada vez más en otras partes del mundo, las hierbas son un aspecto rutinario del cuidado de posparto, y lo han sido por miles de años. Las hierbas tienen un propósito similar a aquellos de otros tratamientos postnatales, y por lo general trabajan conjuntamente con ellos.

En más de 15 años de práctica clínica como partera y herbolaria especializada en la salud de la mujer, he visto cómo las hierbas contribuyen a la salud de cientos de mujeres y niños. Intercaladas por todo este libro, encontrará recomendaciones específicas sobre las hierbas, para nutrir y curarse usted misma durante el año posterior al parto.

[3] N.T. Azafrán de la India

✂ BAÑO ✂

En muchas culturas se ha puesto una particular atención al baño en el cuidado de posparto —con tabúes y precauciones, así como recomendaciones de baños curativos con hierbas específicas. En varias culturas de Jamaica a Colombia y a China, las mujeres tienen prohibido lavarse el cabello hasta los 40 días después del parto. Sin embargo, los baños son comunes, algunas veces en el río o riachuelo en climas cálidos o, más a menudo, en agua caliente con hierbas para sanar la "herida de parto" de las mujeres. (Dunham 1992, Goldsmith 1984) y para "liberar el flujo" de la leche.

A las mujeres de Yamana en Argentina se les dice que caminen al mar para lavarse a conciencia inmediatamente después del nacimiento, y hasta en varios lugares de climas muy fríos, las mujeres han roto el hielo de un riachuelo o estanque, o se han metido en agua helada para fortalecer la circulación, justo después de dar a luz. Esto coincide con la creencia, sustentada por muchas culturas, de que es mejor para la madre caminar de inmediato después del nacimiento, a fin de prevenir que se formen coágulos y ayudar al flujo de la sangre. Es interesante notar que aún en nuestros modernos hospitales, a las mujeres que acaban de tener una cesárea, se les ayuda a salir de la cama dentro de las dos horas posteriores a la cirugía, para prevenir los calambres en las piernas. No obstante, esto no pasa con las mujeres que han dado a luz vaginalmente.

En la tradición Ayurvédica, se recomienda que a la madre se le den diariamente masajes con aceite, y debería "tomar un baño regular al día con la suficiente cantidad de agua tibia" (Dash 1975). En Jamaica, donde los tabúes contra el baño son fuertes, las mujeres se ponen en cuclillas sobre una cubeta con agua vaporizada para sanar sus áreas perineales (Dunham).

Entre las tribus de África central, se les dice a las mujeres que vayan al río después del parto, con su bebé y un grupo de amigas. La madre se sienta en el agua con las piernas muy abiertas, mientras todos están "cantando y profieren fuertes gritos de alegría" (Goldsmith). Sin embargo, según este autor, en algunas culturas —por ejemplo, la tallensi de Burkina Faso— el uso de baños calientes fue llevado al extremo, sometiendo a la madre y al niño para que se metan en agua casi hirviendo. Se oían alaridos de dolor, en lugar de gritos de alegría, pero se creía que esto significaba que el agua estaba lo suficientemente caliente para que el tratamiento fuera efectivo. Después de los baños, la madre recibía un masaje. Esto se repetía diariamente dos o tres veces durante varios días seguidos. La temperatura del agua se disminuía poco a poco, después de los primeros días y en las siguientes semanas seguían bajándola, al igual que la frecuencia de los baños.

La costumbre más inusual es probablemente aquella de los marquesanos en Oceanía. En esta tradición, se les aconsejaba a la madre y al padre ir al arroyo, justo después del parto y tener relaciones sexuales. Se dice que las ancianas de esta tribu estaban enfáticamente a favor de esta costumbre, aunque ahora ya no es muy popular. Lo último en lo que las mujeres piensan después de dar a luz es en el sexo, pero según los mayores, esto mejoraba la circulación y la curación pélvica.

⚘ NUTRICION ⚘

La mayoría de las mujeres en los Estados Unidos, le ponen poca atención a la comida que ingieren después del nacimiento, a no ser que estén amamantando, en tal caso, deben evitar alimentos que se cree producen cólicos al bebé. A la comida que se da en el hospital, justo después de parir, le faltan nutrientes. Aún más, muchas mujeres, tan pronto como nace su bebé, quieren empezar una dieta para volver a tener las medidas anteriores a su embarazo, sin importarles el hecho de que una nutrición adecuada es importante, no sólo para una salud reproductiva continua, sino también para una buena producción de leche y el bienestar emocional.

La falta de atención que se pone en la comida y la nutrición en el posparto en este país, está en marcado contraste con las dietas de las culturas tradicionales. Me impactó descubrir, al conducir una revisión minuciosa de la literatura en la preparación de este libro, que hay muy pocos artículos en revistas médicas dirigidos a la nutrición postnatal. Además, la relativa vitalidad de los alimentos que comemos, es significativamente más pobre que la de aquellos que crecen y son recolectados del campo, o cazados por las personas que viven más cerca de la naturaleza.

Como David Winston menciona anteriormente, los cherokees, como aquellos en tantas otras culturas, nutrían a la madre con alimentos para reconstruir su sangre y darle fuerza y energía. La sopa caliente es en especial común a través de las culturas (Placksin 2000), y en muchas de ellas se piensa que la sopa de pollo tiene un especial valor para sanar a la nueva madre. Según Andy Ellis, especialista herbolario MTC y acupunturista, además de padre de tres niños, una de las terapias más importantes que se dan a las mujeres después del parto es la del alimento. Las comidas frías se evitaban, y se preparaban sopas simples calientes, atoles y guisados que tuvieran granos como arroz y cebada, pequeña cantidades de carne y vegetales con tubérculos. Se podían haber agregado hierbas en especial para la madre. El pollo y los huevos son alimentos comunes, que se dan a las mujeres que acaban de dar a luz. Un artículo recientemente publicado en el *European*

Journal of Clinical Nutrition (Revista Europea de Nutrición Clínica), confirma el valor en hierro de una comida tradicional china —sopa de pollo con vinagre de jengibre— hecha ex profeso para la nutrición de la mujer en posparto. El artículo indica que el consumo del pollo era más alto entre las población entrevistada (madres en posparto), que entre la población en general.

A lo largo de todo este libro encontrará una guía general para comer bien, después del nacimiento de su bebé. Comer alimentos de alta calidad, calientes y nutrientes —especialmente orgánicos y naturales— es una forma importante para continuar el cuidado de su bebé después del parto, así como para empezar a formar la leche materna, si tiene la intención de amamantar.

✵ VISITANTES ✵

Un vez me dijeron que en Grecia, después de que nace un bebé, todo el pueblo al mismo tiempo viene a visitar a la nueva madre, trayendo regalos para el bebé. En algunas tribus de África, no visitarlos puede considerarse como un signo de mala voluntad hacia uno de ellos o los dos. A pesar de esto, en otras culturas, las visitas eran restringidas a la familia inmediata, y acaso algunas amigas cercanas. Con frecuencia se ponía un anuncio en la casa, para alertar a la comunidad que un bebé había nacido en ese grupo familiar. Para los amigos y vecinos esto significaba que no se podía molestar a la nueva madre ni al bebé. Una relativa reclusión de la madre, como se describe anteriormente, podía haber servido para protegerla de alguna infección indeseable y permitirle descansar y recuperarse con libertad. Sin duda, las costumbres sobre las visitas después del nacimiento son variables, pero una cosa es clara: las necesidades de la madre y el bebé deberían ser lo más importante. Todos los visitantes deben mantener una actitud de respeto hacia estas necesidades y hacia la santidad del espacio que rodea a una nueva madre y su criatura.

✵ MADRE-BEBÉ ✵

El título del libro *Mamatoto* significa "Madre-bebé", describiendo lo que en culturas tradicionales era una relación virtualmente inseparable. Ellos pasaban los primeros días envueltos juntos en calidez, el bebé comía libremente, la madre descansaba alternativamente y se familiarizaba con las necesidades de su recién nacido. Hasta en las culturas donde no se practicaban costumbres de reposo de la madre y ella regresaba a trabajar al poco tiempo —o de inmediato— después del nacimiento, el bebé la acompañaba o era cuidado por un familiar cercano. La madre "llevaba al bebé a trabajar", lo cargaba cuidadosamente en una especie de cabestrillo o envoltorio que a ella le permitía moverse con libertad en su trabajo. Hoy en día, las tensiones que enfrentan las madres que deben trabajar fuera de la casa, o quienes viven lejos del apoyo del clan familiar, escasamente existían para las mujeres que habitaban en sociedades tribales y en pequeños pueblos.

Sin embargo, uno de los aspectos del cuidado tradicional madre-bebé que visiblemente se ha reavivado en nuestra cultura occidental es el porta-bebé. Por todos los Estados Unidos se pueden ver bolsas tipo "canguros", mochilas y rebozos, ya que los padres han llegado a reconocer el valor para ellos y el bebé, no sólo de una relación cercana y activa, sino también de la conveniencia para ellos, y la seguridad para el bebé, de estar cerca del cuerpo de Papá o de Mamá.

Este renovado interés del porta-bebé coincide con un resurgimiento de la alimentación con leche materna, en este país. Los beneficios de estas prácticas son innumerables para la madre y abarcan desde tener un bebé sano, hasta perder peso más rápidamente después del nacimiento, debido al alto gasto de calorías que involucra el producir leche materna. Aunque el énfasis de este libro es en el cuidado de la madre, la atención de la nueva mamá se incorpora naturalmente a sus preocupaciones sobre cómo cuidar al bebé; por lo tanto usted encontrará constante información madre-bebé.

ᕥ LOS HOMBRES Y EL CUIDADO DE POSPARTO ᕥ

Tradicionalmente, en culturas donde el clan familiar permanecía intacto y vivían en una proximidad cercana unos con otros, las mujeres de la familia o de la comunidad daban a la nueva madre la mayoría de los cuidados de posparto. De acuerdo con Golsmith, en pocas culturas, el esposo era el que ayudaba. Usualmente estas sociedades eran aquellas en las cuales la creciente unidad del clan estaba en proceso de romperse, o donde las familias estaban muy separadas; en general, sin embargo, era la madre de la familia la que ayudaba durante el nacimiento y después. Pero como hemos visto, efectivamente los padres tienen papeles significativos como cuidadores de las costumbres de nacimiento —por ejemplo, atender el fuego, que es esencial en las tradiciones donde se le usa en el descanso.

También tenemos que ver a la falta de importancia del papel del padre en relación al cuidado de posparto, en el contexto de las culturas tradicionales donde los matrimonios monógamos pueden no haber sido lo acostumbrado, y donde las relaciones hombre-mujer pudieran haber tenido un significado muy diferente a los vínculos maritales de hoy día. En familias nucleares, en particular cuando de algún modo están socialmente aislados del clan familiar, el marido y la esposa con frecuencia asumen cada uno muchos de los roles que antes proporcionaban las redes familiares más grandes. Además, la evolución del papel de las mujeres en la sociedad, las ha llevado a esperar más de las relaciones con los hombres, de lo que pudieran haber aguardado antes. Al mismo tiempo, la evolución culturalmente aceptada del papel del hombre, que incluye emociones más suaves e involucrarse en los quehaceres domésticos, ha cambiado la naturaleza de la intervención del padre en el proceso del alumbramiento. Asimismo, las buenas costumbres sociales sobre la privacidad y los cuerpos femeninos han sido de alguna manera destruidas. Por lo general, en este país los hombres se encuentran más cómodos con las realidades de las menstruaciones, el sangrado de posparto y con las pláticas sobre el dolor del perineo, de lo que estaban sus padres y abuelos, de esa manera abren la puerta a una mayor habilidad para proporcionar apoyo de posparto a la madre.

Históricamente los hombres se han involucrado poco en el cuidado íntimo de la madre en el proceso de posparto; a pesar de eso, ahora pueden asumir mucha más responsabilidad. El potencial de una cercanía y crecimiento de la pareja es maravilloso, cuando el compañero está involucrado íntimamente en el cuidado postnatal. La probabilidad de tensión entre la pareja, cuando no se tiene un apoyo más extenso es también muy grande. Exploraremos estos aspectos en próximos capítulos.

❦ TRAYENDO LO MEJOR AL OCCIDENTE ❧

Tenemos la rica y privilegiada oportunidad de aprender de las prácticas de nuestras hermanas alrededor el mundo y a través de los siglos e incorporar lo más saludable de otras tradiciones a la nuestra, aprendiendo nuevas maneras para alimentar y apoyar a las mujeres, conforme caminan a la maternidad y trayendo un nuevo significado a los días, semanas y meses posteriores al nacimiento del bebé.

El siguiente capítulo subraya cómo establecer una situación de apoyo de posparto para usted misma, *antes* de que su bebé llegue a este mundo.

TRES

Preparándose para el Posparto antes del Nacimiento del Bebe

Existen pocas sociedades en las que un adulto solo sea el responsable del cuidado de sus bebés y otros niños. Generalmente, cuentan con la asistencia de redes de apoyo de amigos, parientes, personas contratadas, y en algunos países, hasta con el patrocinio del gobierno, para facilitar a la madre su transición y también para impedir que el agobio del cuidado recaiga exclusivamente en los nuevos padres. Esto les da más tiempo y tranquilidad para saborear los primeros días con su bebé, y disfrutar del júbilo que viene con un parto y un bebé saludables, una experiencia que no se repite muchas veces en la vida, y que no es fácil de recapturar.

Aún más, en otras sociedades, es raro que una mujer que esté teniendo un bebé, nunca haya estado involucrada en ayudar en el parto de otras, o en el cuidado de los niños pequeños. Clan familiar significa que quizá la misma madre ha tenido la gran oportunidad de cuidar a un hermano menor, sobrina, sobrino o primo. Por lo tanto, las jóvenes frecuentemente tiene una idea realista sobre la cantidad de tiempo y energía que un recién nacido o un niño pequeño requieren.

Sin embargo, en los Estados Unidos, la mayoría de las mujeres se encuentran aisladas en casa con su pequeño, a sólo unos días de haber dado a luz y con muy poca experiencia "práctica". Unas son madres solteras; otras, mujeres cuyos maridos han regresado a trabajar. Algunas se están recuperando de una cesárea, que es una cirugía abdominal mayor. En este país, el 25 por ciento de todos los nacimientos son por cesárea, lo que es una situación muy común. Cuando empiezan su propia familia, muchas parejas viven muy lejos del clan familiar y debido a que la generación de mujeres que son nuestras madres, probablemente tengan trabajos y vidas ocupadas, les puede ser difícil tener el tiempo para ayudarnos por un periodo largo de tiempo. De forma similar, las amigas pueden estar ocupadas con sus propios trabajos y familias, haciendo difícil el ir a ayudarla si no está cuidadosamente planeado con anticipación. En muchos hogares, un nuevo padre puede tomar varios días de descanso en su trabajo después del nacimiento, sólo para volver a trabajar tiempo completo, sin haber dormido bien, y al final del día regresar a casa con la total porción de responsabilidades de su hogar. Todo esto puede depositar una tremenda presión en los nuevos padres.

Algunos de ellos piensan que pueden manejar el posparto ellos solos —después de todo, ¿cuánto trabajo podrá ser una persona que pesa 3 kilos? Mientras que, de hecho, aunque son raras, algunas parejas encuentran la transición a la paternidad muy fácil y pueden pasar con rapidez por la curva del aprendizaje y el aumento de responsabilidades, por cuidar a un recién nacido; la mayoría necesita ayuda.

Sería ideal si nuestras costumbres automáticamente incluyeran el cuidado de la nueva madre, como parte del proceso de tener un bebé. Es lamentable que éste no sea el caso, así que si queremos tener una ayuda de posparto, a menudo debemos arreglarla nosotras mismas. Por fortuna la naturaleza nos proporciona la perfecta oportunidad para preparar la maternidad —9 meses de embarazo para soñar, cuidarnos y hacer planes. La mejor manera para prevenir el agotamiento de posparto, optimizando la habilidad para disfrutar a su bebé e integrar su transición a la maternidad, es sacar ventaja de este tiempo y planear por adelantado, para sus necesidades de posparto, antes de que llegue el día del nacimiento del bebé.

❦ LA SALUD AL FINAL DEL EMBARAZO ❧ ES EL CIMIENTO PARA UNA SALUDABLE RECUPERACIÓN DE PARTO

Una excelente nutrición y un descanso adecuado hasta el final del embarazo, aumenta la posibilidad de un buen parto y de un posparto fácil. Como en cualquier otro momento en nuestras vidas, cuando estamos cansadas o mal nutridas somos más propensas al estrés, irritabilidad, depresión, más fatiga y enfermedad. Cuando estamos exhaustas, los cambios insignificantes pueden parecer como obstáculos insuperables, y las cosas pequeñas se pueden salir de proporción rápidamente, llevando a un derretimiento emocional.

Demasiadas mujeres corren exhaustas antes del parto, tratando de tener todo listo para el bebé. Si se considera la necesidad de orinar cuatro veces durante la noche y otras molestias que interfieren con el sueño, es fácil ver en qué condiciones entran las mujeres al nacimiento, debido a la falta de sueño. Agréguese una posible larga —y en definitiva emocionalmente demandante— experiencia del parto a la mezcla y tendremos la receta para que las mujeres entren exhaustas al posparto.

No se puede enfatizar de más: el final del embarazo es el tiempo para empezar a planear para su posparto, descansando de forma adecuada, comiendo bien y haciendo un ejercicio ligero. El descanso incrementa la recuperación y disminuye el estrés. Menos tensiones dan como resultado mejores relaciones familiares, una sustentada unión madre-bebé, menos posibilidad de depresión de posparto y la disminución en la incidencia de abuso infantil. Dormir es algo en lo que es difícil ponerse al corriente cuidando a su recién nacido, así que establezca límites claros durante el embarazo, y elabore un plan para asegurarse que va a poder continuar satisfaciendo sus necesidades de salud, después de que el bebé llegue. Para que él tenga buena salud, requiere de una mamá saludable, y usted, también la merece.

NACIMIENTO SALUDABLE, POSPARTO SALUDABLE.

La experiencia del parto coloca los cimientos de lo que va a experimentar en el posparto. Mucho del cuidado que recibe durante el embarazo —desde los exámenes prenatales hasta el consejo nutricional— está dirigido a tener un bebé saludable, sin tomar en cuenta la calidad emocional de la experiencia de la madre. Los cursos prenatales en los hospitales, supuestamente diseñados para prepararla a recibir a un bebé saludable, a menudo la instruyen para las abundantes intervenciones que son parte de la mayoría de los nacimientos en los hospitales de hoy, con su 25 por ciento de cesáreas, el 95% de anestesia epidural y el 99% de episiotomía, sin mencionar la multitud de los otros procedimientos que se realizan, que van desde la irrigación intrauterina, a la extracción de vacío diseñada para proteger al bebé de los riesgos del nacimiento.

De muchas formas, el embarazo y el alumbramiento se convierten en experiencias cuantitativas —cuántos gramos de proteínas ingiere diariamente, cuánto peso ha ganado, cuál es la medida de su útero, su cuenta de hemoglobina, el ritmo cardiaco de su bebé, cuántas contracciones está teniendo por hora y cuánto tiempo duran, y así hasta el infinito. Pero se pone poco énfasis en la importancia, desde un punto de vista emocional y cualitativo, del nacimiento natural, para la salud del bebé y la mamá, ni se le hace conciencia a la madre de qué tanto puede impactar, en las consecuencias físicas, la calidad emocional y sicológica de la experiencia. A las mujeres se les debe advertir que las intervenciones de labor de parto, pueden conducir a una multitud de molestias y problemas postnatales. Pero no se les dice que el parto por cesárea alarga significativamente el tiempo de recuperación, y que también puede interferir al amamantar, ni tampoco les informan que predispone a las mujeres a tener un gran riesgo de infección y mortalidad. No es raro oír hablar a las mujeres sobre su herida infectada, que requirió que la drenaran y de una atención especial por 2 semanas después del nacimiento. De forma similar, la anestesia epidural aumenta la incidencia de problemas de recuperación postnatal, con un gran número de mujeres que después de una anestesia de este tipo sufren dolores de espalda o de cabeza, que van desde leves a severos, hasta por un año después del parto (Kitzinger 1994).

Todo esto, agregado al hecho de que el preparar de una recuperación saludable y tranquila de posparto debe incluirse en la preparación de un nacimiento saludable. Aunque no todas las complicaciones de parto ni todas las intervenciones se pueden evitar, al preparar el alumbramiento, la mayoría se puede prevenir con un acercamiento holístico, incluyendo la atención de aspectos físicos, emocionales y psicológicos del nacimiento, y una aguda conciencia de cuáles intervenciones son necesarias y cuáles claramente no lo son. También es importante contar con un equipo de apoyo de nacimiento que actúe con amor, pero firmemente, como su guía y soporte para ayudarla a lograr sus metas de un parto natural. Su pareja sería un excelente compañero de parto, pero él tiene su propia cuota de vulnerabilidad, conforme usted camina hacia el evento. Por lo tanto, una persona que tenga experiencia para apoyar en el trabajo de parto, que la ayude a navegar por los desconocidos mares de tal experiencia, puede tener un impacto positivo en el viaje al nacimiento. Los estudios demuestran que tener una mujer que la ayude en ese momento, cuente o no con un entrenamiento en las técnicas de apoyo, puede mejorar las consecuencias del alumbramiento y reducir la frecuencia de las intervenciones quirúrgicas.

Una monitora de parto puede ser la persona indicada. Muchas de ellas tienen un entrenamiento y experiencia en las técnicas para ayudar a las mujeres a conseguir pasar por un parto natural. Pueden alcanzarla, ya sea en su casa, al principio de la labor de parto e ir al hospital con usted cuando las contracciones se vuelvan más activas, o esperarla en el hospital y permanecer con usted hasta que esté establecida con su bebé y al cuidado de las enfermeras. Aunque ellas no tienen un entrenamiento formal en los aspectos técnicos que una partera o un obstetra poseen —su experiencia viene de sus propios partos y por haber ayudado a sus amigas; aún así pueden desarrollar una práctica exitosa. Cuando escoja a una monitora de parto, pregúntele sobre su entrenamiento, niveles de experiencia y honorarios. Desde luego solicite referencias, pero también, vea si se siente a gusto con esta mujer. ¿Se encuentra relajada y abierta con ella o tensa, juzgada, presionada o por lo demás, incómoda en su presencia? Permita que su instinto la ayude a determinar si ella es la ayuda adecuada para usted en su labor de parto.

PRACTICANDO EL CUIDADO DEL BEBE

La idea de practicar el cuidado del bebé parecería tonta, pero si usted nunca ha pasado tiempo cuidando a uno, no es una mala idea ensayar un poco antes de que su mágico bultito nazca. Hasta hace apenas un siglo, para cuando se convertían en madres, la mayoría de las mujeres, tenían una gran experiencias en cuidar bebés. Habían visto cómo se daba el pecho y sabían que ellos podían florecer con la leche materna. Las responsabilidades diarias de cuidar a un bebé, tales como cambiar un pañal y bañarlo, les eran completamente familiares. El feminismo ha hecho cosas increíbles por las mujeres, haciéndonos fácil movernos más allá de los papeles limitantes que nos impedían hacer nada que no fuera ser madres; aunque, por desgracia, con nuestras libertades recientemente encontradas, también hemos perdido algo. Hoy, muchas mujeres entran en su papel de madres sin estar preparadas para cuidar a un bebé. Mientras que ha habido un renovado interés en la alimentación con leche materna en los últimos años, la mayoría de nosotras no vimos a nuestras madres dar el pecho durante nuestros años formativos, y muchas nunca han visto lactar a un bebe. Les he enseñado a bastantes de mis clientas a poner un pañal a sus recién nacidos, cómo cortarles las uñas para que no rasguñen su piel tierna, y cómo sostener a un bebé hacia su seno.

Para aquellas de ustedes que no tienen experiencia con un recién nacido o un bebé pequeño, hay una excelente solución —pasen un tiempo ayudando a cuidar el bebé de una amiga, vecina o familiar. Hasta le puede decir que está tratando de ganar experiencia con la práctica. Dé un baño al bebé, cámbiele los pañales, practique cargarlo en una "bolsa-canguro". A cualquier mamá apurada probablemente le encantará que alguien la ayude. Es posible que sienta que su nivel de bienestar con respecto a la maternidad aumenta, conforme espera cuidar a su propio recién nacido.

CUIDADO CONTINUO

El cuidado ininterrumpido o la continuidad de la atención, implica que un solo cuidador siga los ciclos de un paciente, desde el principio hasta el final de las circunstancias que lo requieren. En la obstetricia, esto significa trabajar con una cliente por todo el embarazo, a través del nacimiento y el periodo de posparto, lo que permite el desarrollo de una relación más profunda entre usted y su cuidadora, lo cual no ocurriría si tuviera varias personas en las diferentes etapas del ciclo de procreación.

Cuando encuentre a una cuidadora con quien se sienta a gusto, la continuidad del cuidado amplía la probabilidad de que usted tenga la libertad de expresar sus ansiedades, preocupaciones y dudas, y del mismo modo, aumenta la posibilidad de que su partera notará cuando usted esté teniendo dificultades, y podrá hacer recomendaciones en base a la forma en que entiende su estilo de vida y preferencias. La situación ideal para un nacimiento, es llevar a cabo la continuidad de la atención con un solo profesional o con un pequeño grupo de ellos. Por lo tanto, es importante que usted tenga claro si tendrá un cuidado constante o si trabajará con profesionales con quienes se sienta más cómoda. Por ejemplo, ¿puede llamar a su obstetra, enfermera-partera o partera por varios días durante el posparto, para hacer preguntas sobre cómo dar el pecho, o el cuidado perineal? ¿Le regresarán la llamada, o tendrá que hacer una cita para ir al consultorio por problemas menores? ¿Puede tener una cuidadora que le ayude a dar el pecho y aclare sus dudas sobre el cuidado del bebé? ¿Tendrá que contratar también la ayuda de una especialista en lactación y la de un pediatra para hacer consultas básicas? Diversificar tanto a sus cuidadores puede conducir a que sus necesidades no se vean satisfechas y a que tenga que dar muchas vueltas si tuviera alguna duda o si surgieran pequeños, pero comunes problemas.

✼ LAS NECESIDADES DE LAS NUEVAS MADRES ✼

Lo que las nuevas madres en realidad necesitan son unas pocas semanas para tener un momento personal de refugio; un tratamiento completo con masaje en un SPA, comidas saludables especialmente preparadas, tiempo para descansar y relajarse, tomar baños agradables, unos días sin hacer el quehacer y sin responsabilidades domésticas, horas para entender el paisaje (en este caso, el bebé), leer el periódico, soñar, y horas para tomar una siesta por las tardes. También necesitan la ayuda de un par de manos adicionales —alguien que prepare el baño, le pase la toalla cuando salga de la regadera, le traiga agua o una taza de té caliente, tome los mensajes y atienda a las visitas. Necesitamos alguien que se concentre en nuestras necesidades físicas y emocionales, para que nosotras nos podamos enfocar en las necesidades de nuestros recién nacidos. Las nuevas madres requieren de alguien que pueda servir como una combinación de madre, confidente personal, hermana o mejor amiga, asistente personal, sabia consejera, cocinera, masajista y ama de casa. No es probable que una persona pueda cumplir con todos esos papeles; sin embargo, es mejor tener un grupo de apoyo conformado por personas que puedan, cada una, satisfacer estas necesidades. Desafortunadamente, muchas mujeres tienen problemas al pedir ayuda, sienten que deberían ser capaces de hacer todo ellas mismas.

Las nuevas madres necesitan tiempo y libertad para explorar y apreciar el rango de emociones que están experimentando: nuevos pensamientos, sensaciones, viejos recuerdos (felices y tristes), así como la ansiedad y miedos. Sus emociones son en extremo cambiantes; por lo tanto, la felicidad puede tornarse en lágrimas, el júbilo en depresión. Para muchas mujeres, el amor de madre crea una sensación de éxtasis, pero como Sheila Kitzinger señala, "no hay otro camino desde la cima de una montaña, excepto el que va para abajo". Es natural que sintamos una sensación de anticlímax —parecida un poco a "irnos de bajada" después de toda la preparación para las fiestas de la temporada invernal— mientras la endorfina y la adrenalina empiezan a descender, ya que son medidores químicos que recorren nuestros sistemas con el estrés y la emoción del trabajo de parto; nos dan la resistencia para el parto y, naturalmente, reducen nuestra sensación de dolor.

Junto con estos sentimientos viene la necesidad de una compañía que nos ayude y entienda, que nos escuchará y validará nuestros sentimientos. Idealmente, su pareja le dará algo de este apoyo, pero puede que no comprenda en su totalidad el rango de sus emociones, ni aprecie la forma en que usted no puede sentir otra cosa que no sea una gran felicidad por su bebé. Por lo tanto, algunas veces es necesario contar con otra mujer que haya tenido hijos, que sea emocionalmente sensible, y con quien usted sienta que puede abrirse. Otra mamá puede entender mejor que las emociones humanas son complejas, y que podemos sentir un amor sin precedente y, al mismo tiempo, una gran angustia, igual que un increíble agradecimiento y una desilusión, reconocimiento y resentimiento profundos. Una mujer sabia que sepa escuchar y tenga experiencia, nos puede ayudar a poner en perspectiva nuestras emociones, dándonos el valor para abrazar nuestra integridad como mujeres que somos madres.

Cuando planee el tipo de cuidado que desea para después del parto, considere que como nueva madre necesitará lo siguiente:

- ᴈ Una persona que la sepa escuchar, con la que pueda hablar de cualquier cosa, todas las veces que necesite y en forma confidencial.
- ᴈ Tiempo y espacio para el aislamiento y la reflexión.
- ᴈ Alguien que esté deseoso de salvaguardar su privacidad.
- ᴈ Sentirse protegida, enaltecida y nutrida.
- ᴈ Reafirmar que usted está haciendo un buen trabajo.
- ᴈ Apoyo y consejo sin crítica.
- ᴈ Aprecio y ánimo.
- ᴈ Tiempo libre ahora y después para tomar un baño, un regaderazo o un momento tranquilo.
- ᴈ Buena y saludable comida.
- ᴈ Mucho descanso.
- ᴈ Respeto a sus emociones.

APRENDIENDO A PEDIR AYUDA Y A ACEPTARLA

La super-mamá es un personaje de cuento de hadas. Las mujeres reales tienen el derecho de pedir ayuda y merecen recibirla. Sally Placksin, en su libro *Mothering the New Mothers* (Sirviendo de Madre a la Nueva Madre), cita a una madre que astutamente dice, "tiramos todo a la basura cuando decimos 'no necesito nada, no vengan a verme, puedo hacerlo yo sola'". Muchas profesionistas y mujeres que han tenido bebés tarde en sus vidas, de hecho, han estado "haciéndolo todo", y piensan que esta habilidad se puede aplicar automáticamente a la maternidad. Con mucha frecuencia, estas mamás tienen un duro despertar. Ciertamente, el pensamiento feminista debería enseñar a las jóvenes, que tenemos el derecho de contar con ayuda, en lugar de sentir que debemos hacerlo todo solas.

En realidad, las mujeres deberían pensar en más de las 6 semanas posteriores del parto, como el tiempo para recuperarse y sanar, luego darse otras 6 semanas para, lentamente, reanudar sus responsabilidades anteriores. Pero a muchas mujeres se les hace difícil aceptar que necesitan ayuda, como si esto significara admitir la derrota o decir que están teniendo problemas para sobrellevar sus responsabilidades. Debería ser exactamente lo contrario: solicitar ayuda debería ser visto como una señal de una saludable y realista perspectiva de la maternidad. De forma prenatal, las mujeres deberían desarrollar un sentido de que hacen lo correcto al solicitar y recibir ayuda después del nacimiento. Si esperan hasta después del parto para tratar de conseguir el apoyo que necesitan, puede ser demasiado tarde para coordinarlo.

Hay un sin número de razones por las que una mujer no solicita ayuda: muchas no se dan cuenta de que lo necesitan; la mayoría no quieren imponerse a los demás; algunas no quieren perder su privacidad al tener "ayuda" en la casa; otras admiten que pedir ayuda les da un sentimiento de fracaso; unas son demasiado tímidas para hablar sobre sus necesidades. Las mujeres necesitan ver muy adentro en su interior y poner en orden los sentimientos conflictivos que puedan impedirles tener acceso a la ayuda y luego, buscar el apoyo más apropiado.

¿Cómo puede usted sentirse a gusto al pedir y recibir ayuda? Primero, acepte que es normal, natural y saludable necesitarlo. Ser realista es un signo importante, ha madurado como mujer adulta. Luego, entienda que usted no sólo se fortalece al pedir ayuda, sino que también está estableciendo un ejemplo positivo para otras mujeres en su vida, cuando en su momento, puedan necesitarla. En seguida, entienda que recibir ayuda y, con el tiempo regresarla, establece una base importante de comunidad y amistades profundas y duraderas. Sally Placksin nos recuerda que está bien "deberle" a la gente, ya que esto nos abre a nuestra propia vulnerabilidad y la ternura que experimentamos como nuevas madres. Nuestras amistades se sienten útiles, importantes y especiales cuando nos ayudan. También establece una situación que les permite pedirnos ayuda y, así, reafirmar una red mutua de apoyo.

Cuando una de mis queridas amigas entró en labor de parto de su segundo bebé, mi esposo me llevó a su casa (porque yo estaba en mi octavo mes de embarazo) para ayudarla con el nacimiento de su hija —un parto planeado en casa. Regresé a su casa varios días seguidos para llevarle comida, revisarla y cuidar a su hija mayor, entonces de 5 años de edad. Ocho semanas después, cuando yo di a luz a mi segundo bebé —mi primera hija— esta mujer fue la primera que me visitó. Lisa nos trajo la cena, ayudó a limpiar la casa después de haber tenido a la niña ahí, y con entusiasmo escuchó mientras yo hablaba de los magníficos detalles de nuestro parto. Juntas cuidamos a nuestros bebés y nos maravillamos de lo mágico que fue haber estado embarazadas al mismo tiempo, y ahora compartir los preciosos inicios de las vidas de nuestras pequeñas.

Varias semanas después de que mi tercer hijo naciera, cuando mi esposo tuvo que regresar a trabajar, esta misma querida amiga, que ahora vivía en otro estado, trajo a mi casa en tren a sus niñas, ya entonces de 9 y 4 años de edad, para quedarse con nosotros por 5 días para cocinar, limpiar y tener un momento de mujer a mujer. Ese fue un maravilloso regalo que muy agradecida recibí. Mientras el tiempo y la distancia han disminuido la intensidad diaria de nuestra amistad, no hay nada que no haría por ayudar a ella o a cualquier otro miembro de su familia.

❧ CREANDO UN CIRCULO DE APOYO ☙

Todo el mundo quiere a un recién nacido, pero me sorprende cómo poca gente pregunta si pueden hacer algo para ayudar, una vez que el bebé ha nacido. Los amigos y familia pueden estar ocupados y aquellos que no tienen hijos probablemente no tengan ni idea de la ayuda que usted necesita en realidad. La mayoría de las mujeres encuentran que requieren activamente buscar un grupo de gente de apoyo, para después del alumbramiento. Pero puede ser difícil pedirles que vayan a su casa a cuidar a sus hijos mayores, a poner una carga de la lavadora, llevar una comida, o cuidar al bebé mientras toman una siesta. Lo más frecuente, es que las nuevas mamás terminen atendiendo a las visitas que vinieron a ver al bebé, y privarse de su propio cuidado.

A lo mejor, la forma menos incómoda para establecer una red de ayuda es pedir a una amiga cercana que sea su coordinadora de apoyo de posparto.

Normalmente no da pena llamar a la gente para pedir su ayuda para alguien más —de hecho, es probable que esto haga que su amiga se sienta elevada a un estatus más importante en su vida. Y en realidad a la gente le gusta ayudar —sólo necesitan que se lo pidan y les den tareas específicas. Ese sería el trabajo de usted, junto con el de su coordinadora de posparto, para devanarse los sesos en las áreas en las cuales usted cree que necesitará ayuda; luego deje que su coordinadora organice lo que le va a asignar a la gente. Ella le debe dar una lista principal, y los números telefónicos a cada una de las personas que deseen ayudar, para que si algo surgiera y alguien necesitara cambiar la noche o tarde que le toca cenar con su pequeño que ya gatea, ella pudiera llamar al coordinador o a otra persona de la lista.

Cuando nuestros hijos eran pequeños, teníamos una cinta con música para niños, con una canción que tenía el siguiente coro: "alguna clase de ayuda, es la clase de ayuda que a todos nos ayuda, y cierta clase de ayuda es la clase de ayuda, sin la que no podemos vivir". Creo que esto en realidad resume la naturaleza del apoyo de posparto y determina la importancia de meditar sobre a quién se va a invitar a nuestro espacio íntimo, en un momento en que estamos estableciendo reglas como madres y la relación con nuestro bebé. Mientras que realmente las nuevas madres de verdad se benefician teniendo un par de manos extras en la casa —y hasta un buen hombro en el cual llorar y reír— también estamos en extremo sensibles y vulnerables, como para aceptar las diferencias y la crítica durante este tiempo tan abierto emocionalmente.

Es fácil crear una imagen visual de un círculo de apoyo —su amiga favorita y más querida, y los miembros más cercanos de la familia que tengan cariño por usted y el bebé, compartiendo su alegría y deseando dar una mano para ayudar. Pero ¿a quién quiere usted en realidad en este círculo de apoyo? Bing y Colman sugieren la idea de círculos concéntricos, más que un gran círculo o una red irregular de apoyo. Los círculos concéntricos permiten a un pequeño grupo de personas ser su ayuda más cercana, mientras que quienes son menos íntimos pero cuya ayuda usted aún acepta, forman los círculos más grandes que no son cercanos a usted.

El siguiente debate revisa algunas de las opciones de cuidado que están disponibles para usted después del nacimiento. Conforme vaya revisando cada opción, tenga en mente las preguntas listadas arriba para preguntarse a sí misma y ayudarse a determinar cuáles opciones de cuidado serán mejores para usted. Recuerde, puede hacer una lista de soporte de varias fuentes; cada elección satisface necesidades diferentes.

EL ESPOSO/PAREJA

Su esposo o pareja es probablemente su primera opción para el cuidado íntimo de posparto. Esta es la persona con quien comparte su vida diaria, así que no tiene mucho problema para descubrir sus emociones —o su trasero, cuando le pide ayuda en la tina de baño o en la regadera. Por lo general se sentirá más segura al expresar su vulnerabilidad y su satisfacción será mayor al disfrutar juntos a su bebé. ¡Naturalmente, el hecho de que vivan en el mismo lugar, lleva a una obvia conveniencia cuando se trata de una ayuda inmediata! Por lo tanto lo ideal sería que su pareja planeara estar en casa por lo menos los 3 primeros días posteriores al nacimiento; serían mejor 5, si es su primer bebé, y durante la primera semana si tiene niños más grandes que necesiten atención.

Recuerde que su pareja también puede estar cansado después del alumbramiento, en particular si la labor de parto fue larga. Sin embargo, aún si ésta no fue particularmente agobiante, es probable que él haya cargado en sus hombros una considerable cantidad de ansiedad y estrés desde antes del nacimiento. Al dejar ir esto, puede ser que también necesite algún tiempo para reagrupar sus sentimientos y energía. Del mismo modo, los nuevos papás pasan por sus propios sentimientos sobre ser padres, lo que puede acarrear una variedad de carga emocional, dependiendo de su propia experiencia con su progenitor. Además, puede ser que ahora la vea de una forma nueva y profundamente diferente, y su sentido de responsabilidad por su creciente familia puede ser abrumador. Con todo, es posible que él necesite algo de apoyo, y no sea capaz de responder tan pronto como a usted le gustaría, a sus necesidades. Igual, le puede ser difícil entender los sentimientos físicos y emocionales por los que usted está pasando, conforme se va recuperando del parto, sus hormonas se disparan y caen, e integra su experiencia del alumbramiento con ser una nueva madre.

Entonces, lo ideal sería que pasaran un tiempo en casa juntos durante los primeros días, con la suficiente ayuda, para que Papá no tenga que preparar todas las comidas, cuidar al 100 por ciento a los niños más grandes, tratar de satisfacer las necesidades de usted, ayudar con el bebé y que no le quede tiempo para sólo disfrutar e integrar estas nuevas relaciones. ¿Cómo evitar la sobrecarga paternal? Es maravilloso tomar del congelador los alimentos que durante el embarazo ustedes o sus amistades prepararon para esta ocasión, o contar con amigos cercanos o familia que nos los traigan. Esto no significa que estos últimos tengan que comer —sino que ellos traigan la comida, y con un rápido hola y adiós se retiren. En unos días ya habrá tiempo para visitas y en dos meses, para compartir comidas. Por el momento es la hora de crear un aura especial de protección alrededor de su familia inmediata, con las menos interrupciones posibles. Esto crea una suprema experiencia de lazos familiares.

Después de los primeros días o una semana, el nuevo papá probablemente tendrá que regresar a trabajar. Es mejor si lo puede hacer poco a poco, teniendo la flexibilidad de tomarse las tardes o llegar tarde a trabajar durante las siguientes dos semanas. Si esto no es posible, es importante que arregle las cosas para que lo sustituya alguien con quien su esposa se sienta a gusto. En las siguientes dos semanas ella puede estar lista para levantarse y retomar sus responsabilidades anteriores; sin embargo, en verdad, esto es la receta para el agotamiento, un sangrado abundante y algunas veces, mastitis para muchas mujeres. A las nuevas mamás se les debe recordar que tomen las cosas con calma, y también que para que puedan hacerlo, necesitan ayuda. Si el papá arregla salir del trabajo a las 3 de la tarde para recoger a los niños del colegio, darles un refrigerio y ponerles atención, aligera la carga de ansiedad y de trabajo a su esposa e impide que ella ande por todos lados con el bebé. Si Papá no lo puede hacer, debe de pedir a un pariente o amistad que lo sustituya.

Hombres, recuerden que su bebé y su esposa van a tener muchas altas y bajas durante los primeros meses siguientes al nacimiento, así que sean comprensivos aunque no entiendan esto muy bien. Por ejemplo, la mayoría de los bebés duermen mucho durante las primeras dos semanas después del nacimiento —irónicamente, es cuando las mujeres reciben más ayuda de posparto. A menudo, después de 2 semanas, un bebé empezará a actuar más demandante o hasta quisquilloso. Los cólicos, por ejemplo, a veces no empiezan sino hasta después de unos 15 días. Así que cuando usted pensó que era seguro regresar a trabajar, su esposa no duerme por la noche, se le dificulta calmar al bebé y tiene nuevas cosas por las qué preocuparse. Usted también se sentirá más cansado si no puede dormir por el bebé (¡lo que sucede si el bebé ha estado despierto en la noche!), así que los fusibles se pueden bajar y la tensión aumentar. Recuerde respirar profundamente y sea paciente. Ustedes dos necesitan trabajar juntos para encontrar formas creativas de sobrellevar el estrés y pedir ayuda a los demás.

Muchas parejas también encuentran que este es un buen momento para contratar la ayuda temporal, para cosas como la limpieza de la casa y el cuidado de los niños. (De esto se hablará más adelante).

Los maridos necesitan estar extra-sensibles y apoyar a sus esposas durante este momento. Es difícil para un papá conocer la intensidad de las emociones que una nueva mamá siente, ya que no sólo sus hormonas sino también su cuerpo y toda su identidad pasan por cambios. Los hombres tendrán una estrellita en el Salón de la Fama de los Esposos si son amables, gentiles, solícitos y cooperativos durante este tiempo —¡especialmente sin pedírselo!

LOS HIJOS MAYORES

Preparar a los hijos mayores con anterioridad, particularmente si tienen entre 2 y 10 años de edad, es la forma más segura de fomentar una transición saludable y sencilla, mientras usted da la bienvenida a un nuevo bebé a su familia. Vean videos sobre el nacimiento y bebés, reúnanse con amistades y familias que tengan bebés, persiga las oportunidades en el parque o en su comunidad para estar rodeados de bebés. Platiquen sobre convertirse en el hermano o hermana mayor y lo que significa. Deje que la ocasión llegue, y que durante ella su niño pueda expresar sus miedos y preocupaciones sobre el bebé, o su lugar en la familia, ahora que otro hermano está por llegar. Reafirme a su niño que usted tiene amor más que suficiente para todos sus hijos, y que él es tan especial como siempre. Prepárelo para el hecho de que después que nazca el bebé, por un tiempo, usted necesitará más descanso, y que los recién nacidos requieren que se les abrace mucho, se les alimente y atienda, pero hacer esto no significa que usted quiera menos a los mayores. Permítale escoger nuevos libros de cuentos, crayones o lápices para colorear y un libro de iluminar, o juegos silenciosos con los que se pueda entretener él solo, o en los que usted pueda participar con el bebé en los brazos. Guárdelos para los "momentos especiales" después del nacimiento.

Involucre a su hija en el embarazo. Llévela con usted a sus citas prenatales, sentir la posición del bebé y escuchar los latidos de su corazón. Permítale que invente un apodo para el bebé y comprometa a sus hijos mayores para que la ayuden a preparar la llegada del bebé. Para cuando nazca, su presencia ya será una realidad establecida en la vida de sus hijos mayores. A ellos les gusta ayudar y sentirse importantes. Y usted se sorprenderá de qué tan útil puede ser un niño de 5 años o mayor en cosas menores, tales como pasarle un pañal o la ropa del bebé y traerle un vaso con agua. Si el hermano es lo suficientemente mayor, a menudo puede cuidar al bebé con seguridad mientras usted toma un baño o se prepara un refrigerio. Es probable que resplandezcan al ser considerados tan responsables como para ayudarla, y esto añade un ajuste positivo para dar la bienvenida a su hermanito.

Si no es su primer bebé, tal vez necesite ayuda con los niños mayores, y ellos también disfrutarán de salir un poco de casa. Coordine que ocasionalmente los cuide alguna de sus personas favoritas, dándoles a los niños mayores el tiempo conveniente para que se diviertan y creen lazos con el bebé, pero permítales salir lo suficiente para que usted pueda relajarse y empezar a conocer a su recién nacido. Usted no quiere empezar a crear una situación en la cual los hermanos mayores sientan que no los quieren o que los hacen a un lado, así que sea considerada y haga un balance entre el tiempo que pasan en la casa y el que están afuera. Recuerde que ellos también se pueden sentir vulnerables emocionalmente, llorar o estar preocupados por su bienestar y su lugar en la familia, y, en particular, estar propensos a resfriarse también, debido al aumento de estrés. Así es que ámelos y hágales saber que usted se preocupa por ellos y que son importantes. A muchas familias les gusta tener un regalo a la mano para los niños más grandes, para que también sepan que son especiales. Si usted es creativa al hacer un regalo, escogerá exactamente lo que los mantenga ocupados por un par de horas, mientras toma una siesta o alimenta al bebé.

LOS FAMILIARES

Generalmente nuestras propias mamás son las candidatas más adecuadas para ayudarnos durante el posparto. Compartir este tiempo con ella puede ser muy significativo para ambas, y ayudarla a establecer un lazo especial con su nieto. Pero para muchas de nosotras, la relación con nuestras madres no es un jardín de flores. Esto puede ser desafiante para usted, si decide tener a su madre como su persona principal de apoyo de posparto. Ellas, siendo tan bien intencionadas como son, tienen sus propias agendas, motivos e ideas de cómo deben ser las cosas. Su mamá puede tener ideas muy diferentes sobre cómo ser madre, y si es criticona y controladora, hará que usted se sienta empequeñecida, estresada o incompetente. Usted también terminará enojada y llena de resentimiento. Si ella y el llerno no tienen una buena relación, esto, de igual forma, causará tensión a usted, a él y a su relación como nuevos padres.

Esperemos que su madre sea considerada con las necesidades de una nueva mamá, y lo suficientemente confiable y calmada para darse cuenta de que usted necesita apoyo mientras entiende cómo ser mamá. También esperemos que le ofrecerá un consejo oportuno, constructivo y amable. Pero para ella puede ser difícil aceptar que usted no es sólo su hija, sino que, igual que ella, mamá, y que necesita espacio y apoyo para aprender su propia forma de hacer las cosas, como lo hace su esposo. Ella se puede sentir celosa, innecesaria y que la hacen a un lado. Cuando vea que usted se mueve en su propio espacio como mujer y madre, es posible que muestre un comportamiento menos servicial. Las mujeres necesitan que las cuide su mamá, pero también abrazar su propio fortalecimiento y el papel de madre durante este momento.

Algunas veces, en base a su propia experiencia, nuestras madres no pueden proporcionarnos la ayuda que necesitamos. Es posible que ellas mismas casi no se hayan dado cuenta del parto, y que sólo les llevaran a su bebé horas o días después del nacimiento. Puede ser que ella haya permanecido en el hospital por algún tiempo y contara con la ayuda de una enfermera en casa después del alumbramiento; tal vez su propia madre se haya quedado para ayudarla, o por lo contrario, ni siquiera haya contado con un poco de cuidado. Su experiencia personal de la maternidad, así como de mujer y esposa, habrán formado sus expectativas sobre cómo usted debería cuidar a su bebé.

Además, es posible que ella no haya tenido contacto con el estilo de paternidad que ahora muchas parejas han adoptado, y que se centra más en los bebés. A la mayoría de nuestras madres les enseñaron que hay qué dejar que el bebé llore para dormirse y a no echarlo a perder cargándolo mucho. La mayoría no dio el pecho a sus hijos. Por lo tanto, tendrán muy poca información qué ofrecernos si amamantar no nos es fácil y si estamos muy cansadas de permanecer levantadas por la noche con un bebé que llora; nos pueden regañar sólo por no poner al pequeño en la cuna y dejarlo llorar hasta que se duerma. Nos podemos sentir confundidas mientras entendemos qué es lo correcto, enganchadas entre nuestras emociones e instintos y el consejo de nuestra madre.

En realidad, si tiene una buena relación con ella y si la apoya mucho a usted en sus decisiones, esto es algo por lo que debe estar agradecida. Su ayuda será una bendición bienvenida. Una visita larga será justo lo mejor, en especial si se lleva bien con sus hijos mayores y puede ayudarla con ellos. Asegúrese de que entienda que usted no planea vagabundear o divertirse mientras ella está de visita —que lo que en verdad necesita es su ayuda con la casa y sus necesidades, para poder cuidar al bebé y a sí misma. Su trabajo no es cuidar al bebé para que usted tenga un descanso. Si permite que esto suceda, se perderá de la experiencia crucial de aprender a cuidar al pequeño desde el principio, y se sentirá abrumada cuando Abuelita se vaya. Además, primordialmente el bebé necesita estar en sus brazos para establecer una exitosa relación al amamantarlo. También deseará explicarle que aunque se sienta feliz porque está ayudándole, usted necesita momentos de intimidad a solas con su esposo y el bebé. Ocasionalmente ella tendrá que encontrar la manera de ocuparse en otra cosa, para que usted tenga la privacidad de estar con su nueva familia.

Si la relación con su madre no es buena, y no viven cerca, difiera las visitas hasta después de la primera semana o más, cuando sus hormonas empiecen a estabilizarse un poco y se haya familiarizado más con su bebé. Anímela a venir y ayudarle, pero sólo por unos días. Siempre puede regresar otra vez cuando usted esté más centrada y menos susceptible a las influencias estresantes.

LOS AMIGOS

Todos tenemos amistades íntimas, con quienes compartimos un gran grado de nuestras vidas personales. De forma similar, es probable que a algunas les podemos pedir ayuda directamente o que nos la ofrezcan sin habérsela pedido. Sin embargo, hasta la gente no muy cercana puede querer venir a ver al bebé. Es totalmente razonable ser estricta con esto, y retrasar las visitas de estas amistades hasta después de las primeras semanas. Sería el mismo caso con los amigos que comparten diferentes valores sobre la paternidad y el cuidado del bebé, y que pueden criticarnos o juzgarnos.

Es posible que reciba más de las amistades durante los meses de embarazo y posparto de lo que usted puede devolverles. Esto está bien —no tiene por qué sentirse culpable. La base de una buena amistad estriba en dar y recibir; sabiendo esto, al final todo se equilibra. De hecho, parte de la definición de una amistad cercana es un intercambio recíproco. Una amiga pudo haber cocinado para usted ahora, pero en un año, ella puede estar teniendo un bebé —o sólo un resfriado— y usted cocinará para ella. Para esto son las amigas. Sea agradecida al aceptar la ayuda, y hágale saber a su amiga en una forma sencilla cuánto significa para usted.

Algunas veces la maternidad cambia las amistades. Cuando empecé a tener a mis hijos antes que la mayoría de mis amigas, por su falta de experiencia en esta área se les dificultó ofrecer un apoyo emocional útil —simplemente no entendían por lo que yo estaba pasando. Su estilo de vida sin hijos ya no funcionaba para mí, y mi constante preocupación y distracción por las necesidades de mis hijos, no siempre era buenas para ellas. Ahora, algunas de esas amistades consisten en una llamada por teléfono al año o algo así; otras se revitalizaron y son más fuertes que nunca, porque aquellas viejas amigas ahora tienen hijos.

Algunas amistades simplemente cambian con el tiempo, cuando uno se da cuenta que tienen diferentes estilos de ser padres. Usted puede sentir que no la apoyan y que la critican cuando continúa amamantando a su hijo hasta que gatea, o la pueden juzgar porque decide quedarse en casa, tiempo completo o regresar a trabajar. Las madres que trabajan fuera de casa, naturalmente buscan a aquellas en la misma situación, del mismo modo que las mamás de tiempo completo se acercan unas a otras mientras buscan compañía para ellas y sus hijos durante el día. Puede formar nuevos grupos sociales que mejor se adapten a sus necesidades y tengan sus mismos intereses. Es lo natural. Hay un viejo dicho que dice "Haz nuevos amigos, pero conserva los viejos; uno es plata y el otro oro".

EL CUIDADO MADRE A MADRE

Una excelente manera de crear una red de apoyo es a través del cuidado madre a madre. Esto funciona mejor a través de las clases prenatales, donde las mujeres están en diferentes etapas de sus embarazos. Cada pareja puede aceptar apoyar a otra pareja o madres en turnos mientras tienen sus bebés, llevando comida u ofreciendo alguna ayuda en la casa. Claro está, que las parejas deben sentirse relativamente cómodas unas con otras. Esto proporciona a las mujeres, aún embarazadas, la oportunidad de estar con mamás y recién nacidos antes del nacimiento, y tiene la capacidad de establecer el escenario para un apoyo continuo, conforme los niños van creciendo. A menudo, estas familias, si viven razonablemente cerca unas de otras, establecen las bases para un grupo de juego, reuniones matutinas para las madres, además de grupos de apoyo de mamás. Estas relaciones tienen la virtud de crecer, o sólo ser útiles en un periodo inmediato, cuando cada pareja está a la mitad de su procreación.

LAS MONITORAS (doulas)

Algunos padres, particularmente aquellos que acostumbran "hacerlo todo", no se sienten a gusto pidiendo ayuda. Prefieren contratar a alguien para satisfacer sus necesidades de cuidado de posparto. Algunas mujeres viven demasiado lejos de su familia, o no tienen los suficientes familiares o amistades dentro de la comunidad, para que les proporcionen la adecuada ayuda postnatal. Una monitora de posparto puede ser para usted la profesional perfecta durante ese periodo. Las monitoras de parto, como se dijo anteriormente, proporcionan ayuda en ese momento; otro tipo de monitora, la de posparto, da cuidados a domicilio después del nacimiento. La palabra *doula* (monitora) viene de la palabra Griega que significa "esclavo" o "sirviente". Ahora *doula* significa una mujer que ayuda a otras mujeres dándoles apoyo emocional cuidando a los niños y haciéndose cargo de la casa. El uso actual de la palabra surge del trabajo de la antropóloga Dana Raphael, quien introdujo el término en los años 80s del siglo XX, después de aprender esa palabra en griego.

El lugar de la monitora, junto con el del orientador de procreación, la monitora de parto, la consultora de lactación y otros grupos profesionales de mujeres que ayudan a mujeres en el primer año de procreación, es un testimonio directo del hecho de que las mujeres necesitan más cuidado, diferente del que proporcionan nuestros servicios tradicionales de maternidad, a manos de los obstetras y enfermeras parteras. (La mayoría de las parteras que atienden nacimientos en casa proporcionan servicios continuos, o hacen los arreglos necesarios a través de sus prácticas).

Los servicios de cuidado a la madre en el posparto tuvieron sus inicios a mediados de los 80s en el siglo pasado, y afloraron en las grandes ciudades, por todo el país, proporcionando ayuda en casa, cocinando, limpiando, haciendo las compras, cuidando a los niños y dando a las nuevas mamás asistencia no médica, y consejo en asuntos como dar el pecho y el cuidado del bebé. Algunas monitoras reciben entrenamiento en clases diseñadas para este propósito; sin embargo, la mayoría son madres que reconocen la necesidad de tales servicios, y les gusta ayudar a las mamás y sus bebés, a empezar su relación de una manera relajada y segura. El costo aproximado por los servicios de una monitora es de $500.00 dólares por semana por 5 horas diarias de cuidado. Muchas parejas prefieren contratarla para después de que el padre tenga que regresar a trabajar, con frecuencia para la segunda o tercera semana de posparto, aunque muchas también disfrutan de sus servicios la primera semana después del nacimiento.

Sería ideal que, por el bien de la continuidad del cuidado, las monitoras de parto lo fueran también de posparto, pero a menudo este no es el caso, haciendo necesario para usted contratar por separado personas de apoyo para estos trabajos. También es una lástima que ningún tipo de servicio de monitoras sea cubierto por el seguro.

Otra vez, quiero enfatizar que el papel de la ayuda de posparto no es hacerse cargo de cuidar al bebé, que es el trabajo de la madre. Cualquier ayuda de posparto se debe enfocar en hacerse cargo de lo demás, para que todo lo que usted tenga que hacer *sea* cuidar al bebé —y a sí misma. Cuando entreviste a una monitora de posparto, asegúrese de que esto quede perfectamente entendido, y haga lo mismo con una monitora de parto, cerciórese de sentirse a gusto con la persona que va a estar en su casa durante esos días íntimos de posparto. También ponga atención en esos factores como la salud y la higiene, y si esta persona la ayudará con sus otros hijos, pídale referencias específicas y confiables. En este momento, no existen regulaciones en relación al cuidado de las monitoras, ni requisitos o restricciones. Siempre tenga cuidado cuando invite a un extraño a su casa.

LA AYUDA CONTRATADA

Otras formas de ayuda contratada incluyen a una asistente de la madre, usualmente es una joven de preparatoria o universidad que pueda venir a su casa después de la escuela, y ayudarla con los niños mayores. Esta es una magnífica forma para que usted tenga un par de horas de tranquilidad o ponerse un poco al corriente en su correspondencia o trabajo; para su pequeño que gatea, tener un momento de juego supervisado, o para su hijo en edad escolar, contar con ayuda en su tarea. O decida contratar el servicio de un ama de llaves por un día a la semana o cada dos semanas para ayudarla. Algunas familias prefieren a una nana o una chica que viva en la casa, particularmente si la madre pretende regresar a trabajar poco después del nacimiento. Esta puede ser una opción segura para quienes pueden pagarlo, pero recuerde que en esos primeros meses después del alumbramiento, no hay sustituto para la atención de los padres, en especial la de la madre.

✤ PLANEANDO POR ADELANTADO LA COMIDA ✤

Es muy útil tener comida preparada para una o dos semanas después del nacimiento. Durante los últimos momentos del embarazo, muchas parejas cocinan sopas y guisados que se pueden descongelar, según se necesite. Tenga una lista de familiares y amistades para que les ayuden con esto; pídales que traigan la comida por adelantado, o que se responsabilicen de llevarla durante los primeros días posteriores al nacimiento.

Una de las formas más inteligentes de arreglar la comida para que la nueva familia disfrute después del nacimiento, es una "reunión de guisado". La anfitriona pide a cada invitado que a la "reunión para el bebé", traiga un platillo que se pueda guardar en el congelador de la mamá embarazada, o un vale por una comida que será llevada a la familia después del gran evento. La anfitriona debe explicar a las personas que usted desea comida saludable, que sea fácil de digerir y no demasiado condimentada, en especial si ella sabe que usted planea dar el pecho, ya que esta clase de comida le puede causar cólico al bebé. Hasta usted y su anfitriona pueden hacer una lista de sus recetas favoritas, y dar una copia a sus amigas, como sugerencias.

Si éste no es su primer bebé, planee tener a la mano una buena cantidad de la comida que más les guste a sus niños, para que sea más fácil para usted, su esposo o la persona que les ayude, darles la comida con el menor esfuerzo. Los niños se sentirán cuidados si saben que usted pensó en ellos por adelantado. Invítelos a que la ayuden a hacer planes, llevándolos de compras con usted antes de que el bebé llegue y permítales escoger lo que quieran comer. Naturalmente, vigílelos para que escojan alimentos saludables —¡lo último que quiere es que vivan comiendo dulces y galletas a escondidas, mientras usted trata de relajarse con un recién nacido!

❧ AMAMANTAR ❧

Dar el pecho es de verdad el mejor alimento para los bebés. El embarazo es el momento para investigar sobre las opciones para alimentar al bebé, y aprender sobre los beneficios de la leche materna. Si tiene alguna duda, pase unos momentos con las mamás que estén amamantando, para ayudarse a sentir cómoda con la idea. Piense cómo va a dar el pecho, si planea trabajar fuera de casa después de que nazca el bebé, lo que muchas mamás están haciendo. Hay varios libros excelentes sobre el tema para las madres que trabajan, así como grupos de apoyo como la Liga Internacional de la Leche. Los capítulos subsiguientes se concentrarán en las alegrías y retos de amamantar.

❧ PERMISOS DE MATERNIDAD Y DE PATERNIDAD ❧

Con demasiadas familias que tienen dos ingresos, hay que planear muchas cosas cuando llega el momento de arreglar los permisos para después de que nazca el bebé. De hecho, muchas madres embarazadas que trabajan fuera de la casa, sabiamente, se toman las últimas dos semanas del embarazo para relajarse antes del próximo arribo, pero luego les preocupa cómo va a afectar esto en su incapacidad por maternidad. Con frecuencia, la situación es menos complicada cuando en la familia uno de los padres se queda en casa, en especial cuando es la madre, pero aun para el padre, es esencial tomarse un tiempo para establecer lazos afectivos con el pequeño durante los primeros días de vida. También, muchas mujeres preferirán escoger a su esposo como apoyo principal durante esos primeros e íntimos días después del suceso. Por lo tanto, el padre necesitará hacer los arreglos necesarios para contar con unos días libres.

Cuánto tiempo tomar y cuándo, depende de la medida y necesidades de la familia. Con un primer bebé, especialmente si cuenta con una buena red de ayuda por parte de la familia y amistades, su pareja necesitará tomar sólo unos pocos días y luego, a lo mejor, conservar su opción de tiempo de modo flexible para las siguientes semanas, para así poder, en ocasiones, regresar a casa temprano o ir a trabajar tarde.

Cuando ya tiene niños, sus requerimientos serán diferentes. Tendrá que prepararse no sólo para sus propias circunstancias sino también para las de sus hijos. Ellos tendrán necesidades emocionales específicas conforme dan cabida a un nuevo hermanito. Es posible que su única vulnerabilidad sea la necesidad del apoyo especial que sólo papá les puede dar. Y sus responsabilidades aumentarán del mismo modo. El lujo de la siesta vespertina o del baño relajante que usted disfrutaba antes que naciera su primer hijo, puede ser más difícil con otro niño que cuidar, apoyar y tranquilizar. Esto puede significar que Papá tiene que ser más flexible, y tomar más días laborales.

Con frecuencia, cuando se arregla el permiso por paternidad, los padres tomarán 1 ó 2 semanas justo después del nacimiento. Muchos de mis clientes han encontrado que es más útil escalonar los días de permiso durante las primeras semanas o meses, manteniendo la flexibilidad de tener días disponibles para cuando las necesidades de la madre y los niños mayores lo dicten.

Las mujeres profesionistas, que tienen la opción de quedarse en casa tiempo completo después de que llega el bebé, hallarán mucho en qué pensar conforme analizan su decisión de seguir trabajando. Algunas están seguras de qué se quedarán en casa, pero otras no saben que hacer. Muchas de ellas no se deciden hasta después del nacimiento. Ciertamente, muchas madres que planean regresar a trabajar a las 6 semanas o a los 3 meses de posparto, encuentran que con el nuevo arribo, ya no quieren regresar a sus trabajos. Es probable que estas mujeres tomen una extensión de su incapacidad por embarazo sin goce de sueldo por 6 meses, y que hasta entonces decidan qué hacer. Otras, que pensaban que se quedarían en casa tiempo completo, se dan cuenta que se sienten más contentas con algún desahogo personal y deciden regresar a un trabajo en alguna habilidad. Es mejor mantener opciones abiertas hasta que tenga claro sus sentimientos.

Muchas mujeres no pueden hacer otra cosa sino regresar a trabajar después del gran suceso. Esto puede ser sumamente estresante. Las que desean quedarse en casa con el bebé se pueden sentir culpables y destrozadas por hacerlo, y todas las madres trabajadoras enfrentan las preocupaciones que surgen cuando personas extrañas cuidan a su bebé, especialmente si su situación económica limita las opciones. Encontrar guarderías puede ser difícil y provocar tensión, por lo tanto es mejor empezar desde antes del nacimiento. También es esencial considerar, por adelantado, cómo continuará dándole el pecho al bebé mientras trabaja. Afortunadamente, debido al aumento de mujeres en la fuerza laboral que deciden amamantar, existe un gran apoyo al respecto.

❧ CREANDO UN SANTUARIO DE POSPARTO ⚜

Durante los primeros días de posparto con nuestros cuatro hijos, siempre pusimos un letrero en la puerta, para recordar a la gente que nuestra casa era un santuario especial con un recién nacido dentro. En la nota pedíamos a los invitados que hicieran visitas cortas, que las pospusieran si estaban enfermos o llevaban con ellos a niños enfermos (a menudo la gente se preocupa menos por la salud pública de lo que pensamos), y a darnos una mano con los niños mientras estaban en casa. Esto nos ayudó a marcar una pauta con las visitas. Generalmente, durante los primeros días después del alumbramiento, sólo vimos a los amigos más íntimos y a nuestros padres.

Como vimos en capítulos anteriores, para muchas personas el momento posterior al nacimiento es sagrado. Valorar este periodo como excepcional, y como una oportunidad que sólo se tendrá una vez en la vida, nos posibilita a bajar el ritmo de la acelerada vida diaria, y a asimilar la magia de la que hemos sido la parte creadora. También permite descansar, sanar y recuperarse por completo. Una excelente nutrición, un adecuado descanso y la atención a su ser emocional, reduce los problemas prolongados de salud, y promueve un bienestar óptimo para su bebé, mientras que construye los cimientos para relaciones saludables.

⁂ EXTRAYENDO DE UN POZO LLENO ⁂

Cuando está usted demasiado cansada, apagada o vacía, es difícil tener el tipo de energía que requiere su bebé y los otros niños, mucho menos para su relación con su pareja. Ser madre significa estar siempre consciente de las necesidades de los demás. Creo que algunas madres duermen con un ojo abierto para vigilar a sus hijos por la noche. A largo plazo, correr en el vacío no le sirve a nadie, pero es fácil hacerlo cuando se pasa todo el tiempo dando a los demás. En realidad, si está amamantando, no es algo emocional, sino su cuerpo lo que da, para alimentar a su bebé. Muy seguido, las mujeres desarrollan la creencia de que una buena madre lo da todo, y no toma nada de sí misma. Recuerde que esto es una gran falacia cultural. Una buena madre se da a sus hijos, pero tiene que guardar algo para ella misma. Aun de pequeñas maneras se nutre, desarrolla sus intereses y crece como una persona junto con sus hijos. No necesitan que seamos sus mártires, sino sus madres. Una madre actualizada pone el ejemplo a sus hijas, en el sentido de que convertirse en madre expande su identidad, no la limita.

Cuando las madres se sienten estresadas y no han tenido tiempo para ellas mismas, les enseño a usar la metáfora de extraer de un pozo lleno. Para poder cuidar por completo a su familia, deben tener reservas para seguir adelante —necesitan ser un pozo lleno. Cada fracción de ayuda que reciban se agrega a sus reservas. Planear con antelación el posparto, asegura que tendrá la ayuda y apoyo necesario para mantener su pozo lleno.

CUATRO

Los Primeros Días después del Nacimiento

En Creta, justo después de que nace un niño y antes que amamante, la
madre se lava los pechos y pezones con té de manzanilla. Cuando llegan las
visitas a ver al nuevo bebé, lo primero que preguntan es "¿ya tomó la
manzanilla?". Se considera que el té es perfecto para los dos después de la
conmoción del parto. Una vez que el pequeño ha tomado su primera man-
zanilla, todos se sienten aliviados porque es un signo de que están sanos y
ahora forman parte del clan. En el hospital cerca del pueblo en el que viví
parte del año, hay un cuarto especial donde se prepara la manzanilla para
las nuevas madres y sus bebés.

Patricia Kyritsi Howel, herbolaria

Las horas y días inmediatamente posteriores al nacimiento de un bebé saludable son todo, menos mágicos. Usted ve como su bebé se desdobla de su vientre que cada vez más se ha convertido en una habitación acalambrada para el creciente bebé. Es como ver florecer una flor en una película cuadro a cuadro, el milagro de la naturaleza empieza a aparecer ante sus ojos y, por instantes, la belleza de su hijo le quitará la respiración. En la primera noche siguiente al nacimiento, se puede encontrar a sí misma caminando para ver si en realidad está ahí o si sólo fue un sueño. Durante esos primeros pocos días, la endorfina y la adrenalina, químicos naturales que el cuerpo produce para lograr que usted pase por el nacimiento y que minimizan el dolor, están aún corriendo por su cuerpo, y se puede sentir naturalmente elevada o eufórica. Cada momento es increíble y precioso, casi irreal —no puede creer que por fin pasó; su bebé ha nacido.

Junto con la euforia de los primeros días viene una inclinada curva de aprendizaje, en particular, si éste es su primer hijo. Y después de unos días, las hormonas que crearon esa euforia después del alumbramiento empiezan a descender, a menudo dejándola con una fuerte sensación de anticlímax, después de la intensidad del nacimiento. Este es el momento para cortar leña y llevar el agua. Es posible mantener la gracia y la paz interior y al mismo tiempo, aprender a integrar a su bebé en su vida y, en parte, depende de su habilidad para nutrir y cuidarse a usted misma, su paciencia consigo misma al ir aprendiendo nuevas habilidades y familiarizarse y acomodarse con el lenguaje y necesidades del pequeño. Este capítulo la guiará por los cambios que pudiera experimentar la primera semana después de que el bebé nazca.

⅗ EL ESCENARIO DEL NACIMIENTO ⤛

El lugar donde dé a luz determinará en gran parte su experiencia en los momentos y horas inmediatas al alumbramiento, al igual que la naturaleza de éste.

Unas cuantas de ustedes escogerán (y podrán) dar a luz en el santuario de su hogar y, por lo tanto, probablemente disfrutarán de un momento sin interrupciones, de tranquilidad para relajarse y disfrutar de su bebé en la comodidad de su propia cama. Su partera ordena todo mientras la vigila amablemente y su madre, hermana o amiga prepara la comida para que usted la disfrute. En una hora más o menos es probable que usted se dé un regaderazo o se meta en la tina para darse un tranquilo baño de hierbas, y después entre en la cama para descansar con su bebé al lado.

Sin embargo, el ritmo de un hospital les dictará su inmediata experiencia de posparto a la mayoría de las mujeres. En este caso, todo estará listo para usted, su partera, monitora u otra persona de apoyo de parto ordenarán el tipo de experiencia que usted desea. Tan pronto como nazca el bebé, lo mejor para los dos es que lo coloquen en su regazo, piel con piel, si es posible. Por lo tanto, usted debe solicitar que la temperatura de su cuarto de labor esté a un nivel confortable para el bebé, ya que el calor que se mete en la piel del bebé puede comprometer su salud. A pesar de esto, ponerlo junto a su piel, con una toalla tibia seca doblada sobre el bebé, en un cuarto adecuadamente caliente, es suficiente para asegurarle calor al bebé. Mientras esté color de rosa y respirando bien, no hay ninguna razón para sospechar que necesita que se lo lleven de sus brazos a un calentador. Tome nota de que es normal que un recién nacido tenga las manos y pies moderadamente azules; mientras que la piel de la boca y a su alrededor no lo estén, no hay necesidad de preocuparse.

El personal del hospital o de la maternidad podrán insistir un poco en llevarse al bebé para examinarlo. A no ser que esté claramente angustiado, no hay por qué hacerlo. El mejor lugar para el pequeño después del nacimiento es cerca de su seno. Le pueden hacer cualquier examen de rutina en sus brazos o a su lado en la cama. A no ser que esté enfermo o forcejeando mucho, no hay ninguna razón en absoluto para llevárselo al cuarto de los bebés. Insista para que el pediatra venga a su cuarto a examinarlo, aunque tenga que esperar hasta que el doctor esté disponible.

Durante su estancia en el hospital, usted será objeto de repetidos chequeos por el personal de enfermería, y probablemente el bebé será sometido a un gran número de intervenciones, a no ser que usted proteste. Ya sea que acepte las inyecciones de vitamina K, la profilaxis de ojos rutinaria con un ungüento antibiótico, la prueba de glucosa, la prueba de PKU, la vacuna contra la hepatitis B, ponerlo bajo el calentador y que le den alimento suplementario de la leche materna, son unos pocos ejemplos de los tipos de selecciones que tendrá que hacer. Mientras la ley de varios estados requiere la profilaxis de los ojos, es su decisión si acepta o no otras probabilidades. Por o tanto, es importante investigar antes de que el bebé nazca, para que usted pueda responder con claridad, cuando se enfrente con las decisiones y opciones médicas que probablemente difieran de las suyas.

ᨁ CREANDO LAZOS ᨂ

Las mujeres abrazan a sus bebés casi de inmediato después del nacimiento. Algunas se enamoran de ellos a primera vista, sin embargo, a otras les toma tiempo sentirse unidas a sus recién nacidos. Esto puede ser muy normal, pero si no se vinculan desde el principio, muchas mujeres sentirán que están sentenciadas a tener una pobre relación con sus hijos. Esto pone una gran presión psicológica y demasiadas expectativas en ellas inmediatamente después del parto, e interfiere con su propio marco de tiempo intuitivo. Vale la pena revisar la historia reciente, para estar concientes del lugar de dónde venimos, en lo que se refiere a la relación madre-bebé, inmediata al nacimiento

Tan sólo hace menos de 20 años, a las madres se les rasuraba y se les preparaba para el alumbramiento con un enema. Cuando era "parido", lo volteaban hacia abajo por los tobillos y le daban una nalgada, luego se lo llevaban rápidamente de la vista de la madre, algunas veces pasaban varias horas antes de que lo volviera a ver. Incluso, hasta ni se habría dado cuenta del hecho de que acababa de dar a luz. Puedo recordar nacimientos como éste cuando era voluntaria en un hospital-escuela de la localidad, tan recientemente como 1984, mientras trataba de tener una mejor visión interna de los nacimientos en un hospital, para informar en mi práctica de obstetricia.

Recuerdo un incidente cuando mis hijos eran pequeños: un día de primavera tenía que recoger un libro con una enfermera, en un hospital lujoso que se localizaba en la parte residencial de la ciudad. Como ella era una enfermera neonatal, mi incursión me llevó al cuarto de los bebés. Mis dos hijos iban conmigo y nos asomamos a la ventana de la guardería, mientras esperábamos que llegara la enfermera con el libro que quería pedir prestado. Mi hijo y mi hija mayor, entonces de siete y cuatro años, empezaron a estar inquietos y la niña empezó a llorar mientras veíamos a los bebés —todos en cunas en una fila, y llorando. Creo que lo que les molestó fue la total falta de responsabilidad por parte de las enfermeras y pediatras que estaban en el cuarto. Mis hijos estaban acostumbrados a oír llorar a los bebés, pero recibir consuelo y un pecho cálido. Esta escena de la guardería los horrorizó y lo que querían era irse lo más pronto posible. Les expliqué que algunas personas creen que los bebés no pueden sentir dolor, llanto no significa nada, pero la respuesta enfática de mis hijos me recordó que la compasión humana es intuitiva: parece que algunas personas simplemente borran de su mente las reglas y costumbres ciegas, en especial cuando se trata del cuidado de los niños. Después de todo, sólo hace muy poco tiempo que la medicina pediátrica reconoció que los bebés ya sonríen a las pocas semanas de edad y no es tan solo que tengan gases.

A partir de los últimos diez años, poco más o menos, es que hemos hecho algún progreso. En los 70s, del siglo pasado, los pediatras Marshall Klaus y John Kennell condujeron una investigación en el proceso de las madres al "enamorarse de sus bebés", como lo dijo Sheila Kitzinger en *The Year After Childbirth* (El Año Posterior al Nacimiento). Ellos acuñaron el término "creando lazos" para discutir este fenómeno, y lo introdujeron en la literatura médica. Lo que las madres han sabido instintivamente, y al parecer, desde siempre —que el periodo inmediato después del nacimiento es un momento precioso y sagrado para la relación madre-bebé— ahora se convierte en ciencia médica.

Por desgracia, este crear lazos se convirtió en una esperanza médica. Las madres y los bebés *deberían* vincularse de inmediato después del nacimiento. ¡Ah! esa mágica palabra: *deberían* —un término que puede de inmediato distorsionar una experiencia natural y espontánea, en una regla dura y rápida. Pero también la relación madre-hijo evoluciona, y no necesariamente se materializa de inmediato ni de forma mágica en el alumbramiento. Es triste decir que para las madres, la obligación de vincularse madre-bebé, al instante, se vuelve parte del protocolo médico en algunos hospitales y maternidades. A muchas madres que no se enlazaron de inmediato con sus bebés en el nacimiento, se les consideraba enfermas —algunas veces hasta se les observaba durante el periodo de posparto, buscándoles signos de ser madres negligentes y potencialmente abusivas.

Además, a muchas de ellas, informadas de la presunta necesidad de la vinculación inmediata, les empezó a preocupar que no fueran lo suficientemente buenas como madres. Un incidente en particular viene a mi mente: una de mis clientes había organizado el nacimiento en su casa, pero debido a la necesidad de hacerle una cesárea, tuvieron que llevarla al hospital. Justo después del parto vio a su pequeña y mientras Mamá estaba en recuperación, el padre abrazó a la bebé. Ella la sostuvo en sus brazos de inmediato al dar a luz, después de lo cual la bebé nunca se separó de su lado. Todo iba bien al darle el pecho y su amor por la pequeña era inmenso. Cerca de una semana después, una amiga bien intencionada le llevó una copia de una revista sobre paternidad, que promovía la maternidad natural, y que contenía un artículo sobre crear lazos. En él se establecía expresamente que las mamás que parían por cesárea, no creaban lazos con su bebé tan bien como lo hacían las que tenían un parto natural. Esto la hizo irse para abajo, con una ansiedad que crecía cada vez que la bebé "fracasaba" en hacer contacto visual con ella o cuando lloraba. La madre me llamó para que la observara conectarse con su bebé, y la pequeña actuó totalmente como un recién nacido normal. A pesar de eso, Mamá estaba hecha polvo, pensando que su experiencia del nacimiento había empujado para siempre su relación con su hija a un abismo de desunión.

Tomó mucho entrenamiento ayudarla a superar esta duda, pero con el tiempo vio lo cerrado de un punto de vista que condena a todas las madres que no tienen un parto vaginal, a tener una pobre relación con sus hijos. De hecho, debido parcialmente al alto porcentaje de cesáreas en nuestro país, la vinculación al nacimiento no se ha institucionalizado más. No se puede considerar patológicas al 25 por ciento de las mujeres de una sociedad que traen al mundo bebés por medio de cesáreas —y después de un parto con cirugía, puede dificultarse una vinculación inmediata. Así que la presión para enlazarse ha caído al borde del camino, debido a la alta proporción de operaciones ginecológicas. Y, de la misma manera, también, los altos índices de intervenciones neonatales y la "necesidad" de observar a los recién nacidos, mantienen bajas las presiones para crear lazos.

Sin embargo, las investigaciones demuestran que a las mujeres que se les ha dado tiempo para vincularse con sus bebé, muestran comportamientos similares. Revisan a sus bebés de pies a cabeza, lo arrullan, les hablan en tono alto, profesándoles su amor una y otra vez, y les cuentan los dedos de los pies y de las manos. Y también, los bebés reconocen a Mamá en especial por su sonido y olor. Las investigaciones también muestran que el modo de parir, puede tener un impacto en la manera en que una mujer se siente inmediatamente después del parto, y en la facilidad con la cual ella maneja a su bebé, le da el pecho y se conecta con él.

¿Qué surge en mi mente de toda esta investigación sobre el crear lazos? Dos cosas principales parecen claras. Una es que tiene gran valor el dar a las madres y sus bebés el tiempo y espacio para enamorarse mutuamente después del nacimiento, sea que se lleve segundos, minutos, horas o días. La otra, que la mayoría de las investigaciones significativas sobre el cuidado de posparto se concentran en la necesidad del bebé de vincularse con la madre. Ciertamente, se ha indagado poco sobre las necesidades de la madres en el posparto. Pero parece obvio que el sentido de bienestar de la madre, tendría una influencia intrínseca en su habilidad y deseo de vincularse con su bebé. Por consiguiente, es esencial crear inmediatamente después del alumbramiento, un ambiente seguro, tranquilo, útil y nutriente para la madre, para que tenga la libertad y la oportunidad de empezar su relación con el bebé desde el principio.

⅜⌒ LOS CAMBIOS FÍSICOS EN LOS DÍAS ⌒ POSTERIORES AL NACIMIENTO

Sin importar el lugar donde se dé a luz, los cambios por lo que el cuerpo de una mujer pasa después del alumbramiento son similares en todas ellas. Aunque la generalidad de las mujeres se sienten eufóricas y quieren abrazar y ver a su bebé, algunas están fatigadas y abrumadas, y lo que quieren es descansar, ya sea con su bebé al lado o en los brazos confiables de algún pariente. Para estabilizar el azúcar de la sangre y restaurar la energía gastada durante la labor de parto es importante darle, más o menos una hora después del nacimiento, una comida o un refrigerio rico en proteínas y carbohidratos complejos como huevos y tostadas, sopa de pollo y sopa de miso con tofu y fideos, junto con fruta fresca de la estación. La proteína también es primordial para sanar el tejido. Por lo tanto, lo mejor es comer algo aunque esté cansada y quiera dormir.

MUSCULOS ADOLORIDOS

Ciertos grupos de músculos que usó en el trabajo de parto, particularmente los brazos, espalda y piernas, estarán adoloridos. Un relajante baño de hierbas (ver página siguiente) y un buen descanso puede ser un gran alivio, y usted agradecerá un masaje dentro de los primeros días posteriores.

SANANDO LOS LUGARES SENSIBLES, DESGARRES Y EPISIOTOMÍAS

Su perineo puede estar sensible. Aun si no tiene desgarres o una episiotomía en el parto, esa piel se estiró mucho para permitir que pasara el bebé. Algunas veces, también, hay pequeños desgarres en la piel a los lados de los labios vulvares, las parteras los llaman marcas de patinazo y durante los primeros días pueden provocar ardor mientras orina. Un cuidado sensible con un baño de hierbas, compresas herbales, enjuagues herbales de una botella mientras orina, o una bolsa de hielo si está muy hinchada, todo puede ser relajante. Si tiene un pequeño desgarre o si decidió que no la cosieran, rocíe de ½ a una cucharadita de aceite de vitamina E (d-alfa tocoferol) en el desgarre, de 2 a 3 veces diariamente para ayudar a sanar.

⧫ BAÑOS HERBALES ⧫

Hay muchas hierbas que relajarán la sensible piel perineal, sanan los desgarres y las episiotomías, reducen la inflamación, desinflaman las hemorroides y previenen las infecciones. También son calmantes y nutrientes para la mente y espíritu. El baño de posparto es una tradición que mis clientes han disfrutado por 15 años. Compre y mezcle las hierbas usted misma para tenerlas a la mano en su momento, o compre una mezcla de hierbas (ver Fuentes).

Preparar el baño es tan simple como hacer una olla de té gigante y el líquido medicinal también puede hacerse en compresas o enjuagues, como se enseña a continuación. Usted puede tomar un baño una hora después del nacimiento, luego repetirlo una o dos veces diariamente por 3 a 5 días. Deje que la acompañe su bebé, esto también estimula que sane la herida umbilical.

ᦇ *Baño herbal 1: Deleite de posparto*

Esta combinación de hermosas y fragantes flores es reanimante, tranquilizante, sanadora y antiséptica.

> 60 gr de hojas de consuelda
> 30 gr de flores de caléndula
> 30 gr de flores de lavanda
> 15 gr de hojas de salvia
> 15 gr de polvo de mirra
> ¾ de tasa de sal de mar

Mezcle juntos la consuelda, la caléndula, la lavanda, la salvia y la mirra. Ponga un litro de agua a hervir. Apague el fuego y coloque 30 gramos (aproximadamente un puñado grande) de la mezcla en la olla. Dejar en infusión, tapado, por 30 minutos. Cuele el líquido con un colador de malla fina y tire el material de la hierba.

Agregue medio litro del líquido a la tina de baño, junto con la sal. Guarde el resto para otro baño, para compresas o para una botella rociadora.

ᦇ *Baño Herbal II: Baño sanador profundo*

Fuertemente antiséptica y astringente, esta mezcla es perfecta para sanar el trauma del perineo, incluyendo los desgarres y las episiotomías.

> 30 gr de hojas secas de consuelda
> 30 gr de flores de milenrama

30 gr de hojas secas de salvia

30 gr de hojas secas de romero

1 cabeza de ajo grande y fresco

½ tasa de sal de mar

En un tazón mediano, mezcle juntos la consuelda, la milenrama, la salvia y el romero. Pele todo los dientes de ajo y colóquelos en una licuadora con 2 tazas de agua tibia. Licue hasta tener un líquido lechoso y el ajo esté completamente pulverizado. Cuele en un colador de malla fina.

Ponga a hervir 6 tazas de agua, luego apague el fuego. Agregue 30 gr de combinación de las hierbas secas al recipiente y deje hacer la infusión por 30 minutos. Cuele el líquido y tire el material de las hierbas.

Vacíe una taza de la "leche" de ajo y 4 del té de hierbas en la tina de baño, junto con la sal. Reserve los líquidos sobrantes para los baños siguientes.

Precaución: No use la leche de ajo en una botella rociadora o en compresas, sería muy irritante. Sin embargo, el té es seguro de usarse en el baño.

PARA UNA COMPRESA DE HIERBAS

Simplemente sumerja una toallita en el té de hierbas y aplíquela caliente o fría en el perineo, según se necesite, para reducir la tensión y lo hinchado.

PARA UN ENJUAGUE

Compre una botella rociadora, una botella de plástico que se apriete, en cualquier farmacia y llénela con el té colado de su preferencia. Úselo caliente o a la temperatura ambiente. Rocíe sobre el área perineal mientras orina. Esto reduce significativamente la inflamación y la comezón.

∿ *Masaje de Aceite para Después del Nacimiento*

Utilizar esta sencilla combinación para dar masaje a los músculos adoloridos, puede ser un gran alivio, haya o no tenido un bebé recientemente.

90 gr de aceite de almendras

15 gr de aceite de árnica

7.5 gr de aceite esencial de romero

7.5 gr de aceite esencial de gaulteria

Mezcle bien en una botella de plástico que se apriete y guárdela en un lugar oscuro y fresco. Aplíquese cuando se necesite; agítese bien antes de usarse.

ENTUERTOS

Normalmente, la placenta se expulsa dentro de los 30 minutos posteriores al nacimiento del bebé, en cuya ocasión el útero pesa más de 900 gr. Según Kitzinger (1994) su peso se reducirá en un 95 por ciento en las siguientes 6 semanas. Este proceso conocido como involución —apretándolo de regreso a su forma y tamaño— ocurre a través de las contracciones del útero, conocidos como entuertos, que generalmente empiezan dentro de las 12 horas posteriores al alumbramiento, y que pueden ser muy dolorosos; algunas mujeres se quejan de que lastiman más que las contracciones de la labor de parto. Con frecuencia ocurren con una intensidad mayor con cada parto subsiguiente, ya que cada embarazo provoca que el útero se estire un poco. Aunque no experimente entuertos, es importante estar consciente de que pueden ocurrir, no sea que la tomen por sorpresa y piense que algo está drásticamente mal.

Si experimenta entuertos, no tome aspirinas. Su propósito es apretar hacia abajo el útero, no sólo para devolverlo a su tamaño y forma original, sino también impedir el excesivo sangrado. Esto ocurre porque en el útero los vasos sanguíneos están entrelazados con las fibras musculares. La contracción de estos músculos conduce al estrechamiento suficiente de los vasos sanguíneos, para controlar el sangrado. La aspirina puede causar que se adelgace la sangre y aumentar el sangrado.

Amamantar a su bebé desencadenará los entuertos, porque dar el pecho también estimula la liberación de oxytocin, una hormona que se produce de forma natural en el cuerpo, que causa las contracciones en el útero (pitocin es un oxytocin sintético), y es una excelente manera para acelerar el proceso. Por lo tanto, hasta que los entuertos hayan pasado, no intente usar un biberón en lugar de dar el pecho, Casi siempre desaparecen por completo a las 72 horas después del alumbramiento, y a menudo mucho antes. Algunas veces los doctores prescriben acetamoniphen (eso es, Tylenol) o un antiinflamatorio como ibuprofen. Aunque se les considera seguros en la lactancia, es preferible evitar medicamentos innecesarios. Los remedios naturales y simples medidas de confort, pueden liberar los entuertos mientras fortalecen la tonicidad del útero, ayudando así al cuerpo en el proceso de involución. Las medidas de confort incluyen un baño tibio y una bolsa de agua caliente aplicada en la parte más baja de la espalda y del abdomen. Los tratamientos de Combustión de Moxa (ver páginas 51-53) y saco de arroz caliente (ver página 97) también pueden aliviar los entuertos.

HIERBAS PARA LOS ENTUERTOS

Por mucho tiempo, las parteras y los especialistas herbolarios han prescrito las hierbas para la liberación de los entuertos. Intente lo siguiente si tiene entuertos molestos y quiere una terapia natural. Estas hierbas no contradicen su uso durante la lactancia (LowDog 2001) y su uso se puede considerar seguro.

Té de Manzanilla (*Matricaria recutita*): la manzanilla es una hierba gentil para suavizar los dolores, calambres y espasmos, y se le considera benéfica para la producción de leche materna suplementaria. Sirve para calmar a la madre y puede ayudar a prevenir o reducir cólicos al bebé. Poner 1 cucharada de flores de manzanilla en una taza con agua hirviendo, tápela y deje hacer la infusión por 10 a 15 minutos. Cuélela y tire el material de la hierba. Tómelo caliente, ligeramente azucarado si lo prefiere.

Té de Nébeda (*Nepeta cataria*): La nébeda comparte muchos de los mismos principios de la manzanilla, y puede usarse en lugar de ésta o en combinación.

Su preparación es igual que la de la manzanilla, o para combinar use ½ cucharada de cada una, y siga las instrucciones anteriores.

Dosis: 1-4 tazas al día, si es necesario.

Motherwort (*Leonurus cardiaca* - en español: *agripalma*): Como el nombre de la hierba lo indica, está hecha para las madres. Wort significa "hierba sanadora". El nombre botánico en latín *Leonurus cardiaca* significa "intrépido", y muchos especialistas herbolarios lo interpretan para indicar que provee de una cierta fuerza y firmeza al personaje cuando hay depresión, ansiedad o irritabilidad. Es un tónico excelente para el útero y el corazón, tonifica al primero y reduce las palpitaciones del segundo. También calma un poco los entuertos espasmódicos, se utiliza como un medicamento externo de liberación del dolor del útero para entuertos. Es un poco amargo y por lo tanto es mejor usarlo en forma de tintura.

Prepare una taza de té de nébeda y agregue 1 cucharadita de tintura de motherwort después de que se haya hecho la infusión y colado.

Dosis: ½ a 1 cucharadita hasta 4 veces al día.

SACO DE ARROZ CALIENTE

Los sacos de arroz caliente son fáciles de hacer, se pueden usar durante la labor de parto para reducir el dolor de espalda y son efectivos para los dolores después del parto, en lugar de una bolsa de agua caliente.

Método 1: Coloque el suficiente arroz a lo largo de un saco alargado hasta llenar las dos terceras partes. Amarre fuertemente la punta con un cordón de algodón y póngalo en el horno de microondas por 2 minutos a temperatura media. Aplique en las áreas acalambradas según se necesite.

Método 2: Corte un pedazo de tela de algodón en un rectángulo de 90 cm de largo por 10 cm de ancho. Dóblelo a la mitad para que quede de 45 x 10 cm, luego una los lados más largos con puntadas cortas. Llene las dos terceras partes con arroz y cosa el lado faltante firmemente. Caliente en el horno de microondas y aplíquelo según las indicaciones anteriores.

Los dos sacos se pueden volver a calentar y usar según se necesite.

Opción: Agregue ¼ de taza de flores de lavanda al arroz y mézclelo bien antes de ponerlo en el saco. Cuando lo caliente, la lavanda emitirá una fragancia suave y agradable.

Nota: Severos calambres acompañados por molestias en el útero, fiebre y secreción con olor desagradable, pueden ser señal de una infección uterina seria. Si experimenta estos síntomas, acuda a su doctor de inmediato.

TEMBLORES, SUDOR Y OTROS SÍNTOMAS PARECIDOS

Durante los pocos días que siguen al nacimiento, muchas mujeres se hallan sudando profusamente, o experimentando periodos de temblor intenso, por lo general por enfriamiento como resultado de sudar. Esto se debe a los cambios hormonales y al esfuerzo del cuerpo por eliminar los líquidos de más, que se han acumulado durante el curso del embarazo. De forma similar, puede tener la necesidad de orinar frecuentemente. Tome sorbos de jengibre caliente o té de canela, mantenga una temperatura ambiente agradable, y tenga a la mano un cobertor y calcetines por si tiene frío. Pídale a su pareja que la abrace o le dé un masaje si está experimentando temblores. Estos síntomas pasarán rápidamente por sí solos, y no necesitan una atención especial, a no ser que estén acompañados por fiebre o algún otro síntoma de enfermedad.

TÉ DE JENGIBRE

Ponga una cucharadita de raíz de jengibre rallada, en una taza de agua hirviendo, haga la infusión y tápela por 15 minutos. Cuele, endulce ligeramente con miel, y tómela a sorbos mientras esté caliente, hasta 2 tazas diariamente.

Variación: Deje hervir a fuego lento una cucharadita de pedazos de jengibre rojo rallado (*Panax ginseng*) y otra de raíz de regaliz rallada (*Glycyrrhiza glabra*) en agua hirviendo por 15 minutos. Apague el fuego y proceda como se dijo arriba para agregar el jengibre, y haga un té de jengibre.

Tómelo a sorbos mientras esté caliente, hasta 2 tazas al día. Es un té muy tonificante, y excelente para tomar si experimenta escalofríos y sudores después del nacimiento.

TÉ DE CANELA

Haga una infusión de una cucharadita de polvo de canela en una taza de agua hirviendo, por 5 minutos. Endulce con miel y agregue leche si lo desea.

Dosis: ½ a 1 taza

La siguiente es una tradicional fórmula china, específica para el tratamiento de sudores severos de posparto:

30 gr de concha de ostión
12 gr de tragacanto
12 gr de codonopsis
12 gr de ophiopogon
9 gr de dang gui
9 gr de fu xiao mai ("trigo flotante")
9 gr de raíz ma huang
9 gr de peonía
9 gr de rehmannia
9 gr de schizandra
9 gr de siler

Estas hierbas se usan para estimular la habilidad del cuerpo para mantener sus influencias protectoras (*wei qi*), retener la energía y reconstruir los fluidos. Para obtener estas hierbas, ver Fuentes.

Para preparar, tome, ya sea en gránulos pre-empacados, 6 gramos diariamente, o hiérvalos ligeramente en 6 tazas de agua, durante una hora. Cuele y tome ½ taza dos veces al día hasta que se termine el té. Refrigere la porción sobrante y caliente cada dosis según se necesite. Puede dejar la dosis diaria a una temperatura ambiente, y tomarla sin calentar.

SANGRADO

Si inmediatamente después del nacimiento del bebé o de la expulsión de la placenta, hay un sangrado excesivo hasta el punto de ser una hemorragia, su doctor o partera le pueden poner una inyección intramuscular de pitocin para detenerla. Al inicio del posparto, el sangrado continuo o abundante, en algún momento en la primera semana después del nacimiento, se debe reportar de inmediato a su proveedor de cuidados. Es normal pasar por unas 2 a 6 semanas de sangrado; es lo que se conoce como loquios, debido a un derrame del endometrio, la pared del útero, que se construye durante el embarazo para proporcionar una cama de rico nutrimento al bebé, vía la placenta.

La intensidad y duración del sangrado dependen principalmente de la tonicidad del útero y de su nivel de actividad física. Entre más tono tenga el útero, la duración del sangrado será más ligera y corta. Una actividad de moderada a excesiva puede ser la causa de un aumento en su sangrado. Inmediatamente después del parto, una vejiga distendida y llena, impedirá que el útero se contraiga con eficacia y puede contribuir a que continúe un hilo de sangre. Si esto no se revisa, puede llevar a una significativa pérdida de sangre. Asegúrese de levantarse y orinar dentro de las primeras dos horas siguientes al alumbramiento, para minimizar la posibilidad de un excesivo sangrado del útero.

Durante los primeros 3 a 5 días posteriores al parto, el sangrado debería ser como una menstruación de moderada a fuerte. También puede expulsar coágulos de varios tamaños, en ocasiones tan grandes como un huevo. Esto pasa, usualmente, porque la sangre se encharca en su útero mientras usted se reclina y luego se coagula; después, es expulsada cuando se levanta o va al baño. Para minimizar su formación, dé masajes fuertes en su abdomen periódicamente y cada vez que se vaya a levantar, si ha estado acostada, hasta que sienta que su útero se endurece como un cantalupo[4] o una toronja. Su partera o doctor le pueden enseñar cómo hacer esto, a las pocas horas después del nacimiento. Al tercer día de posparto su útero habrá empezado a contraerse lo suficiente y ya no será necesario hacerlo. Usar una faja abdominal también protege contra los coágulos y el sangrado excesivo.

[4] N.T. Melón pequeño de corteza rugosa y pulpa anaranjada

Después de este tiempo, el sangrado se aclarará hasta un color café acuoso y, gradualmente, en las siguientes semanas, será más delgado hasta detenerse. Una actividad significativa, movimientos como cargar o empujar, pueden causar que regrese el sangrado y una hemorragia de posparto puede aún ocurrir hasta los 30 días después del parto. Por lo tanto, durante las primeras 4 a 6 semanas, tenga cuidado y evite una actividad agotadora, cargar cosas pesadas o hacer quehaceres domésticos como la compra de víveres o aspirar. En la primera semana, no cargue nada más pesado que su bebé y reduzca al mínimo la actividad física y el ejercicio.

Durante las primeras semanas de posparto, evite los tapones porque pueden aumentar el riesgo de infección. Igualmente, no es una buena idea usar toallas de tela reutilizables o esponjas menstruales. El producto sanitario más higiénico que se puede usar durante los primeros 10 días de posparto es la toalla sanitaria sin blanquear, desechable, ya que disminuye la posibilidad de una infección. Durante la primera semana necesitará usar toallas especiales para maternidad y tal vez emplear dobles durante la noche. Después de eso, puede cambiar a las maxi-toallas y luego a las más delgadas.

Es importante ingerir comidas ricas en hierro, en las primeras semanas posteriores al nacimiento, para compensar la pérdida de sangre e impedir una anemia por deficiencia de hierro. Los alimentos ricos en esta vitamina incluyen la carne roja, la carne de pavo oscura, los frijoles rojos, lentejas, vegetales de hojas verde oscuro (tales como col rizada, repollo y brócoli) y frutas secas como uva pasa, higos Misión Negra, duraznos y cerezas.

Tratamientos herbales para el sangrado de posparto

En la literatura de los doctores eclécticos —médicos que ejercieron desde la mitad del siglo XIX hasta principios del XX y que usaron ampliamente medicinas botánicas en sus prácticas— así como en las tradiciones de las parteras europeas, hay numerosas referencias a los remedios herbales para el sangrado uterino (Ellingwood 1919, Felter 1922, Felter y Lloyd 1898, Fyfe 1905). La acción primordial de muchas de estas hierbas es dar tonicidad al tejido del útero. Los músculos uterinos con buen tono previenen la excesiva relajación de los vasos sanguíneos del útero, y por ende, impiden un sangrado excesivo.

A pesar de que sólo profesionales entrenados deberían usar estos remedios en situaciones de emergencia, usted puede probarlos con normales, pero fuertes sangrados de posparto. Aquí presento algunas fórmulas herbales cuyo uso es seguro, para ayudar a disminuir el sangrado uterino de posparto provocado por un pobre tono muscular.

Mezcla Capa de Señora

Ver páginas 253-255 para aprender sobre tinturas.

> 45 ml de tintura de raíz de algodón (*Gossypium herbaceum*)
> 30 ml de tintura de capa de señora (*Alchemilla vulgaris*)
> 15 ml de tintura de bolsa de pastor (*Capsella bursa-pastoris*)
> 15 ml de tintura de canela (*Cinnamomum zeylanicum*)
> 15 ml de glicerina vegetal

Combine las tinturas en una botella de 120 ml, luego añada la glicerina.
Dosis: ½ a 1 cucharadita según se necesite, hasta que se detenga el sangrado, máximo 8 cucharaditas.

 Té de Milenrama y Bolsa de Pastor

> 15 ml de hierba seca de bolsa de pastor (*Capsella bursa-pastoris*)
> 15 ml de flores secas de milenrama (*Achillea millefoliun*)

Combine la milenrama y la bolsa de pastor. Ponga 4 cucharaditas de la mezcla en 2 tazas de agua hirviendo para hacer la infusión, por 20 minutos. Cuele y tire el material de la hierba.
Dosis: ¼ a 1 taza según sea necesario, endulzar ligeramente si lo desea; hasta 4 tazas.

 Fórmula de Canela y Hierba Pulguera

Basada en las prescripciones del Dr. Ellingwood, esta fórmula detendrá rápidamente el fuerte sangrado de posparto. Si éste persiste, consulte a su médico. Esta fórmula la distribuye Herb Pharm (ver Fuentes).

> 45 ml de tintura de hierba pulguera de Canadá (*Erigeron canadensis*)
> 15 ml de tintura de canela (*Cinnamomum zeylanicum*)

Mezcle bien las tinturas.
Dosis: 1/2 cucharadita según sea necesario, hasta 6 dosis en 2 horas.

Nota: Las parteras y obstetras insisten en que si usted moja más de dos toallas grandes para menstruación en 30 minutos, esto constituye una hemorragia, y requiere de atención médica. Arrojar grandes coágulos o sangrado continuo, aunque sólo sea moderado pero que esté acompañado por molestia abdominal, fiebre y secreción maloliente, podría indicar que está reteniendo fragmentos de placenta o membranas amnióticas en el útero, posiblemente con infección. Si experimenta esos síntomas, acuda a su médico de inmediato.

TRATAMIENTO DE HEMORROIDES

Las hemorroides pueden ser un verdadero dolor en el ...bueno, usted sabe. Desgraciadamente, para muchas mujeres son un hecho real después del parto, en particular si fueron un problema durante el embarazo, o si se formaron cuando pujó por periodos largos durante el alumbramiento. La buena noticia es que hay sencillos tratamientos caseros que pueden reducirlas con eficacia, igual que la incomodidad que causan. Por lo general, si las hemorroides son un problema usted deseará evitar el estreñimiento. Debería comer una dieta alta en fibra, incluyendo vegetales frescos y granos enteros. También, asegúrese de tomar mucha agua.

Los siguientes sencillos tratamientos pueden usarse directamente sobre las hemorroides, para achicarlas y reducir la inflamación.

 Bolsitas de Té

Ponga a remojar una bolsita de té con cafeína (cualquier clase servirá, hasta *Lipton*) en un octavo de una taza de agua hirviendo. Déjela asentarse por 2-3 minutos. Exprima el exceso de agua de la bolsa de té y aplíquela directamente en la zona afectada. *Nota*: el té mancha, así que póngase una toalla cuando esté usando la bolsa de té. Este tratamiento se puede repetir varias veces al día.

 Alivio del Trasero

Llene una jarra de vidrio de boca ancha, de 12 ml con almohadillas cosméticas redondas. Vierta una solución de hamamelis, de Virginia, disponible en su farmacia local. También le puede agregar de 5 a 7 gotas de antiséptico y aromatizarlo agradablemente con aceite de esencia de lavanda. Aplique las almohadillas en la zona afectada, repita según se necesite.

⚘ LA FORMA DE SU CUERPO ⚘

Inmediatamente después de dar a luz, en particular la primera vez que se pare, notará que su barriga ha disminuido su tamaño de forma dramática. De hecho, pararse por la primera vez le hará quedarse sin respiración por el asombro, o experimentar una extraña sensación de vacío en su diafragma. Toda la presión que estaba ahí por albergar a su bebé justo horas antes, se ha ido de repente. Sin embargo, su barriguita embarazada no reducirá su tamaño por completo, hasta varios meses después del posparto, y por algunas de las primeras semanas se verá como si aún tuviera 5 meses de embarazo. Esto es normal, y un ejercicio moderado, una dieta saludable y una calórica producción de leche materna le ayudarán a volver a su forma. Igualmente, sus caderas y nalgas ligeramente alargadas, que han almacenado reservas de grasa para protegerla a usted y a su bebé, serán notables por varios meses.

Las estrías comenzarán a perder intensidad y se volverán plateadas al paso de los meses de posparto, pero aún en la primera semana después del nacimiento, dejan de ser tan prominentes como lo eran al final del embarazo.

Es común para las mujeres luchar con los problemas de imagen de su cuerpo durante el posparto. Desafortunadamente, el estereotipo cultural de "delgada es lo ideal" nos hace sentirnos gordas y sin gracia, durante los meses siguientes. Es muy importante que sea honesta consigo misma sobre la forma en que ese mensaje tan interiorizado pueda afectar la opinión de su propio cuerpo, debido a que, inconscientemente, usted puede comer menos de lo que necesita, en un esfuerzo por volver a la talla que tenía antes de embarazarse. Sin embargo, saltarse las comidas puede conducirla a la depresión, irritabilidad y a tener dificultades con la producción de leche materna. Además, su cuerpo hará lo que necesite por el bebé, comprometiéndola en el proceso, tomando nutrientes de sus huesos y músculos. Como mujeres, necesitamos aprender a resistir los estereotipos culturales nocivos, y remplazarlos con orgullo y gratitud por nuestras maravillosas formas, cualquiera que éstas sean. Esto no significa que no debamos comer apropiadamente ni hacer un ejercicio moderado. O que no hay nada malo con estar en buena forma física. No obstante, nuestro propio tipo de cuerpo debería determinar esta forma, y no una imagen en la portada de una revista.

❧ SANANDO DE UNA CESAREA ❧

La experiencia de las mujeres varía en los niveles de incomodidad después de una cesárea. Sin importar todo esto, tener una cirugía mayor abdominal requiere que usted descanse más que de un parto vaginal y también dificulta algunos rangos de movimiento y flexibilidad. Por lo tanto, sea muy paciente y amable consigo misma mientras aprende a abrazar, consolar y alimentar a su bebé en un número limitado de posiciones. Una enfermera, su partera o la consultora de lactancia la pueden ayudar a encontrar posiciones cómodas para alimentar y descansar.

A parte del dolor en el lugar de la incisión, usted puede experimentar alguna dolencia en el abdomen, espalda y hombros, provocada por las bolsas de gases que se quedaron atrapadas durante el procedimiento. A muchas mujeres nunca se les informa que esto puede pasar y por lo tanto no están preparadas para estos malestares que algunas veces son muy dolorosos. Aunque pasan por sí solos rápidamente, estar conscientes de ellos puede evitar el pánico.

Muy a menudo la incisión en su abdomen sana sin problema, pero he visto varios casos donde las mujeres desarrollan en esa parte, abscesos que se abren y drenan. Para prevenir esto, conserve la herida limpia y seca, y expóngala al aire y a la luz del día por lo menos 20 minutos diariamente (recostarse frente a una ventana le dará la adecuada luz en casi todos los climas, y durante todo el año). Cuando se bañe, llene una botella rociadora con el té del Baño Herbal 1 (ver página 93) y rocíelo sobre la herida para ayudar a sanar y reducir la inflamación, dolor y el riesgo de infección. Con suavidad dése palmaditas para secarse después del baño. Es preferible esperar una semana para bañarse, luego de la cesárea.

DOLOR DESPUÉS DE LA CESÁREA

Muchos doctores prescriben medicamentos para el dolor, que se toman durante los dos primeros días posteriores a la operación, pero lo mejor para la mayoría de las madres que amamantan es que no tomen ninguno después del nacimiento. Existen unas cuantas hierbas analgésicas que son sustitutos efectivos para el dolor. La amapola californiana (*Eschscholzia californica*) y la cornejo jamaiquina (*Piscidia erythina*) se pueden tomar solas o mezcladas en pequeñas cantidades con otras hierbas, para reducir o aliviar la molestia abdominal o generalizada como resultado de la cirugía. No causan adicción, ni tienen ninguna contraindicación específica para su uso, mientras se está dando el pecho (McGuffin et al. 1997, LowDog 2001, Blumenthal 1998); sin embargo, como con muchas otras medicaciones herbales, se han realizado pocos estudios para determinar su absoluta seguridad.

Las siguientes combinaciones usan estas hierbas en pequeñas cantidades, junto con otras en mayor cantidad, de las cuales sí existe el registro de que su uso ayuda a las nuevas madres a relajarse. Cualquiera de estas fórmulas se pueden tomar únicamente durante una semana. No modifique la proporción de las hierbas en las fórmulas, ni aumente la dosis descrita a continuación.

 Analgésico Herbal I: Combinación de Eschscholzia

Tómese para el dolor que impide dormir. (Ver páginas 253-255 para aprender sobre las tinturas)

>   30 ml de tintura de amapola californiana (*Eschscholzia californica*)
>   30 ml de tintura de bola de nieve (*Viburnum opulus*)
>   30 ml de tintura de pasionaria (*Plassiflora incarnata*)
>   15 ml de tintura de manzanilla (*Matricaria recutita*)
>   7.5 ml de tintura de lavanda (*Lavendula angustifolia*)
>   7.5 ml de glicerina vegetal

Combine las tinturas y la glicerina.

Dosis: ½ cucharadita hasta 8 veces al día. Máximo, una dosis cada 30 minutos durante 2 horas para provocar el sueño.

ᔫ *Analgésico Herbal II: Combinación de Piscidia*

Para dolor abdominal con gases intestinales o malestar (Ver páginas 253-255 para aprender sobre tinturas)

> 30 ml de tintura de manzanilla (*Matricaria recutita*)
> 15 ml de tintura de lúpulo (*Humulus lupulus*)
> 15 ml de tintura de bálsamo de limón (*Melissa officinalis*)
> 7.5 ml de tintura de cornejo jamaiquino (*Piscidea erythina*)
> 7.5 ml de glicerina vegetal

Combine las tinturas, luego añada la glicerina.
Dosis: ½ cucharadita hasta 6 veces al día.

꘎ SU SISTEMA DIGESTIVO ꙮ

Además de los instintos de anidar, que provocan que al final de su embarazo limpie la casa constantemente, muchas mujeres experimentan una "limpieza de casa" fisiológica, en forma de evacuaciones más frecuentes o sueltas, a las dos semanas o pocos días antes del nacimiento. En parte, esto es un resultado del aumento de la actividad hormonal, lo que crea más relajación en los intestinos, y también porque hay poco espacio ahí dentro debido al incremento de presión en el sistema digestivo, provocado por el bebé. Algunas mujeres también tienen un aumento de evacuaciones durante el trabajo de parto. Después del nacimiento, es normal no tener evacuaciones por 24 ó hasta 48 horas. Para evitar el estreñimiento, coma alimentos suaves y fáciles de digerir por los primeros dos días, además de la fibra adecuada. Asegúrese de tomar mucha agua, por lo menos 8 vasos al día. Mientras se está dando el pecho no se recomienda ningún laxante de los que sugieren en las farmacias ni hierbas estimulantes laxantes (el sen y espino cerval, por ejemplo). Sin embargo, si el estreñimiento es problema, puede usar laxantes a granel de Semillas de la pulga, así como frutas secas remojadas o en compota y salvado. A continuación encontrará dos recetas de laxantes suaves.

Algunas mujeres se estriñen un poco después del nacimiento, temen tener evacuaciones. Este es el caso en particular de las mujeres que han tenido una episiotomía o una cesárea. Mantenga sus evacuaciones suaves, como se explicó arriba y relájese mientras tiene una, para ayudarse a evitar hacer presión y facilitar las cosas, pero recuerde que las curaciones de episiotomías y cesáreas están hechas para resistir tales funciones fisiológicas normales.

Para el tratamiento de estreñimiento ligero

Estos son laxantes no dañinos, que se pueden tomar mientras está amamantando, siguiendo las instrucciones. Detenga su ingesta después de una semana, si no se compone y consulte a su médico.

 Laxante Suave

No sólo ayuda a liberar el estreñimiento, sino que también contiene nutrientes.

> ½ taza de jugo de manzana sin filtrar, caliente
> ½ taza de agua caliente
> 4 ciruelas
> 2 Higos Misión Negra
> 1 cucharada llena de cereal de salvado
> Una pizca de canela

Vacíe el jugo con el agua en un recipiente mediano. Añada las ciruelas, los higos, el salvado y la canela, y deje remojar por 15 minutos.

Tómelo en la mañana antes de desayunar, diariamente si se necesita.

 Sin Complicaciones

Ponga a remojar 2 cucharaditas de Semillas de la Pulga en ½ taza de jugo de manzana sin filtrar, por 10 minutos y consuma toda la mezcla. Después tome un vaso de agua, lleno.

 Laxante Herbal

Coloque una cucharada sopera de raíz de diente de león seca y otra de raíz de acedera seca, en una cacerola con capacidad para 4 tazas. Agregue 2 tazas de agua fría y póngala a hervir a fuego lento. Déjela hervir por 20 minutos, sin cubrir y luego cuélela.

Beba de 1 a 2 tazas al día si es necesario. Si su problema de estreñimiento es mayor, puede tomar esto junto con cualquiera de los tratamientos indicados anteriormente.

✼ CUANDO LLEGA LA LECHE ✼

Al final del embarazo, su cuerpo empieza a producir una sustancia llamada calostro, que está presente en sus pechos durante los primeros días de vida del bebé. Este líquido delgado y amarillento es muy alto en anticuerpos y ayuda a proporcionar al pequeño un excelente principio para su sistema inmunológico. Además, los anticuerpos lo ayudan a colonizar el adecuado tipo de flora intestinal, lo que conduce a una disminución significativa de problemas digestivos y de alergias en el futuro, en comparación con aquellos bebés que no los alimentaron con leche materna. Por lo tanto, es importante dejar que el bebé se nutra ampliamente con el calostro durante los primeros días y no con alimento sustituto, porque usted piense que no le ha llegado la leche todavía. Sólo se le debe dar un suplemento a un bebé que está planeado que tome leche materna, cuando en realidad esté desnutrido o deshidratado, debido a una verdadera insuficiencia en la calidad de esta leche, lo que es raro.

Entre las 36 y 72 horas después de que nazca el bebé, sus pechos se empezarán a llenar. La verdadera leche es una sustancia blanca y mucho más delgada que el calostro, y hasta parece tener un tinte blanco-azulado. Es un poco más dulce que el calostro. Justo antes o conforme su leche llega, usted puede notar una serie de cambios físicos y emocionales, incluyendo el aumento en la temperatura corporal y hasta un poco de fiebre, dureza en sus pechos por la ingurgitación mamaría[5] y sentirse llorosa o irritable. Este suceso puede ser significativo, con los pechos expandiéndose dramáticamente varias tallas de sostén. Lo hinchado puede causar que sus pechos se sientan estirados, duros e incómodos, lo que ocurre cada vez que se llenan mucho durante los dos primeros meses. La manera más efectiva para reducir este congestionamiento es alimentar al bebé tanto y cuando quiera. No obstante, lo hinchado de los pechos a menudo también causa que los pezones se estiren fuertemente y puede ser muy difícil para su bebé entender cómo se le hace. En este caso, o si ésta situación es extremadamente incómoda y el bebé no puede extraer lo suficiente para quitar lo hinchado, saque la leche ya sea con la mano o suavemente con un saca-leche. También puede intentar otros métodos para hacer que la leche salga libremente y se quite lo inflamado:

∾ Tome un baño de tina o un regaderazo y permita que el agua caliente, a su gusto, corra por sus pechos. Suavemente saque la leche con las manos y cuando empiece a fluir, déjela hacerlo libremente.

∾ Aplique compresas calientes en sus pechos. Primero déles masaje con una delgada capa de aceite de árnica (no en los pezones) y luego ponga una compresa caliente para reducir el dolor.

∾ Haga que su pareja la ayude a hacer que la leche fluya o a reducir el volumen (¡dependiendo de cuánto quiera succionar!).

∾ Ponga hojas de calabaza machacadas sobre todo el pecho. Para machacar, colóquelas en una tabla de picar y ruede por encima con un rodillo de amasar.

---

[5] N.T. Llenarse de líquido un órgano del cuerpo aumentando consiguientemente el volumen.

Para evitar recuperar una ingurgitación severa, deje que la leche corra libremente del lado contrario del que está comiendo el bebé, en lugar de tratar de detener el flujo con una presión firme, y permita que el bebé lacte libremente. Evite dormir en una posición que ponga presión en los pechos, sostenes que aprieten u otra ropa apretada, porque todas ellas pueden contribuir a obstruir los conductos de la leche.

❧ LOS RETOS DE DAR EL PECHO ❧ EN LOS PRIMEROS DÍAS

Muchas mujeres piensan que porque amamantar es tan natural, debe ser realmente fácil. Sin embargo, en muchos casos no es verdad. Aunque es un proceso natural, dar el pecho también requiere de algunas habilidades que deben aprender usted y su bebé. Mientras que unos entienden cómo alimentarse fácilmente, muchos, si no la mayoría, necesitan ser convencidos y mucha paciencia.

Esto puede sonar sencillo, pero si su precioso bebé se está desgañitando porque tiene hambre y está frustrado, y si sus hormonas de posparto parecen estar en un remolino (y probablemente lo están), acaba de recibir la receta para un ataque de pánico o por lo menos un buen llanto de su parte. El sonido del llanto del bebé está diseñado para encender sus campanas de alarma: este es el mecanismo de protección incorporado en el bebé, que es su cuerda de salvamento —usted— y ¡sí funciona! También, su esposo estará confundido, abrumado y con los nervios de punta por el llanto del pequeño, y a esto, tiene que agregar la presión de la enfermera o pariente sugiriéndole que sólo le dé una botella para que se calme, para que no se deshidrate ni enferme. ¡Y se supone que todo el tiempo usted debe estar calmada y relajada, para que el bebé se alimente tranquilamente y entonces su leche salga!

Muchas relaciones de lactancia, potencialmente exitosas, han sufrido o fracasado antes de que hayan tenido una oportunidad, debido a la mala información o malentendido por parte de los padres —y la falta de apoyo para hacerlo bien. Usted puede tener éxito al dar el pecho si recuerda estas reflexiones:

- ❧ Natural no significa fácil.
- ❧ Usted puede dar el pecho.
- ❧ La paciencia y la perseverancia serán recompensadas con una exitosa crianza del bebé.
- ❧ Es raro que los bebés sanos que nacen en término, se deshidraten o corran peligro, si les lleva 2 ó 3 días establecer una exitosa relación de lactancia.
- ❧ Es esencial estar calmada y centrada en sí misma, no obstante, el estado de ánimo del bebé, aunque tenga que darle el bebé a Papá por 10 minu-

tos, para tomar usted aire fresco.

ঝ Usted sabrá si su bebé está angustiado de verdad.

ঝ Es necesario comer bien y beber los suficientes líquidos para una abundante producción de leche materna.

ঝ Acepte la ayuda y el consejo de quienes han amamantado con éxito a sus propios hijos.

ঝ Dar el pecho no es un evento o experiencia médica; es un proceso natural que lleva algún tiempo y habilidad para dominarse.

ঝ Después de un par de semanas, se sentirá como una veterana profesional.

ঝ PEZONES ADOLORIDOS ঝ

Ya sea una mamá primeriza o una campeona en lactancia, puede experimentar dolor en los pezones durante los primeros días, mientras se acostumbra a amamantar a su bebé. Para prevenir pezones adoloridos, asegúrese que el bebé está bien puesto en su pezón, con toda la boca, y no sólo colgando de la punta del pezón ("en suspenso"), evite las almohadillas para el pecho y los sostenes apretados, los dos mantienen la humedad atrapada cerca del pezón y provocan úlceras; y permita que les dé el aire y la luz del sol por 20 minutos todos los días para conservarlos secos. Si su bebé tiene úlceras bucales, se deben de tratar, igual que sus pezones, porque se las estarán pasando mutuamente y hará de la alimentación una experiencia dolorosa para usted.

Aquí están algunos consejos para suavizar los pezones adoloridos:

ঝ Para pezones agrietados, secos y rojos, aplique regularmente un ungüento herbal hecho con raíz de consuelda y caléndula, hasta que sus pezones se humecten y sanen. (Limpie el ungüento antes de amamantar —la raíz de consuelda no es buena para el bebé, causa estreñimiento).

ঝ Use crema de cacao, aceite de almendra, vitamina E o lanolina en sus pezones. Algunas amigas son alérgicas a la lanolina, así que detenga su uso si nota alguna reacción. Limpie cualquier residuo antes de dar el pecho al bebé.

ঝ El gel de sábila aplicado en los pezones da un alivio refrescante y ayuda a sanar las grietas y cortadas. Es muy amargo, así que limpie los pezones antes que el bebé lacte.

ঝ Expóngalos al aire fresco y al rayo del sol, o por lo menos lo segundo, por 20 minutos al día. Si el frío o la privacidad es un problema, el sol que entra por la ventana es adecuado.

ঝ Si siente un fuerte dolor al amamantar, intente un día dar de un lado mientras sana el otro, y haga lo mismo con el otro lado al día siguiente. Esto no interferirá con la alimentación y puede dar a sus pezones el tiempo necesario para sanar.

TRATAR NATURALMENTE LAS ÚLCERAS DE MAMA Y DEL BEBE

Una de las causas principales de las úlceras, una infección con *hongos*, en la mamá y el bebé, es el uso de antibióticos durante el trabajo de parto y después del nacimiento. También, el bebé se puede contagiar de la madre durante un alumbramiento vaginal y luego transmitir la infección a los pezones de la mamá a través de su boquita. Las úlceras prosperan en ambientes cálidos, húmedos y oscuros. Un tratamiento médico típico involucra el uso de drogas anti-hongos como Nystatin, el que se debe reservar para casos extremos y de difícil cura. Es común recomendar el uso de aplicaciones orales de violeta de genciana, pero puede estar asociada con el cáncer oral y entonces es mejor evitarla.

Tratamiento para sus Pezones

- Lave diariamente su sostén después de usarlo.
- Seque el sostén a alta temperatura o al sol.
- Evite el uso de almohadillas o conchas para el pecho.
- Exponga sus pezones a la luz solar directa o indirecta (a través de la ventana) durante 20 minutos al día.
- No use blusa ni sostén durante 20 minutos al día, para permitir que el aire circule por ellos.
- Guarde una excelente higiene, manteniéndolos limpios y secos.
- Evite comer alimentos ricos en azúcar, ya que estos contribuyen al desarrollo de hongos.
- Aplique yogurt natural sin azúcar o vinagre de sidra manzana, (dos cucharadas soperas de vinagre por ½ taza de agua) en los pezones después de amamantar.
- Aplique tintura de nuez de castilla negra en el pecho cuatro veces al día. Esto mancha, así que tenga cuidado con su ropa y la de la cama. La tintura de te de árbol (*Melaleuca*) diluida, puede usarse localmente como una alternativa de la nuez de castilla negra.
- Para casos severos, aplicar una pasta de sábila y polvo de Sello de Oro[6] en los pezones después de amamantar. Límpielos antes de dar el pecho, ya que es una pasta muy amarga y no la debe consumir el bebé.
- Use aceite de vitamina E o aceite de caléndula sobre los pezones, para sanar las cortadas o el dolor.
- Continúe todos los tratamientos hasta que el problema desaparezca.

---

[6] N.T. Hydrastis canadensis

Tratar las Úlceras en el Bebé

También se deben de tratar las úlceras en el bebé para evitar que se las pasen uno al otro. Los tratamientos no médicos pueden ser efectivos y más seguros. Para un caso severo, consulte a su pediatra.

∾ Limpiar la boca del bebé con un hisopo empapado en tintura de nuez de castilla negra 4 veces al día. *Precaución*: no sustituya con la tintura de té de árbol. No vuelva a introducir el hisopo en la botella de la tintura, después de que haya estado en la boca del bebé.

∾ Usando su dedo, limpie la boca del bebé con yogurt natural sin azúcar 4 veces al día, deje que el bebé trague algo. Esto ayuda a que la flora intestinal crezca, lo que controla el crecimiento de hongos.

✣ DIFICULTAD PARA AMAMANTAR ✤

Pueden surgir muchos problemas pequeños en las primeras etapas de la relación de amamantar, incluyendo que el bebé entienda cómo hacerlo: el pequeño que se queda dormido tan pronto como llega a su pecho; el que se atraganta o ahoga con una bocanada de leche que sale descontroladamente rápida; el frustrado que le grita al pecho en lugar de comer, y pezones adoloridos. A usted le parecerá abrumador si cualquiera de estas pequeñas dificultades se dan al mismo tiempo, así que es sumamente importante contar con una amiga que la apoye y guíe y tenga experiencia para que la ayude a entender y solucionar los problemas.

Existen unas cuantas cuestiones que pueden surgir y que no son problemas médicos reales, que impedirán a la madre amamantar con éxito a su bebé, aunque esté determinada a hacerlo y cuente con apoyo. Su pareja necesita saber con anterioridad qué tan importante es para usted amamantar y debe compartir su compromiso —entonces usted contará totalmente con su apoyo cuando enfrente retos en los primeros días de lactancia o aún más tarde, durante esta relación.

✣ INSUFICIENCIA DE LECHE MATERNA ✤

La mayoría de las mujeres pueden y de hecho, producen la suficiente leche materna para alimentar a sus bebés amplia y abundantemente. Es poco probable que su cuerpo tenga dificultades para producir la leche adecuada, a no ser que padezca de la pituitaria o de algún otro problema hormonal que se sufre por ciertos problemas médicos, o haya tenido alguna cirugía de pecho (la disminución o aumento puede interferir con la habilidad de dar el pecho; sin embargo, ninguno de los dos interfiere con el amamantar), es poco probable que su cuerpo tenga dificultad para producir la leche adecuada. Un buen indicador de que su bebé está obteniendo la suficiente leche, incluye seis a ocho pañales mojados por día (aunque pueden ser muchos menos las primeras 48 horas después del nacimiento, verifique con su pediatra para asegurarse) y los sonidos que hace el bebé al tragar mientras está comiendo. Con el tiempo, el aumento de peso es otra señal. Si no ve leche chorrear de la boca del bebé después de cada alimento, o no sale la leche de sus pechos, ni puede sacarla, esto no significa que no tenga la leche materna adecuada. Los signos por lo que se debería preocupar y que indican deshidratación o una inadecuada nutrición incluyen membranas mucosas secas en la boca del bebé, letargo, pérdida de peso significativa y una fontanela hundida (la parte de arriba de la cabeza del bebé). Si observa estos signos, contacte a su pediatra de inmediato.

Tener una leche adecuada y una buena bajada o reflejo de "expulsión de leche" son dos cosas totalmente diferentes. Para que el bebé consiga su leche, los conductos deben experimentar una ola contráctil disparada por una hormona producida por el cerebro. Esto permite a su cuerpo liberar la leche. Esta acción fisiológica se conoce como el reflejo de "bajada" y en algunas mujeres puede ser pronunciado y en otras casi no se nota. Aquellas que han experimentado una prolongada sensación la describen como un cosquilleo o un sentir, como pequeños fragmentos de cristal moviéndose a través de sus conductos. Después de varias semanas, se vuelve casi imperceptible. El estrés y la ansiedad pueden inhibir reflejo de "bajada". Por esta razón, es importante que usted se sienta bien con la idea de amamantar a su bebé, para que su experiencia sea exitosa y satisfactoria. La timidez de dar el pecho en público, la incomodidad del sexo opuesto (o el mismo sexo) sobre amamantar al bebé, y otras cuestiones psicológicas y emocionales acerca de la alimentación con leche materna, necesitan hablarse abiertamente y resolverse.

Las parteras y las mujeres sabias llevan tiempo usando las hierbas para asegurar el pleno suministro de leche materna. Aunque beber la cantidad adecuada de agua y comer bien debería ser suficiente, muchas de estas hierbas ayudan a la madre a relajarse y pueden provocar "la bajada" mientras aumentan la calidad nutricional de la leche y previenen los cólicos en su bebé. A continuación se encuentran algunas de mis hierbas favoritas y recetas de tés de hierbas amigas de la leche, que son seguras para el bebé y la Mamá.

❧ *Mezcla de Té para la Leche Materna*

Esta es una mezcla de hierbas sabrosa y suave para las nuevas mamás, sin embargo le gustará seguir tomándola después como un té reanimante. A los niños les encanta, también.

30 gr de flores de manzanilla seca

30 gr de nébeda seca

7.5 gr de semillas de hinojo

4.0 gr de flores de lavanda secas

Combine todas las hierbas, ponga una cucharada sopera de la mezcla en una taza y llénela con agua hirviendo. Cúbrala y deje hacer la infusión por 10 minutos. Cuélela y bébala solo o ligeramente endulzada.

Dosis: 1-3 tazas al día

ᮝ *Té Nutriente*

Un té verde refrescante y con sabor a menta, rico en minerales y excelente para enriquecer la calidad y cantidad de su leche materna. Seguro que a sus hijos también les gustará.

30 gr de hojas secas de ortiga

30 gr de hojas de frambuesa roja

15 gr de hojas de alfalfa

15 gr de flores rojas de trébol

15 gr de codos de rosa

7.5 – 15 gr de hojas de menta verde (para dar sabor)

Combine todas las hierbas. Haga la infusión con 4 cucharadas soperas por un cuarto de agua hirviendo, durante 30 minutos. Cuélela, luego bébala sola o ligeramente endulzada. Es una excelente bebida fría o caliente y deliciosa con unas gotas de limón.

Dosis: Hasta 4 tazas al día.

La cerveza es un brebaje de las esposas para incrementar la producción y el suministro de leche, debido a su alto contenido calórico, además el lúpulo y el alcohol la ayudan a relajarse. Esto ayuda a "la bajada". Las cervezas sin alcohol proveen algunos de los mismos beneficios que sus primas, las que sí lo contienen, con la ventaja de no pasar el alcohol al bebé vía su leche materna.

ᮠ EL APOYO PARA DAR EL PECHO ᮣ EN LOS DÍAS POSTERIORES AL NACIMIENTO

El apoyo y el estímulo para dar el pecho es lo mejor que puede ganar de quienes han amamantado a sus bebés con éxito. Hay consejos, trucos y habilidades —también confianza— que sólo se pueden aprender de una experiencia directa. En una sociedad donde amamantar es la norma, su propia madre la apoyará y ayudará. En los Estados Unidos, donde no lo ha sido en las últimas generaciones pasadas, las mismas abuelas tienen la tendencia a dar el biberón y, por este motivo, no tienen la experiencia de la lactancia. Por lo tanto, no podrán ayudar a la nueva madre para establecer con éxito la alimentación con leche materna. Además, puede ser que no se den cuenta de que para establecer una buena relación, la madre debe ser la que primordialmente abrace y consuele al bebé los primeros días después del nacimiento. Muchas nuevas abuelas se inclinan demasiado a tratar de hacer esto con el bebé, para que Mamá pueda descansar, cuando lo que en realidad se necesita es que ellas se hagan cargo de lo demás —de la comida, la limpieza de la casa y de los niños mayores— para que Mamá pueda abrazar al bebé, y los dos, descansar.

La Liga de la Leche, una organización internacional iniciada por madres que querían amamantar a sus bebés, está dedicada a apoyar, educar y estimular a las madres que amamantan, cuentan con sucursales en ciudades y pueblos alrededor del mundo. No existe ningún cargo al contactar La Liga de la Leche, y es muy fácil encontrar un grupo en su localidad. Llame al 1-800-LA-LECHE para más información.

LA LECHE MATERNA ES MEJOR

Son innumerables los beneficios de la alimentación con leche materna. Los investigadores apenas están empezando a reconocer el aumento en la respuesta inmunológica, así como en el desarrollo intelectual en los lactantes. En general, son más sanos, tienen un alto rango de coeficiente intelectual; tienen menos tendencia a la obesidad cuando son adultos; poseen menos riesgo de tener diabetes en la infancia y adultez; reciben nutrientes de alta calidad incluyendo los ácidos grasos esenciales y tienen mejor vista, oído, dientes y funcionamiento respiratorio, que aquellos a quienes no se les alimentó con leche materna. Además, tendrán corazones saludables, colesterol más bajo y mejor digestión. Y en la mayoría de estas áreas, los beneficios aumentan con la duración de la lactancia. Si confiamos en nuestros cuerpos y en la naturaleza, entonces es lógico asumir que por razones importantes, nuestros pechos producirán leche después de dar a luz.

La tendencia de alimentar con botella en las últimas generaciones está directamente ligada a motivos económicos de los sectores públicos y privados. Antes de la Segunda Guerra Mundial, casi siempre se daba el pecho a los bebés. Pero durante el conflicto, como tantos hombres tuvieron que abandonar la fuerza laboral para unirse a la Armada, las mujeres fueron requeridas a tomar su lugar para mantener funcionando la economía y servir al esfuerzo de la guerra. Como ellas dejaron la casa, la alimentación con biberón se volvió más común. Más o menos al mismo tiempo, la industria de los biberones recién fundada, junto con los médicos, promovieron la noción de que los bebés no podían crecer adecuadamente con leche materna. La abuela de mi esposo a menudo me contaba la historia de cómo su doctor "la hacía" pesar a su hijo (mi suegro) antes de darle el pecho, y luego, otra vez, inmediatamente después de que comiera. Si no había ganado cierto número de onzas en un alimento, tenía que darle un suplemento con una fórmula para bebés. Naturalmente, con tal rutina y con tal duda sobre su habilidad para alimentar a su hijo con su pecho, el amamantamiento duró poco. Esta es una historia común.

Desde la Segunda Guerra Mundial, billones de dólares se han ganado con la producción de alimentos en fórmula para bebés y otras parafernalias alimenticias —"las necesidades de la maternidad"- y la industria sigue creciendo. Los hospitales reciben miles de dólares de los fabricantes de los alimentos en fórmula, para la promoción de sus marcas. Nos han lavado el cerebro para creer que ese alimento de una vaca, enlatado y comprado en la tienda, es mejor para nuestros bebés que la leche de nuestros propios pechos, ¡que es gratis!

ᔓ SI NO ESTÁ AMAMANTANDO ᔓ

Amamantar es la mejor elección para usted si eso es lo que desea. Aunque no hay duda que proporciona la nutrición óptima para su bebé, puede no ser lo correcto para todos, y un reducido número de ustedes pueden estar imposibilitadas para amamantar, debido a una variedad de razones médicas y personales.

Si elige no dar el pecho, su partera o pediatra la pueden ayudar a escoger el mejor alimento en fórmula para su bebé. Hay que tomar muchas cosas en cuenta —por ejemplo, si se usa un producto lácteo o uno a base de soya. Algunos padres han vuelto los ojos a la leche de soya o de arroz como un sustituto. *Estos no son los alimentos adecuados ni seguros para bebé.* Si usted prefiere darle a su bebé un alimento en fórmula, use un producto que esté diseñado en especial para los bebés y de preferencia uno que esté aprobado para ese propósito, por la Administración de Alimentos y Drogas de los Estados Unidos.

La leche de cabra puede ser un sustituto satisfactorio. cuando está apropiadamente fortificada para las necesidades del bebé. Platique con su pediatra acerca de esta posibilidad.

Para detener la leche de forma natural, tome de 2 a 3 tazas de té de salvia (*Salvia officinalis*) diariamente. Preparación: Deje hacer la infusión de 1 cucharadita llena de hojas de salvia secas ó 2 si son frescas, en una taza de agua hirviendo, cubra por 10 minutos. Cuele, endulce con miel y bébala.

La alimentación con leche materna es la mejor, pero no es la única manera para asegurar una relación emocionalmente cercana con su hijo. Abrácelo siempre mientras le da la botella y muéstrele su amor por completo. Este amor le dará a su bebé una enorme seguridad emocional, bienestar psicológico y comodidad física.

COMPARACION ENTRE EL AMAMANTAR Y DAR FORMULA		
Asunto	Leche materna	Fórmula
Nutrientes	Alimento ideal para los bebés humanos, la composición cambia para satisfacer sus necesidades conforme van creciendo.	Parecida pero no igual a la leche humana. La composición no cambia con el tiempo. Se debe preparar con cuidado, para proporcionar la nutrición apropiada y se puede contaminar.
Cantidad	Desnutrición y deshidratación pueden ser un problema para los recién nacidos, si la madre no sabe cómo amamantar, ni sobre las necesidades de alimentación del infante o los signos de desnutrición.	Riesgo de sobre-alimentación y puede ser asociado con una niñez y adultez con sobrepeso y obesidad.
Inmunidad	Factores de inmunidad en la madre se confieren al bebé y ahora se sabe que le proporcionan una larga y significativa inmunidad, mucho después de que la relación de lactancia se ha detenido.	No hay ningún factor de inmunidad en la fórmula.

Asunto	Leche materna	Fórmula
Alergias	Con la leche materna es raro que un bebé tenga alergias, y ésta reduce el riesgo de desarrollar alergias a los alimentos.	Los bebés pueden ser sensibles a la soya o a los componentes lácteos de las fórmulas infantiles: a los que se les sustenta así, son más propensos a desarrollar alergias hacia los alimentos.
Riesgos de Salud	Contaminantes ambientales, medicaciones, drogas ilícitas y ciertas enfermedades (hepatitis, VIH) se pueden transmitir de la madre al bebé por la leche Materna.	La fórmula puede pasar al infante contaminantes basados en la comida, pero su composición no se afecta por la salud de la madre o por sustancias consumidas por ella.
Riesgos Ambientales	La leche materna es estéril: al sacarla se puede contaminar si no se almacena correctamente. Bajo impacto ambiental, ya que no se requiere fabricación ni Empaque.	Existe un riesgo de contaminación bacterial si la fórmula no se almacena ni se prepara apropiadamente.
Conveniencia	Esta siempre disponible, no necesita prepararse ni calentarse. La madre debe estar disponible para alimentar o sacarse la leche y guardarla.	Requiere de más preparación y limpieza, pero la alimentación responsable se puede compartir con otros.
Facilidad para el bebé	Le cuesta trabajo succionar proporciona a los músculos faciales, un desarrollo más fuerte, que es necesario para Hablar.	Para los bebés enfermos o débiles, les es más fácil obtener el alimento.
Beneficios físicos y psicológicos	Promueve el regreso saludable del útero al tamaño que tenía antes del embarazo, puede ser más satisfactorio psicológica y emocionalmente para la madre y el bebé.	Pocos beneficios físicos para la madre o el bebé; permite a la madre ser más independiente del bebé.
Costo	Ningún costo, pero la madre debe estar bien nutrida.	Más caro que la leche materna.

Adaptado de *Nutrition Science and Application (Nutrición Ciencia y Aplicación, Smolin y Grosvenor.*

❧ REFLEXIONES SOBRE SU PARTO ☙

El nacimiento es una experiencia única en la vida, que deja una huella indeleble en su psique. Ciertamente, mientras unas madres pueden olvidar varios detalles de su experiencia de procreación, la mayoría los recuerda, acerca del nacimiento de cada uno de sus bebés, con una notable intensidad. Sin embargo, el tiempo puede borrar algunos de estos detalles, por lo tanto, yo animo a las mujeres a crear la historia del bebé en la primera semana posterior al nacimiento de cada hijo, recordando cronológicamente el trabajo de parto y el alumbramiento. Este es también un maravilloso registro que puede guardar para su pequeño, quien años después se puede preguntar cómo nació. Una posibilidad es crear un pequeño libro de regalo para su hijo, con fotografías de usted embarazada, del recién nacido, la historia de cómo nació usted y otros objetos de interés que le recuerden su experiencia o el tiempo durante el cual estuvo embarazada. Ese regalo está destinado a ser una reliquia familiar por muchas generaciones.

❧ UN NACIMIENTO DIFÍCIL ☙

Durante el embarazo usted puede crear fuertes esperanzas sobre cómo va a ser su parto. Sin embargo, su experiencia real puede ser muy diferente. Es posible que pasen algunas de las siguientes situaciones; por ejemplo, su propósito era tener al bebé en casa o en una maternidad, pero tuvo que ir a un hospital; su pareja no estaba tan involucrado ni la apoyó como usted había imaginado; usted se preparó para un nacimiento sin medicamentos, pero decidió tener una anestesia epidural; el nacimiento terminó en una cesárea de emergencia. Naturalmente, sin duda estará agradecida que usted y su bebé estén bien, pero aún así podrá estar muy resentida con usted misma, sus cuidadores, su pareja, y hasta con el bebé. Es muy importante que revise los detalles del nacimiento con honestidad y autorreflexión, y no guarde las lágrimas, el enojo ni la desilusión.

El tiempo y la perspectiva la ayudarán a entender más profundamente qué fue lo que hizo que se sintiera lastimada o desilusionada, pero los sentimientos injustos, posteriores al nacimiento, fácilmente pueden volverse emociones reprimidas si no son de alguna forma encaradas y procesadas. Escribir sobre ellos, le puede proporcionar alivio y un marco de referencia para tomar una acción constructiva, que la lleve a estar en paz o sanar una situación que usted siente que no está solucionada. Algunas veces, platicar con una amiga comprensiva puede ser muy útil, igual que si habla o expresa sus sentimientos por escrito a su cuidador, personas que la apoyan o a su pareja. Aunque no siempre es posible obtener las respuestas que espera, se puede proteger en contra de los sentimientos reprimidos durante el tiempo en que su energía se debe concentrar en sanar y en nutrir.

❧ ALTAS Y BAJAS EMOCIONALES ❧

Los días posteriores al nacimiento son un tiempo de emociones inestables —sus sentimientos cambian de un momento a otro, junto con la fluctuación de sus hormonas y su sentido de identidad que varían rápidamente. Entender, por adelantado, la volátil y caprichosa naturaleza de las emociones de posparto, puede ayudarla a reconocer y enfrentar esta situación cuando le pase a usted. Si su parto no fue como usted lo esperaba, particularmente si se involucra el trauma, es probable que sus sentimientos salten más de un extremo a otro. Como se discutió antes, es muy importante que encuentre la manera de expresar y procesar lo que siente, en relación a su experiencia del alumbramiento y sobre cualquier otra cosa que la esté molestando en ese momento. Con todo, algo de la fluctuante naturaleza de sus emociones es hormonal, y se puede balancear con una buena dieta y el adecuado descanso y los fluidos. Es posible que las preparaciones herbales le sean útiles para ayudar a las hormonas a ajustarse, así como a calmar los nervios de punta. Las siguientes recetas son altamente recomendables para usarse durante el principio del posparto, se pueden seguir tomando meses después del nacimiento y se consideran seguras mientras se está amamantando. Considere tener algunas de ellas a la mano antes del parto, para que después no tenga que mandar a alguien en una misión especial para buscarlas.

◗◗ *Mezcla para Mantener el Equilibrio*

Esta fórmula personal para el bienestar emocional es una versión modificada de la Mezcla para el Equilibrio en las Mujeres, creada por Rosemary Gladstar Slick. Se puede preparar en casa.

> 15 gr de flores de manzanilla
> 15 gr de flores de crisantemo
> 15 gr de ortiga
> 15 gr de hojuelas de avena
> 15 gr de menta
> 15 gr de hojas de frambuesa roja
> 15 gr de hojas de fresas
> 7.5 gr de hojas diente de león
> 7.5 gr de raíz de jengibre
> 7.5 gr de pétalos de rosa

En un tazón mediano, mezcle todas las hierbas. Ponga a hacer la infusión con una cucharada sopera de la mezcla, en una taza de agua hirviendo durante 20 minutos, o use un puñado para una jarra con un litro de agua. *Dosis*: Beba hasta 6 tazas al día, sola o endulzada. ¡Es deliciosa!

⟳ *Combinación de Nébeda y Agripalma*

Esta excelente combinación ayuda a liberarse de lo susceptible de sus emociones, en particular si está llorando mucho o experimentando irritabilidad. Favorece la producción de leche materna, fomenta el descanso y apoya el tono del útero, así que es un gran beneficio completo para usted durante este tiempo. Se prepara igual que la Mezcla para el Equilibrio en las Mujeres

Dosis: La dosis para cambios emocionales es una cucharadita cada 2 a 4 horas, según se necesite. Esto se puede mantener por varias semanas a la vez.

Use la Mezcla de Té para Leche Materna (ver página 112) como guste durante este tiempo, para relajarse, reducir el estrés y mantener las emociones lo más equilibradas posibles. Aunque, recuerde que ellas son la entrada hacia nuestra alma. Intente no reprimirlas o ignorarlas. Escriba un diario o encuentre otras formas de expresarse, y si su intensidad no disminuye, busque a una amiga confiable o a un profesional con quien hablar.

⁂ TÓNICOS PARA EL CUERPO ⁂

Puede ser que usted tome hierbas internamente en los primeros días después del nacimiento, para ayudar a su recuperación y fortaleza. Varias que se recomiendan en específico son la partridgeberry[7], un tónico para el útero (tome una cucharadita 2 ó 3 veces al día); agripalma, un tónico uterino y nervino (una cucharadita 2 ó 3 veces al día), contella asiática, que ayuda a reparar el tejido conector dañado (use como un té, 2 tazas diariamente, o una tintura, de ½ a 1 cucharadita dos veces al día); bolsa de pastor (té o tintura, igual como el de Contella Asiática), que aplaca el sangrado; y ortiga (infusión de 30 gr de hierba por un litro de agua hirviendo, deje hacerla por 1 hora), repone los nutrientes y ayuda a balancear el azúcar en la sangre. Combine una mezcla de tintura, para tomarse en una dosis de 1 cucharadita 3 veces al día, o añada las tinturas de forma individual en otros tés. Continúe por los primeros 5 días de posparto.

En la medicina china, la placenta se convierte tradicionalmente en una medicina para que la tome la madre en los días postnatales. Bob Flaws, en su libro *The Path of Pregnancy* (El Camino del Embarazo), escribe: "Se pue-

[7] N.T. Mitchella Repens – Planta rubiácea norteamericana – Gaulteria del Canadá

de usar la placenta para facilitar el flujo de posparto y la tonificación... La placenta está llena de hormonas y otras sustancias biológicamente poderosas. Es una medicina muy potente y eficaz y no se debe desperdiciar".

A pesar de que tomar la placenta como una medicina puede no ser agradable para todas, a través de los años, muchas de mis clientas lo han hecho y lo encontraron muy tonificante. Las siguientes instrucciones le permiten secar y preservarla como un polvo, el cual puede durar varios años si se guarda en un ambiente oscuro y frío. Sin embargo, la recomendación es tomarla durante la primera semana o 10 días hasta que se acabe.

Polvo de placenta

1 rebanada (2.5 cm) de raíz de jengibre fresca
¼ de rebanada de limón fresco
15 gr de ginseng tienchi (opcional)

Precaliente el horno a 150ºC. Limpie la placenta totalmente de toda la sangre y coágulos dentro de las primeras horas del nacimiento. Quite las membranas y el cordón con un cuchillo filoso. Colóquela en una base metálica, en una olla con 2.5 a 5 cm de agua. Sobre la placenta ponga la raíz de jengibre y el limón. Cubra la olla y hierva por 20 minutos. Apague el fuego, voltee la placenta y repita el proceso del otro lado.

En seguida, quite el jengibre y el limón y corte la placenta en tiras delgadas. Colóquelas en una charola para hornear y métalas al horno hasta que estén secas por completo, 2 horas aproximadamente. Deje enfriar a temperatura ambiente por varias horas, luego póngalas en la licuadora y pulverícelas hasta tener un polvo grueso. Vacíelas en cápsulas del "00".

Si la madre está débil, compre tienchi ginseng cocido, 40 gr en polvo y añádalo al polvo de placenta, antes de encapsular. Es más fortificante.
Dosis: Tome 2 cápsulas, tres veces al día.

EJERCICIO

Usted tiene todo el tiempo para regresar a la figura física que perdió durante el embarazo; la primera semana después del parto no es el momento indicado para volver a las clases de aeróbicos —ni siquiera de yoga. Durante los primeros dos días, sólo tómelo con calma y continúe con los ejercicios para reforzar el tono del piso de la pelvis, (Kegel) que hizo durante el embarazo. Empiece con unas cuantas repeticiones y trabaje hasta hacer 100 por día. Este es un hábito saludable para hacer de por vida; previene problemas posteriores con el prolapso del órgano pélvico, que es muy común. También puede empezar a hacer un levantamiento lateral suave de piernas, y alternarlo con el de espalda (ver ilustraciones en página 233).

Durante las dos primeras semanas, sugiero a las nuevas mamás que no levanten nada más pesado que el bebé, y permitan que la cantidad que sangran indique el razonable nivel de actividad. Demasiada actividad provocará un fuerte sangrado y es un buen indicador de que se está ejercitando de más. El siguiente capítulo le proporcionará consejos sobre qué ejercicios hacer, en las primeras 6 semanas después del parto.

✽ SEXO DESPUÉS DEL ALUMBRAMIENTO ✽

Para muchas mujeres que acaban de dar a luz, el sexo durante la primera semana —o aún meses— después del nacimiento, es lo último que tienen en la mente. Hay mujeres y hombres que son parecidos y que encuentran que el alumbramiento y el amamantar es muy sexy. Aunque no es necesariamente inseguro tener sexo en la primera semana posterior a un saludable nacimiento vaginal sin intervenciones, por lo general, las parteras y obstetras recomiendan esperar un par de semanas, o hasta que el sangrado haya empezado a disminuir sustancialmente. Si tuvo una episiotomía o una cesárea, es preferible esperar varias semanas para que sanen sus heridas. La intimidad se puede lograr de muchas maneras, y puede ser que el instinto natural de su cuerpo o la respuesta a la experiencia del alumbramiento, sea lo que no esté interesado en el sexo.

Tenga en mente que su fertilidad puede regresar hasta en las primeras semanas después del parto. No es una garantía de prevención de embarazo estar en el posparto o amamantando. Cuando reanude la intimidad sexual, asegúrese de usar algún anticonceptivo. En los siguientes capítulos hablaremos de la sexualidad en los meses posteriores al nacimiento.

✽ SU SALUDABLE RECIÉN NACIDO ✽

Este libro está escrito en especial para y sobre las necesidades de las nuevas madres, pero está claro que ellas están concentradas en gran parte en su bebé. Por lo tanto, estaría incompleto si no se hablara de lo que usted puede esperar de su bebé en los primeros días del nacimiento. Para una discusión más completa sobre las necesidades de los recién nacidos y niños pequeños, le recomiendo leer mi libro *Naturally Healthy Babies and Children* (Bebés y Niños Naturalmente Saludables).

Aquí veamos alguna información básica sobre lo que puede esperar de un saludable recién nacido. Aprenderá sobre los signos vitales del bebé, cómo interpretar su "lenguaje" y cómo reconocer cuándo está enfermo.

Antes de dirigirnos al tema del cuidado del pequeño, quiero reconocer otra vez la importante conexión entre la salud de la madre y aquella de su bebé. Una madre bien nutrida tiene una mayor oportunidad de dar a luz a un bebé saludable. Asimismo, los bebés fuertes tienen una gran capacidad de recuperación. Hábitos como fumar tabaco o el uso de drogas durante el embarazo tienen una probada relación con problemas de salud en el periodo prenatal, el alumbramiento y la infancia. Existe una posibilidad mayor de nacimientos prematuros, bajo peso al nacer, anormalidades de desarrollo y hasta problemas respiratorios en los que ya gatean. Los bebés que nacen con un peso adecuado (3 kilos) cuyas madres cuentan con una buena salud, llevan mucho menos riesgo de tener esos problemas

De la misma manera en que las madres embarazadas saludables, por lo general tendrán bebés saludables, la salud en los lactantes está relacionada con el bienestar de la mamá. Dar el pecho fortalece a los niños en contra de la enfermedad, pero una mujer debe tener una buena salud si va a dar el pecho a su hijo. De forma similar, si cuando el bebé está enfermo, se trabaja junto con la dieta de nutrición de la madre y se le dan remedios herbales directamente a ella, esto será de gran beneficio para el pequeño. En la filosofía pediátrica de la medicina tradicional china, tratar a la madre es el acercamiento principal para restaurar la salud a un lactante enfermo.

Aún en el caso de las mujeres que no dan el pecho, su salud afecta a sus bebés. Si una madre no se cuida, es muy probable que se enferme o esté exhausta. Entonces, estará exponiendo al bebé a su enfermedad o, por lo menos, estará demasiado cansada para proporcionar al bebé el cuidado que necesita. Esto también es verdad para el padre. La responsabilidad que los padres tienen, puede parecer intimidante, pero podemos optar por enorgullecernos por la gran influencia que tenemos en nuestros hijos, a través de los ejemplos que establecemos. Podemos, desde el principio, influenciarlos en un rumbo que les enseñe la correlación entre las acciones que tomamos y cómo afectan nuestro bienestar, y también cómo influimos en los demás.

LA APARIENCIA DE SU BEBÉ

Inmediatamente después del nacimiento, la mayoría de los bebés tienen una apariencia un poco rojiza, que poco a poco, en los dos días siguientes, se desvanece hasta tomar un bonito color natural de piel. En las primeras 24 horas, algunos bebés tienen los pies y manos azuladas, lo que a menudo es normal, aunque se lo debe comentar a su partera o proveedor de cuidados.

Cuando el bebé sale por el canal de nacimiento, los huesos de la cabeza se traslapan en un mayor o menor grado, dependiendo de lo tenso del espasmo y la duración de tiempo que pasa en el canal. Este es un proceso fisiológico normal, conocido como "moldeado", que da a los bebés la apariencia de "cabeza de cono". Por lo general, después del primer día la cabeza del bebé toma una bonita forma redonda. De igual manera, si la nariz se aplastó un poco al nacer, empezará a repuntar en los primeros días de posparto.

Los recién nacidos tienen una increíble pureza en ellos, hasta en los más pequeños detalles de su ser. Su olor es indescriptiblemente fresco y dulce (siempre pienso en el aroma del aire, después de una tormenta de primavera). Sus ojos se abren y beben todo lo que ven con una mente receptiva y un corazón que no juzga, y los bebés hablan un millón de palabras sin sonido. Sus pequeños dedos agarran y sostienen con firmeza. Si uno permanece un minuto más junto al niño, se sentirá fundido en uno solo con él. El simple hecho de estar en la presencia de un recién nacido es mágico. Su quietud cuando duermen, tranquiliza nuestras ocupadas mentes de tal forma, que no podemos hacer nada más.

Tómese el tiempo para ver en los ojos de su bebé, observe sus dedos de los pies, agarre su mano, acaricie su cabeza y siéntase parte de su olor. Empezará una relación que le permitirá conocer a su hijo más profunda y cercanamente y esta relación será la mejor guía que usted puede tener para la salud de su hijo.

Por lo regular no es necesario verificar los "signos vitales" de su bebé (excepto la temperatura, misma que su partera querrá que a diario usted revise varias veces durante los primeros días). Pero si tiene alguna preocupación sobre el bienestar de su bebé, hay unos cuantos puntos básicos que se deben tomar en cuenta.

LA TEMPERATURA

Cada bebé tiene su propio ritmo y preferencias, pero algunas cosas son muy comunes. La temperatura de los recién nacidos tomada de forma rectal es de 37ºC en promedio. Una forma menos agresiva que la medición rectal es poner la punta del termómetro en la axila del pequeño y pegar con suavidad el brazo a su costado por 5 minutos. A esto se le llama temperatura de axila y es típicamente un grado más baja que la rectal (así que 36ºC es lo normal). También se pueden usar los termómetros que se ponen en la frente y de otros tipos, siguiendo las indicaciones de las envolturas.

Cualquier recién nacido con una temperatura elevada necesita una más completa atención, aunque se considere normal tener 37.2ºC en las primeras 24 horas. Muy a menudo, el bebé está vestido de más o un poco deshidratado. Quite las cobijas y déjelo sólo en pañal y una camiseta, si el cuarto está caliente. Verifique su temperatura 15 minutos después. Si aún está elevada, pase una esponja con agua tibia (¡no fría!) en las muñecas, pies y frente del bebé, y déle el pecho o un poco de agua hervida (un poco más fresca que la temperatura del cuarto) con un gotero, siga dándole líquidos hasta que ya no los tome. Si después de una hora la temperatura aún está arriba de lo normal, o si el bebé muestra signos de enfermedad (ver el final de este capítulo), busque de inmediato a una partera experimentada o a un médico.

Los bebés necesitan mantenerse calientes, no en un calor sofocante. Al tocar su piel se puede decir si está demasiado caliente o frío. Por lo general, los pies y manos deben tener un calor agradable pero un poco más frío que el pecho y la espalda. Si las manos del bebé se sienten muy calientes, puede ser que esté muy tapado o le esté dando fiebre. Ajuste la ropa del bebé y la temperatura del cuarto según sea necesario; luego verifíquela en el bebé.

Se puede saber si un bebé tiene frío, si está pálido o con manchas, o si tiene las manos o los pies azulados. Es posible que un bebé esté demasiado caliente si se ve rojizo. Estos cambios de color pueden indicar también serios problemas de salud, así que consulte a su proveedor de cuidados, si el ajustar la ropa o la temperatura del cuarto no solucionó el problema.

LA RESPIRACIÓN

A menudo, la respiración de un bebé es irregular; es posible que tenga lapsos de hasta 12 segundos. A veces también pueden tomar pequeños tragos de aire. A pesar de esto, un bebé debe respirar sin dificultad. No debe de haber sonidos de resoplido o resuello, y el pecho no se debe levantar. Si su bebé deja de respirar por más de 12 segundos, se pone azul, o presenta alguno de los signos de dificultad al respirar, que se acaban de mencionar, busque ayuda de inmediato; puede tener una infección o algún otro problema que necesite atención.

El promedio normal de respiraciones de un bebé es de 30 a 40 por minuto. Algunas veces llega hasta 60 por minuto el primer día de vida. Para calcular esto, sólo escúchelo muy de cerca y cuente cuántas veces respira en 60 segundos (use cualquier tipo de reloj que tenga segundero).

Es común que los bebés estornuden durante los dos primeros días; así es cómo aclaran sus vías respiratorias. Un poquito de moco ruidoso en la nariz se limpiará por sí solo con los estornudos. Sin embargo, los recién nacidos sanos, no moquean.

EL LATIDO DEL CORAZON

Para verificar su ritmo cardiaco, ponga los dedos o el oído sobre el corazón del bebé y cuente el número de latidos por minuto. Para un pequeño sano debe ser un promedio de 110 a 150 latidos por minuto y fluctúa, según si está durmiendo, comiendo o moviéndose. Cuando está dormido, los latidos pueden bajar hasta 80 por minuto. Un bebé cuyo ritmo cardiaco está por debajo o encima de este rango puede tener problemas cardiacos, así que hable con su partera o médico lo más pronto posible.

EL DORMIR

Cada recién nacido duerme diferentes totales de tiempo, dependiendo de su personalidad. Algunos toman siestas de una sola vez que duran horas; otros, cortas y frecuentes. Es normal y común que los bebés se queden dormidos al ponerlos en el pecho. Muchas veces seguirán comiendo mientras duermen.

En realidad no hay una regla sobre cuánto es aceptable que duerman los recién nacidos, pero ellos deben tener momentos cada día, en que sus ojos estén alertas y brillantes, y ansiosos de comer aunque al hacerlo tengan sueño. Por lo general, los médicos recomiendan que no se les permita dormir más de 4 horas de una sola vez durante el día, por el miedo de que no coman lo suficiente si duermen demasiado. En la práctica, he encontrado que los bebés usualmente se despiertan para lactar o comer dentro de este marco de tiempo. Si su bebé no muestra signos de ictericia, infección o letargo general (ver "Signos de Enfermedad en el Recién Nacido", página 129), no hay ningún problema con las siestas largas.

Para el disgusto de sus padres, algunos bebés duermen muy poco. Por razones desconocidas, toman muy pocas siestas y cortas, manteniéndolos en guardia todo el día. Durante los primeros días o hasta semanas, la mayoría de los pequeños dormirán mucho; sin embargo, algunos de ellos pronto le dan una patada al hábito de la siesta y quieren lactar (o comer) y que los carguen casi todo el día. Por fortuna, estos bebés a menudo duermen bien en la noche, aunque no siempre.

Si su bebé es así, trate de tener un momento diario, particularmente en los primeros meses después del nacimiento, donde pueda tomar un baño, una siesta, disfrutar una comida decente o reponerse de la manera que lo necesita para mantenerse saludable (¡y cuerda!). Asegúrese de relajarse cuando el bebé tome una siesta y vaya a dormir temprano en la noche. Ser el padre de tiempo completo de un niño que no duerme mucho, sin importar cuánto lo adore, puede volverse agotador rápidamente. Si se cuida bien, tendrá más energía para la mucha atención que necesita su bebé. Con el tiempo, él aprenderá a dormir por la noche, pero por el momento, desarrolle un sistema de apoyo para que usted no estalle. Y "traer puesto" a su bebé en un "canguro" o mochila durante el día le da la oportunidad de tener las manos libres, y al mismo tiempo mantener al bebé felizmente ocupado.

LA COMIDA

Después del nacimiento, a algunos bebés les toma un poco de tiempo empezar a lactar —hasta una cuantas horas o más. La cantidad que el bebé lacte variará, pero por lo general se piensa que un recién nacido debe comer por lo menos cada 3 a 4 horas. (Usualmente yo no despierto a mis bebés sólo para comer, si lactan con entusiasmo cuando están despiertos). La mayoría comen más seguido que eso. Si su pequeño rechaza su pecho pero no tiene problemas de salud, sea paciente pero persistente para establecer la lactancia. Cuando esto se dé, es normal que la alimentación con leche materna empiece dentro de las primeras 24 horas. Si no, busque el apoyo de un representante de La Liga de La Leche, una especialista en lactancia o un trabajador en el cuidado de la salud como su partera, quien le puede enseñar cómo sacar la leche de otra forma y alimentar al bebé con ella mientras empieza a succionar. Esto es necesario para impedir que el bebé se empiece a deshidratar o que le dé hipoglucemia.

Un bebé indiferente, letárgico, que no quiere lactar mucho, es probable que no se sienta bien y tenga una condición que requiere ser atendida.

Está bien ofrecerle el pecho al bebé cada vez que llore o si usted piensa que tiene hambre. Un bebé succionará sólo si quiere; rechazará el pezón con sus labios, si no quiere comer.

Es común que vomite y sea usualmente sólo un derrame regurgitado del estómago. Para cortar esto, aliméntelo en un ambiente tranquilo y sosténgalo firmemente y con amor, sin sacudirlo ni balancearlo. Un bebé cuyo vómito se proyecta a larga distancia, o con fuerza, necesita atención médica. Si después de que lo alimente lo carga poniendo sus manos alrededor de su barriguita, forzando que se regrese lo que comió, no se preocupe, ese no es vómito-prayectil.

Cada bebé tiene su propio estilo para lactar. Algunos lo hacen efusivamente durante tramos de 2 horas; otros toman un sorbo por aquí otro por allá. La frecuencia y cantidad de eliminación es un buen indicio de que está comiendo lo suficiente, así como la subida de peso. Los recién nacidos empiezan a engordar visiblemente a las primeras semanas de haber nacido.

LA ELIMINACIÓN

Un bebé debe de orinar y tener evacuación intestinal por lo menos una vez durante las primeras 24 horas de nacido. Después de que llega la leche, por lo general, el bebé mojará un mínimo de 6 pañales por día. En los dos primeros días, sus deposiciones serán negras y parecidas al betún, y se les llama *meconium* (excremento de recién nacido) y es lo que estaba en sus intestinos antes de nacer. Después de los primeros días, el excremento se volverá de color café dorado y tendrá una consistencia suelta. Los bebés tienen hábitos de evacuación únicos, yendo de pocas al día o en dos días. Si el pequeño no tiene evacuaciones intestinales por lo menos cada dos días, revise su propia dieta para descartar cualquier cosa que a él le pudiera estar provocando estreñimiento. Las causas comunes son los alimentos lácteos, mantequilla de cacahuate, trigo o carne roja.

EL LLANTO

Es un hecho de la vida real que hasta los bebés más felices lloran algunas veces, por una sencilla razón: llorar es su lenguaje. Un recién nacido no puede sólo decir, "mi pañal está mojado, ¿me lo cambias por favor?" Si usted no nota que el bebé necesita un cambio de pañal, entonces pasado un tiempo él le debe de informar. Probablemente el llorar es la técnica que él usa.

Algunos pequeños son más pacientes que otros, y algunos padres les prestan tanta atención que sus bebés rara vez lloran. De hecho los lactantes lloran menos que sus contrapartes que toman botella, debido a que la relación entre la madre y el bebé tiende a ser muy íntima y las mamás aprenden rápido a responder a los sutiles mensajes de sus bebés. Pero hasta ellos se enojan y lloran. A todos los niños les salen los dientes, se cansan, sufren dolor o miedo ocasionalmente, o tienen alguna razón para volverse inconsolables en algún momento, antes de ir a la universidad.

Debido a que un bebé molesto puede estar probando nuestra paciencia, la tarea es aprender a confortar a nuestros hijos cuando sea posible, o hasta permitirles llorar un poco si es necesario, sin tomar su infelicidad como algo personal ni frustrarse tanto como para arremeter en contra de ellos. Si en este momento está cargando a su hermoso bebé que está tranquilamente dormido, la sola idea de estar enojada con un angelito como ese puede parecer difícil de imaginar, pero, a lo mejor, algún día a las 4 de la mañana, siguiéndole el ritmo a un bebé en plena dentición, recordará está página. En un caso de abuso infantil, el motivo más común de los padres es que lo maltrataron porque no dejaba de llorar. Obviamente no hay ninguna excusa para abusar de un niño. Usted debe aprender a sobrellevarlo.

Si su bebé está irritado, o hasta gritando, aquí están algunos pasos básicos que puede tomar para tranquilizarlo sin perder el control. Primero, revíselo cuidadosamente de pies a cabeza para tener la seguridad de que nada le está ocasionando un malestar físico. Hasta un cabello enredado fuertemente en su dedo le puede causar un dolor extremo, así como dañar la circulación de esta parte del cuerpo. Otra posibilidad es que tenga cólico (ver capítulo 7). Si el bebé parece no tener ninguna herida física, no tiene fiebre, normalmente no le dan cólicos y está alimentado, tiene un pañal seco, no está demasiado caliente o frío, intente jugar con él o arrullarlo. Claro está que si tiene una herida o está enfermo, necesita dar los pasos apropiados para esa situación.

Si el pequeño está bien pero enojado, a pesar de sus esfuerzos por tranquilizarlo, y usted se está irritando o cansando, póngalo en algún lugar seguro y tome aire fresco o vaya a algún lugar tranquilo en su casa, sólo por unos cuantos minutos o por el tiempo que lo necesite para recobrar la compostura. Si tiene prisa, el bebé lo percibirá a través de su lenguaje corporal (olor, tensión muscular, comportamiento irritable) y se negará a tranquilizarse. Cuando se sienta tranquila, regrese con su bebé e intente consolarlo otra vez. No dude en reclutar a su esposo, llamar a algún pariente, amiga o hasta a un vecino, si es madre soltera y necesita ayuda. "Traer puesto" a su bebé en un "canguro" mientras anda en sus asuntos, dará al bebé una sensación de cercanía a usted, mientras que le permite mecerse suavemente con el movimiento de su cuerpo. Usted se sentirá menos frustrada, y probablemente el pequeño se quedará dormido.

✼ SIGNOS DE ENFERMEDAD ✼ EN EL RECIÉN NACIDO

Cualquier bebé que para sus padres "sólo parece que no está bien", particularmente a la mamá, debería ser evaluado por un profesional experimentado en el cuidado de la salud. A menudo los padres tienen un agudo sentido sobre si sus hijos están bien o no.

CUÁNDO BUSCAR EL CUIDADO MÉDICO

Algunos signos de enfermedad requieren la atención de un profesional en el cuidado de la salud: no querer lactar o comer; temperatura anormal, irritabilidad o ictericia combinadas con cualquiera de estos signos; abultamiento de la fontanela anterior (mancha suave en la cabeza del bebé); un cuerpo muy tieso o flojo; el bebé "simplemente no se ve bien".

Si el bebé está enfermo, consulte con su partera o médico para discutir la mejor propuesta para sanarlo. Cuando usted determine la causa del problema, se puede referir al siguiente capítulo para consultar algunas posibilidades apropiadas de tratamiento. No importa dónde o cómo decida curar a su bebé, su amor y constante presencia son la medicina más importante. Háblele a su recién nacido, tóquelo, aliméntelo, acúnelo y déle seguridad en sus brazos.

✤ LOS BEBÉS QUE NECESITAN ✤ CUIDADO ESPECIAL

Está fuera del alcance de este libro proporcionar información para cuidar a bebés con severos problemas congénitos o de salud, pero para mí es importante que sus padres no se sientan fuera de esta polémica, ya que ciertamente tendrán necesidades especiales también. Si su bebé nace "diferente" a lo que usted esperaba y deseaba, por favor sepa que hay muchos grupos de apoyo y el cuidado de gente amorosa a quienes les importan los niños, y pueden ayudarla a aceptar y a aprender a cuidar por completo a su hijo. *Cascade Health Care Products* tiene un catálogo sobre paternidad, *Imprints*, que contiene una buena selección de material de lectura y videos, para manejar los embarazos malogrados y los "bebés especiales". Con frecuencia, las parteras pueden ayudar a localizar algunos recursos en su comunidad.

Si su bebé requiere de cuidado médico, por lo general usted puede permanecer con él. Ahora, la mayoría de los hospitales apoyan la alimentación con leche materna y algunas veces hasta le dan a los bebés la leche de su madre a través de tubos, si la alimentación por la boca es imposible. Pasar tiempo con su bebé añade oportunidades a su pronta recuperación, en particular en el caso de ser prematuro. Se sabe que los bebés que son cargados y tocados seguido, recuperan la salud y ganan peso más rápido, que aquellos que reciben el mínimo contacto. Si su bebé tiene una enfermedad terminal, el contacto que tenga le dará a usted invaluables recuerdos a los cuales recurrir en los años venideros; y ya que la experiencia de un hijo enfermo o su pérdida es increíblemente dolorosa, esos recuerdos la ayudarán, en su momento, a tener un sentimiento de haber cumplido con de la experiencia.

✤ TENER EL SUFICIENTE DESCANSO ✤

No puede ser exageración: descanse lo más que le sea posible durante las primeras dos semanas de posparto. Es en particular importante que tome una siesta cuando el bebé haga lo mismo, más que vencer la tentación de andar por la casa recogiendo, haciendo mandados, o poniéndose al corriente con otras responsabilidades. En unas cuantas semanas, ya habrá tiempo para todo eso. Si tiene niños mayores, tome la siesta mientras están en la escuela o pida a un familiar o amiga que la ayude con ellos por una hora o dos cada día. Recupérese del sentimiento de culpa por descansar, o recostarse sin hacer nada más que cuidar a su bebé. Ponga un anuncio en la puerta de su casa que diga NO MOLESTAR: NUEVA MAMÁ Y NUEVO BEBÉ DESCANSANDO. Deje que la contestadora reciba las llamadas por usted, y sólo regrese las que son esenciales. Una vez una mujer, madre de cinco niños, me dio un sabio consejo: no te quites la pijama durante la primera semana —una vez que regresas a tu ropa regular, vuelves a tu vida normal. Considere comprar unos cuantos camisones especiales (asegúrese que sean para amamantar) para la primera semana después del nacimiento.

Tener un adecuado descanso la ayudará a mantener sus emociones niveladas, y le permitirá tener más energía para el bebé y el resto de la familia. Definitivamente, éste no es el momento para tratar de ser una supermujer. Es el de respetar las necesidades de recuperación de su cuerpo. También es un momento sagrado, donde puede darse el gusto de sumergirse en el conocimiento de la vida de su pequeño compañero, sin constantes distracciones. Dése la oportunidad de disfrutar este periodo. Deléitese con los cuidados de los demás. Duerma y holgazanee. Tome baños. Coma bien. Si tiene dificultades para descansar porque está muy emocionada, tome una Combinación de Té de Leche de Madre (ver página 112), hasta 4 tazas diariamente, para ayudar a relajarse.

Algunos signos de que no está descansando adecuadamente incluyen el aumento en el sangrado vaginal, en particular si ya había empezado a retirarse, inflamación de los conductos del pecho, fatiga, irritabilidad y resfríos. Si experimenta cualquiera de estos signos o síntomas, descanse más, recuéstese más y mejore su ingesta nutricional. Vea a su partera o doctor, si el sangrado es persistente o si tiene algún signo de infección.

✥ VISITAS, VISITAS ✥ Y MÁS VISITAS

A todo el mundo le gusta ver a un bebé, y qué padre no quiere presumir a su pequeño. Ciertamente, los bebés hacen aparecer una sonrisa en casi todas las caras. Por desgracia, para las nuevas madres, demasiadas visitas pueden provocarle un cansancio innecesario. Hasta hablar por teléfono en una conversación larga puede ser agotador. El posparto es un momento para que usted guarde y atraiga energía para sí misma y no para darla a su familia y amigos. Otros la deberían cuidar a usted.

Después de que nacieron nuestros hijos, pusimos una bonita nota decorada en nuestra puertas para detener a las visitas no requeridas y recordar a los invitados bienvenidos, que teníamos necesidades especiales en ese momento. Considere pegar en su puerta una nota parecida a la que aparece a continuación, y deje un mensaje en su contestadora, recordando a la gente que desea verlos, pero que debe reducir sus visitantes al mínimo y las visitas ser breves, durante las 2 primeras semanas después del nacimiento.

Bienvenidos, Visitantes.

Por favor tomen nota de que las nuevas mamás y sus bebés necesitan mucho descanso y tranquilidad. Les pedimos que sus visitas sean silenciosas y de no más de 15 minutos si sólo vienen a ver al bebé.

Si planea quedarse más tiempo, por favor prepárese para jugar con nuestros hijos mayores, poner una carga de ropa en la lavadora o a tener la comida lista.

Gracias por su paciencia y comprensión.

❧ LA NUTRICION DE LA NUEVA MAMÁ ☙

Poner atención en la nutrición durante el embarazo puede ser consumir tiempo y esfuerzos, mientras usted trata de comer cuidadosamente para asegurar el apropiado crecimiento y desarrollo de su bebé. Muchas mujeres encuentran casi insoportable esta impresionante responsabilidad y se sienten liberadas cuando el embarazo termina y pueden regresar a comer "normalmente". Sin embargo, la nutrición durante la lactancia también es importante. William y Martha Sears, en *The Breastfeeding Book* (El Libro de Amamantar), sintetizan la nutrición y el amamantar de la siguiente manera:

Durante la lactancia, igual que en el embarazo, su cuerpo nutre al cuerpo del bebé. Igual que su sangre lleva los nutrientes que su bebé necesita para crecer y desarrollarse en la matriz, su leche proporciona todos los nutrientes que el pequeño necesita después de nacer. En todo el mundo, las madres hacen buena leche para sus bebés, muchas de ellas llevando una dieta menos que adecuada...El cuerpo de una madre guarda valiosos nutrientes durante el embarazo y lactancia. El calcio, por ejemplo, se absorbe más eficientemente y se elimina menos. No hay necesidad de obsesionarse por tener que comer "sólo lo correcto" mientras está amamantando. En pocas palabras, buena nutrición durante la lactancia, significa comer alimentos que son buenos para usted —y un poco más de lo que consume normalmente.

En los primeros días de posparto usted tiene consideraciones únicas. Antes que nada, muchas mujeres le temen a tener evacuaciones intestinales poco después del nacimiento. Evitar el estreñimiento y la eliminación difícil es la clave para una digestión sana. Coma mucha fruta y verduras, beba grandes cantidades de agua y aleje los alimentos que no sean fáciles de digerir tales como la mantequilla de cacahuate, productos lácteos y carne roja (con la excepción de la cocinada en guisados). Pastelillos de salvado y pasas hechos con melaza residual son un laxante natural, así como las ciruelas en compota o remojadas. El capítulo 6 habla ampliamente de la nutrición y la lactancia.

Aunque el embarazo es un proceso natural, aún así ejerce presión en su cuerpo. Este también necesita gastar energía para sanarse después del parto, y si ha habido una pérdida significativa de sangre, se deben reemplazar el hierro y otros nutrientes. Además, la producción de leche materna, créalo o no, requiere de un consumo mayor de calorías que el embarazo. Esto se debe a que usted está proporcionando nutrimento primordial continuamente a un bebé que crece rápido, sometido a un enorme desarrollo físico, y cerebral, en los primeros 6 meses de nacido.

La comida tradicional para las mujeres en el periodo inmediato de posparto es increíblemente similar a través del mundo. Es típico que los alimentos incluyan sopas y guisados con granos (por ejemplo, guisado de cebada); sopas de carne con vegetales como la sopa de pollo; mucho huevo, pollo y granos, y vegetales con base de almidón como las papas dulces y chayotes. Las frutas de estación son buenas también. En las recomendaciones de dieta para las mujeres chinas que acaban de dar a luz, principalmente figuran las pasas y los dátiles azufaifo cocidos. Esos alimentos nutren la sangre, mientras que la proteína que contienen ayuda a la rápida y efectiva reparación y reabastecimiento del tejido del cuerpo.

Evite los alimentos que puedan irritar al lactante, incluyendo las comidas condimentadas y los vegetales de la familia de las calabazas, así como los que pueden inhibir la eliminación (evacuación) en la madre.

Definitivamente, éste no es el momento para hacer dieta. Su cuerpo, en especial si está amamantando, perderá peso en forma natural después del alumbramiento. Sin embargo, por lo menos, le tomará varios meses regresar a su talla que tenía antes de embarazarse. Una dieta saludable y un ejercicio moderado durante este tiempo lo asegurará. Hacer dieta sólo sirve para quitarle los nutrientes esenciales a usted y al bebé. Si durante el embarazo subió mucho de peso o sólo quiere estar más esbelta de lo que está ahora, acabando de dar a luz, una excelente dieta balanceada es la mejor manera para lograr sus metas. Si el peso o su imagen corporal le preocupan mucho, hable con su partera o doctor para solicitar información de cómo comer correctamente para amamantar, o busque la ayuda de un consultor nutricional calificado. Ajustar su dieta para incluir alimentos saludables y de alta calidad, protege su estado nutricional, le permite producir abundante leche, y la ayuda de forma controlada a llegar a su peso. (Ver capítulo 6 para ideas específicas sobre dieta y nutrición, para las mamás que están amamantando).

❧ LA RELACION DE PAREJA ❧

Los días posteriores al nacimiento pueden ser emocionalmente confusos para su pareja, y a pesar de la increíble euforia que los dos sienten por su bebé, éste puede ser un periodo desafiante para su relación. Durante el embarazo y el alumbramiento, su pareja puede haber estado ansioso sobre su bienestar, junto con su preocupación sobre su propia actuación en el nacimiento y su habilidad para apoyarla en lo físico y emocional. También, convertirse en padre añade un creciente sentido de responsabilidad en la vida de un hombre, que puede ser al mismo tiempo bienvenida e intimidante. Cada hijo equivale a más responsabilidad. Pueden surgir conflictos emocionales, conforme integra sus propias preocupaciones y necesidades, en su experiencia de posparto, en particular si usted quiere que él deje todo para estar juntos con el bebé, pero sienta la presión de estar en el trabajo, cumpliendo con sus responsabilidades profesionales. Internamente, él también desea quedarse en casa, y disfrutar de estas preciadas horas con usted, pero se siente incapaz de hacerlo.

Su pareja también se puede sentir abrumado y exhausto inmediatamente después del nacimiento, en especial si el trabajo de parto fue largo y pesado, o difícil. Aunado a esto, está la imposibilidad de dormir que causa el bebé, y las tensiones pueden aumentar. Las crecientes emociones tumultuosas y necesidades físicas de usted, demandan más de él. Aunque esto es natural, aún así puede sentirse abrumado. Esperemos que sea sensible y comprensivo con sus necesidades físicas y emocionales, y pueda ayudarla y disfrutar este momento con usted. Mientras tenga energía para devolverle, él apreciará su ánimo, elogio y amor. Un matrimonio saludable es un dar y recibir de energía; también él podrá necesitar un poco de apoyo emocional de su parte en este momento. Se pone muy poca atención a los demandantes cambios emocionales que acompañan a convertirse en padre. Déjele saber que aprecia lo que hace —esto, también, le ayudará mucho para rejuvenecerlo emocionalmente.

๖ LOS HIJOS MAYORES ๙

Si ya tiene niños, algunos de los cambios de los primeros días de posparto no serán nuevos para usted. Mientras cada bebé y por ende cada experiencia de posparto es diferente, es probable que si éste es su segundo bebé —y seguramente si es el tercero o más— algunas cosas como el amamantar le serán muy fáciles. Ha pasado por la empinada curva de aprendizaje al tener un primer hijo, y puede confiar más cómodamente en el conocimiento y habilidades que ya ha adquirido. Sin embargo, ¡se puede admirar de qué grande y maduro le parece ahora su hijo mayor comparado con su recién nacido!

Con cada nuevo bebé llegan las alegrías y los retos de satisfacer las necesidades de sus hijos mayores. Dependiendo de la edad y temperamentos de estos chicos, la transición puede ser más o menos fácil para usted y para ellos.

Por lo general, a los niños de 4 años les gusta participar activamente en el cuidado del recién nacido; pídales una ayuda apropiada a su nivel, ya que esto supone un lazo entre los niños, y también permite a los mayores sentirse importantes y útiles. Déles mucha aprobación y no los critique mucho. Si usted vigila y permanece cerca, es menos probable que un pequeño que gatea ocasione más problemas que un recién nacido. Los niños de más de 6 años pueden ser notablemente capaces y útiles con un bebé —hasta con un recién nacido. Créalo o no, a muchos de ellos hasta les gusta cambiar pañales. Una de mis clientas que acababa de dar a luz, tenía una niña de 7 años que quiso involucrarse y ser tan útil que al final mamá le tuvo que decir a la pequeña, "¡este es *mi* bebé!". A pesar de todo, esta mamá en realidad aprecia qué tan útil es su hija, cuando necesita tomar un regaderazo o hacer la cena. El niño mayor carga al bebé, juega con él, lo cambia y quiere, y mamá puede hacer su trabajo.

Si tiene un bebé que ya gatea y está embarazada, va a sentir que su vida está un poco fuera de control y abrumada, en particular al principio. Por esto es tan importante tener una fuerte red de amigos y familia —o contratar ayuda, si se necesita— para darle tiempo para que descanse y se concentre en el bebé y ayudar a su pequeño que ya gatea a recibir la atención, la interacción y el estímulo que a menudo parece necesitar, a no ser que esté dormido. También es común que los chicos mayores, en especial aquellos de 6 años para abajo, de repente empiecen a lucirse. Recuerde ser comprensiva, aunque esté cansada y abrumada, y a pesar del hecho de que, comparado con un dulce pequeño recién nacido, su niño mayor de repente parezca un tirano. Respire profundo y permita que la compasión la envuelva. Tener un hermanito o hermanita, puede significar un gran problema para su hijo como lo fue para usted tenerlo. Si lo tiene que hacer, consiga alguna de ayuda de Papá u otra persona que la apoye con el nuevo bebé (¿quién no quiere cargar a un bebé por una hora?) y pase un poco de tiempo de calidad con su otro hijo o hijos. Sólo una hora aquí y otra allá para concentrar su atención sin interrupciones constantes de "usted sabe quién", puede hacer que su desplazado hijo se sienta completo e importante. También es a propósito para animar a los hijos mayores a darle la bienvenida al bebé, más que sentir resentimiento y rechazo hacia él.

CINCO

Las Siguientes Seis Semanas

Necesitamos reconocer que, inevitablemente, habrá algunas etapas y tempo-
radas en la vida de nuestro hijo en que, en el mejor de los casos, saldremos
del paso sin saber cómo.

Harriet Lerner, The Mother Dance
(La Danza de la Madre)

Es impresionante cuántos cambios dramáticos ocurrirán en su cuerpo y psique en un periodo tan corto como las 6 semanas posteriores al nacimiento. De acuerdo con un artículo en la revista médica *Women's Health* (La Salud de la Mujer) "La recuperación del alumbramiento es un proceso complejo que puede involucrar no sólo a los órganos ginecológicos, sino también a los sistemas cardiovascular, respiratorio, músculo-esquéletico, urológico, gastrointestinal, endocrino y nervioso". (Gjerdingen et al., 1990). Los cambios que está experimentando ahora, no son otra cosa que un terremoto en su vida. Durante los primeros pocos días posteriores al aconteci- miento, usted se encuentra en una clase de muerte aparente, donde el tiem- po utiliza su propio ritmo y significado y un aura mágica los rodea a usted y a su bebé. A muchos nuevos padres este periodo les parece surrealista —en realidad, es difícil creer que el pequeño está aquí, y que el nacimiento, para el que se preparó tanto, ha pasado. Las visitas vienen y van, su pareja puede estar disponible todo el tiempo, para ayudar a satisfacer sus necesidades y las de sus otros hijos, y los días vuelan conforme el bebé se desarrolla ante sus ojos, durmiendo la mayoría del tiempo, despertando para comer y luego, disfrutando cada vez más de momentos más largos en los que está despierto.

Después de unos cuantos días, algo de la euforia posterior al parto em- pieza a disminuir, y la realidad encuentra su lugar. Como dice la expresión budista, "Después del alumbramiento, corta leña y lleva agua". Como a los 10 días del nacimiento, probablemente sus ayudantes habrán regresado a sus trabajos y vidas, el bebé está empezando a expresar más sus propias necesi- dades y los niños mayores se estarán preguntando "¿Cuándo se va a regresar este bebé por donde vino?". Aunque la placidez de su bebé, generalmente hace que todo valga la pena, habrá momentos de estrés donde se pregunte en qué estaba pensando cuando decidió tener un bebé. Según Gjerdingen et al., "el proceso de recuperación de posparto puede abarcar varios meses y está relacionado con muchas variables de tipo personal, familiar y social" (1990). Visualizando sus necesidades durante el posparto como la continuidad de las del embarazo, tanto suyas como del bebé, puede recordarle poner un especial cuidado en su persona, y permitir que otros también la cuiden.

Cuando entienda la normalidad de los cambios que está experimentando y emplee alguna sólida estrategia de resistencia, la segunda fase de su transición a la maternidad, durante las primeras 6 semanas de posparto, será más suave y sana.

⚘ MÁS CAMBIOS EN SU CUERPO ⚘

A la segunda semana del parto, empezará a sentir menos tenso su trasero, y si tuvo una cesárea, algo de la libertad de movimientos comienza a regresar. En cualquier caso, usted se siente menos sensible y con más movimiento. Probablemente está empezando a levantarse y a moverse más, y puede ser que ya haya ido a su cita de seguimiento con su partera y el pediatra. Sus pechos ya se deben de haber llenado de leche y si está amamantando, sus pezones estarán más suaves.

En definitiva, aún está físicamente consciente que acaba de tener un bebé, pero tiene indicios de cómo se sentía su cuerpo antes de embarazarse y dar a luz. Sin embargo, viéndose en el espejo, su barriguita, caderas y trasero todavía le recuerdan claramente su ser voluptuosamente embarazado. Durante aquel tiempo se pudo haber sentido a gusto con el peso que ganó, y al comienzo de la segunda semana de posparto, probablemente no le importó verse como si acabara de dar a luz, pero al final de las 6 semanas, ya no lo soporta. Muchas nuevas madres empiezan a preguntarse si alguna vez volverán a tener cintura, y el peso de más que aún tiene, la puede hacer sentir poco atractiva y sin control de su cuerpo. Este es el momento de tener paciencia. Agradezca la innata sabiduría de su cuerpo que supo poner kilos de más para apoyarla a usted y a su bebé a través del embarazo, y ahora en la lactancia. Empiece de nuevo con un ejercicio suave y recuerde que éste y una buena alimentación la ayudarán a regresar lenta, pero con seguridad, a su figura.

A pesar de que se puede sentir muy bien después de dar a luz, es importante respetar el gran esfuerzo que su cuerpo acaba de hacer. Durante estas primeras 6 semanas, tome las cosas con calma. Es fácil fatigarse de más, sólo para agotarse y quedar exhausta. Esto puede suceder rápidamente, a tal grado que hasta un pequeño esfuerzo, como preparar una comida requiere que usted se recueste y descanse. A lo largo de las 6 primeras semanas, trate de no levantar nada más pesado que su bebé y evite movimientos de levantar y empujar, como surtirse de comestibles o pasar la aspiradora. Si estas actividades se hacen muy pronto, pueden provocar un incremento de sangrado de posparto, hasta el punto de convertirse en una hemorragia, durante el primer mes después del nacimiento. De hecho, la cantidad de sangrado que experimente es un magnífico indicador sobre el apropiado nivel de actividad para usted. Si disminuye y luego, de repente regresa después de ciertas actividades, esto le indica que baje el ritmo —aún no está lista para ese nivel de esfuerzo. Durante estas 6 primeras semanas (¡como mínimo!), oblíguese a tomar una siesta cuando lo haga su bebé, por lo menos una vez al día. El desgaste se puede acercar a usted sigilosamente —cuide que esto no suceda, así continuará sintiéndose bien y relajada durante las primeras semanas posteriores al alumbramiento.

El tiempo de recuperación es sumamente personal, y usted puede creer que al final de la cuarta o sexta semana se debería sentir más llena de energía de lo que estaba, por periodos más largos. Pero todavía se cansa con facilidad, le da mucha hambre de repente, en especial si está amamantando, y puede sentir más dolores y molestias de lo que pensaba. Esto es natural, pero muchas mujeres no están preparadas para enfrentar el tiempo que les lleva regresar a la "normalidad". Sea paciente y dése mucho tiempo para ajustarse sin juzgar su progreso. Podrá disfrutar a su bebé y a su recuperación más plenamente y asegurará su salud a largo plazo.

⧉ ¿A DÓNDE SE FUERON TODOS?... O SÍ, ⧉ TODAVÍA NECESITA AYUDA EN LA CASA

Durante el embarazo, el apoyo emocional y tangible que le proporcione el esposo y las demás personas, está relacionado con el bienestar de la madre embarazada...Su salud mental de posparto está conectada con la ayuda emocional y práctica que ellos le proporcionen (por ejemplo, el quehacer y cuidar a los niños).

Gjerdingen 1991

A las dos semanas, su mamá o hermana tienen que regresar a sus casas y responsabilidades, las amigas tienen familias que cuidar, su esposo debe regresar a trabajar, y el tiempo por el cual contrató a la monitora ha terminado. Así que lleva 2 semanas de posparto y está sola en casa con el bebé, y es posible que sienta que no está muy lista para regresar al frenesí de cuidarse por completo a usted y al bebé. Si se ha preparado con inteligencia, entonces ha programa-

do su cuidado de posparto, para tener la ayuda de su familia y amigos continuamente, por las dos primeras semanas, con un apoyo parcial de unas cuantas
semanas después. Esto es en particular importante si éste no es su primer
bebé y hay pequeños gateando o niños en edad escolar a quienes cuidar.

A las 2 semanas de posparto puede esperar sentirse tan bien, como para
estar parada más o menos por una hora seguida, tiempo suficiente para
calentar la comida que sobró del día de ayer o preparar una sencilla, bañar al
que gatea, lavar algunos trastes o poner una carga de ropa en la lavadora.
Pero no debería hacer todas esas cosas usted sola, en una mañana o tarde.
Aún necesita ayuda. Por lo tanto, es importante planear por adelantado,
determinar quién puede venir a ayudarla con algunas de sus responsabilidades, quizá para bañar al niño mayorcito o limpiar la cocina mientras usted lo
baña. Sería maravilloso que de vez en cuando, durante los primeros meses
de posparto, las amigas y la familia siguieran trayendo comida o, por lo
menos, podría ayudar a su esposo a idear menús sencillos de preparar, nutritivos, rendidores, abundantes y deliciosos sobrantes, fáciles de recalentar.

Sea paciente consigo misma cuando descubra que necesita ayuda con las
cosas que pensó estaría lista para hacer, y que justo hace un año realizaba con
facilidad. Su cuerpo ha producido una enorme cantidad de energía, usted
está funcionando sin haber dormido lo suficiente y si amamanta, está gas-
tando una significativa cantidad de energía calórica para alimentar al bebé.
Por algún tiempo, es natural que se canse con facilidad, y continúe necesitan-
do más descanso. Después de haber dado a luz, es común que por varios
meses, las madres se queden dormidas a las 8 de la noche alimentando al
bebé, o cuando van a meter en la cama al otro pequeño. Yo misma he balbu-
ceado contando un cuento antes de dormir, mucho después de pasado un
año del parto.

ᔰᵔ REINVENTÁNDOSE A SÍ MISMA ᔰᵔ COMO UNA MADRE

Cuando dio a luz, lo hizo no sólo a un bebé y a una familia, sino también a
una nueva faceta de sí misma. Para la mayoría de las mujeres, la primera o
las dos primeras semanas posteriores al nacimiento pasan en una especie de
bruma mágica, pero se puede volver a encontrar a sí misma, preguntándose
quién es y cuál es su lugar en todo eso, cuando aparece el hecho real de no
poder dormir, de los pechos chorreantes y de la ropa apretada. Algunas
veces, hacia el final de ese primer mes o de las 6 semanas de posparto, se
preguntará en qué estaba pensando cuando quiso tener un bebé —u otro, si
ya tiene más hijos. Y la increíble belleza de la maternidad es que puede

experimentar muchos sentimientos a la vez —el amor puro y que todo lo abarca, por su bebé y la completa crisis emocional de ser una madre. Sally Placksin describe el posparto como un "eterno borrón de día y de noche" con los pañales, trastes, noches sin dormir y pechos goteando, desembocando uno en otro. Usted puede sentir que fue hecha para algo más que esto. Si está acostumbrada a tener el control y todo bien organizado, unas tetas que gotean o un bebé llorando, la pueden hacer sentirse abrumada. Una madre con la que trabajé hace muchos años, que antes de tener su bebé había sido una enfermera psiquiatra, además de una experta artista y administradora, me confió que se había sentido muy incompetente al cuidar a su recién nacido, aunque antes había manejado la atención a muchos pacientes en un gran hospital, así como el exitoso negocio de su esposo.

Conforme sus amigos regresan a su vida cotidiana, usted puede experimentar un sentimiento de pérdida, y extrañar la atención que recibió mientras estaba embarazada, y eso ayudó a dar forma a su identidad y expectativas como madre. Su vida ha cambiado dramática y permanentemente y quiere que los demás la perciban de ese modo y apoyen el cambio. Si esto no pasa se sentirá olvidada y no valorada. Quiere que todo el mundo rebose de alegría con usted, que compartan esta increíble transformación por la que está pasando, pero después de un par de semanas todos han regresado a su realidad mundana, algunas veces dejando a la nueva madre aislada con su experiencia.

Permitirse experimentar esta multitud de sentimientos es más sano, que tratar de negarlos. De hecho, puede ser dañino para su salud, esconderlos en su interior, porque se siente apenada o culpable y tiene sentimientos conflictivos sobre la maternidad, y puede conducirla a una crisis de depresión de posparto. En lugar de eso, encuentre maneras de expresar sus conflictos, ya sea escribiendo un diario, o hable con una amiga o una comprensiva proveedora de cuidados de salud (de preferencia que también sea madre), o encuentre otros medios de desahogo creativos o artísticos. Todos ellos pueden liberarla y ayudarla a descubrir su identidad y voz en el caos de la nueva maternidad.

El hecho de convertirse en madres enfrenta a las mujeres con sus ideales y juicios, justo cuando se sienten vulnerables y agobiadas. Algunas mujeres desarrollan una compasión mayor por sus propias madres; otras se sientes aterradas de repetir lo que percibieron como errores en sus madres. También, conforme se va sintiendo completamente abrumada, una nueva madre tiende a compararse con otras, creyendo que ellas son más competentes y capaces. Al mismo tiempo puede sentir que está fracasando. Es triste que con frecuencia, se les reste importancia a las dificultades de la nueva maternidad. Cuidar a un recién nacido puede ser una responsabilidad aterradora, en especial si usted esperaba que pasando el nacimiento, todo iba a ser como una luna de miel. Le puede tomar semanas y hasta meses sentirse a gusto y confiada con su bebé, y con su papel de madre.

La nueva maternidad la pone en una elevada curva de aprendizaje —tan alta que puede sentir que no la puede escalar o que cada paso que da hacia delante, la hace retroceder dos. Pero, con el tiempo, se siente más confiada con su entorno, y alcanza nuevas vistas y mesetas. Hablar con otras personas que sean honestas sobre su experiencia como nuevos padres, la puede ayuda a reconocer que no es la primera en subir esta montaña, y que con las herramientas apropiadas y paciencia, sobrevivirá.

✺ MÁS REFLEXIONES SOBRE EL NACIMIENTO ✺

Ahora que está ganando un poco de distancia de su parto, usted puede tener nuevas perspectivas y sentimientos —algunos de los cuales son increíblemente gozosos y otros que incluyen desilusión, enojo o resentimiento. Si aún no ha escrito la historia de su alumbramiento, este es el momento indicado para crear un relato de la experiencia. Aunque no todos los detalles hayan sido como los soñó, esta narración será una pieza importante en la historia de su hijo, así como una buena forma para que usted procese sus propios sentimientos sobre lo que pasó. Si continúa teniendo sentimientos de tristeza y desilusión sobre el nacimiento, hable de lo que está pasando, con alguien que la apoye y entienda como una amiga, un consejero o proveedor de cuidado. Liberar las emociones reprimidas es mucho más saludable que llevarlas a cuestas, como una parte permanente de su tejido personal.

Las experiencias de nacimiento pueden formar la base para llevar a cabo significativos proyectos creativos, ya sea un libro de pensamientos o reflexiones sobre ese momento, una pintura, un baile. Aunque no pueda crear físicamente algo, debido a su horario con el recién nacido, visualice lo que haría para enaltecer y celebrar la experiencia de su alumbramiento.

✺ MÁS AVENTURAS SOBRE AMAMANTAR ✺

Dar el pecho es una experiencia profundamente íntima y en potencia satisfactoria, que comparten una madre y su bebé. Ciertamente, es una innegable experiencia sensual altamente placentera para esta "pareja" de crianza. Desafortunadamente, vivimos en una cultura que ha desvirtuado los valores sexuales y las percepciones de los cuerpos de las mujeres. Al mismo tiempo permitimos que en carteleras, puestos de periódicos, películas, televisión y portadas de discos compactos se muestren imágenes de mujeres casi desnudas, en posturas y lugares sexualmente sugestivos, mientras que discriminamos, acosamos y expulsamos de las instituciones públicas a las mujeres que se atreven a amamantar en público. Sally Placksin escribe: "en la actualidad, existen muchos factores que amenazan con sabotear a las mamás que dan el pecho". Entre estos se encuentra la opinión pública de que, mantener esta relación después de cierto tiempo, (quizá los primeros pocos meses) es inapropiado para la madre y el bebé. El desprecio por la existencia de algo que pudiera interpretarse como una experiencia sexual entre ellos, es evidente cuando, en una reunión familiar se le dice a una madre que amamanta que "a lo mejor estaría más a gusto si le da de comer al bebé en la recámara". Hasta en un zoológico público, el área para amamantar está cerca de los baños. El mensaje dice que es correcto ver que en los medios los senos se conviertan en objetos sexuales, pero de ninguna manera podemos mirar los pechos de una madre amamantando.

Como se discutió anteriormente, las rutinas y las actitudes en los hospitales también pueden ser un importante obstáculo para estas madres desde el principio, disminuyendo la confianza en su habilidad para alimentar a su bebé. Hace poco, una de mis clientas que tuvo su bebé en casa dijo, que ahora que le estaba dando el pecho a su bebé, vio en la muestra de un paquete de alimento para bebés, que proporcionaba el hospital, un mensaje oculto de "fracaso planeado" para la crianza con leche materna. "Aquí", dijo, emulando la actitud, "tome esto sólo en el caso de que usted verdaderamente no lo pueda hacer". Esta actitud la puede perseguir las primeras semanas, mientras se pregunta si el bebé está recibiendo el alimento adecuado de sus pechos, a pesar de que su pequeño está creciendo ante sus ojos. De hecho, ha habido un esfuerzo internacional para contrarrestar las actitudes y prácticas negativas de los hospitales, que puedan interferir con el éxito de amamantar. Conocida como la Iniciativa Hospital Amigo del Bebé, éste es un esfuerzo para estimular el ambiente en los hospitales, en apoyo a las madres en su deseo de dar el pecho. En 1989 la Organización Mundial de la Salud, (OMS) y el Fondo Internacional de Emergencia de las Naciones Unidas para la Infancia (UNICEF) publicaron conjuntamente un estándar internacional. Esta declaración, titulada *Proteger, Estimular y Apoyar el Amamantar: El Papel Especial de los Servicios de Maternidad*, también tuvo el apoyo de otras organizaciones internacionales. Los hospitales amigos del bebé son aquellos que implementan todos los Diez Pasos del Éxito de Amamantar, y reciben certificados de reconocimiento. Cuando, durante el embarazo, esté seleccionando a su proveedor de cuidados, pregúntele a su hospital o a ella si están familiarizados con esto o con parte de la Iniciativa Hospital Amigo del Bebé.

DIEZ PASOS PARA AMAMANTAR CON ÉXITO

Toda instalación que proporcione servicios de maternidad y cuidados para recién nacidos debe:

1. Tener una política por escrito sobre amamantar, que sea rutinariamente comunicada a todo el personal de cuidados de salud.
2. Capacitar a dicho personal en las habilidades necesarias para implementar esta política.
3. Informar a todas las mujeres embarazadas sobre los beneficios de amamantar, dentro de la media hora posterior al parto.
4. Ayudar a las madres a empezar a dar el pecho, dentro de la media hora posterior al parto.
5. Mostrar a las madres cómo se da el pecho, y cómo mantener la lactación, aunque tuvieran que separarse de sus infantes.
6. No dar a los recién nacidos ningún alimento o bebida que no sea la leche materna, a no ser que haya una contraindicación *médica*.
7. Practicar compartir el cuarto, permitiendo a las madres y a los infantes permanecer juntos las 24 horas del día.
8. Alentar el dar el pecho cuando el bebé lo reclame, en lugar de a horas establecidas.
9. No dar ningún gusto artificial o chupón a los bebés alimentados con leche materna.
10. Impulsar el establecimiento de grupos de apoyo para amamantar y referirles a las madres cuando sean dadas de alta del hospital o clínica.

¿SABÍA USTED QUE....?

El Código Internacional de Comercialización de los Sustitutos de Leche Materna prohibe:

- Dar muestras gratis a las madres
- Poner anuncios publicitarios en público
- Promocionar dentro de instalaciones de cuidado de las salud
- Dar regalos o muestras a los trabajadores de la salud
- Utilizar palabras o imágenes que idealicen la alimentación con botella
- A los vendedores de las compañías aconsejar a las madres

Los países que han adoptado este código, junto con las medidas para promocionar, proteger y apoyar el amamantar, han visto duplicar los índices de alimentación materna en las zonas urbanas. ¿Sus proveedores de cuidado conocen este código?

De *Protecting, Promoting, and Supporting Breast-feeding: The Special Role of Maternity Services.* (Proteger, Estimular y Apoyar el Amamantar: El Papel Especial de los Servicios de Maternidad) WHO/UNICEF. Génova, Suiza, 1989.

Los esposos también deben de entender y servir como primordial apoyo y protección, mientras usted construye una relación de amamantar con su bebé. La tan difundida práctica de la botella, ha establecido la esperanza de que todos deberían participar en alimentar a un bebé y que, de alguna manera, dar el pecho, despoja a los papás de una habilidad esencial para alimentar al bebé. Además, ellos pueden estar extremadamente ansiosos y molestos por el llanto del bebé, que todos tendrán prisa por sustituir el pecho por una botella para apaciguar al pequeño. La madre de su esposo y la suya propia, si no son expertas en amamantar, pueden agregar presión, alentando a su esposo para que la haga entrar en razón y le dé la botella al bebé. Después de todo, ellas podrán decir que ustedes fueron criados con botella y están bien. Los papás necesitan entender los beneficios de la alimentación con leche materna y el sutil, pero claro papel que su apoyo o la falta de éste juega en su habilidad para amamantar con éxito y por un tiempo prolongado. Mientras ellos establecen sus propias formas para estar cerca del recién nacido, deben aprender a aceptar que su principal papel como madre es alimentar al bebé. También tienen que estar conscientes de aceptar las funciones prácticas de su cuerpo, lo que puede incluir que la leche baje cuando estén juntos físicamente (ver página 112 sobre este punto).

Aunque ahora que ha pasado una semana desde el nacimiento, usted encuentra más fácil dar el pecho, esto todavía necesita perseverancia. El éxito de amamantar depende de que la madre confíe en su habilidad para alimentar al bebé. Por lo tanto, aún es importante contar con alguien con quien hablar sobre el tema, si se siente ansiosa o preocupada, o si tuviera algún problema. Los libros especializados proporcionan algún apoyo, pero una madre que ha dado el pecho con éxito, es un aliado indispensable. Si no conoce a alguien que lo haya hecho, contacte a La Liga de La Leche (1-800-LA-LECHE) para preguntar por los grupos de apoyo que hay en su área. Conocer a otras madres que amamantan, le dará el soporte necesario para hacer que su experiencia sea satisfactoria y gratificante.

❧ EL CUIDADO DE SUS SENOS ❧

Entre los problemas más comunes de dar el pecho durante las primeras semanas se encuentran los pezones adoloridos, la ingurgitación y las pre-ocupaciones reales sobre los hábitos de alimentación del bebé, de lo cual ya se ha hablado en capítulos anteriores. En este momento, sus pechos proba-blemente están muy llenos de leche y propensos a pesar y gotear a menudo. Un buen sostén que proporcione el soporte adecuado y sea especial para amamantar, es una ayuda indispensable. Ahora, la mayoría de las tiendas departamentales tienen sostenes de maternidad y también, por correo elec-trónico, hay diversos catálogos especializados en venta de ropa para mamás que están amamantando (ver Fuentes). Asegúrese que el sostén le quede bien, ya que uno ceñido puede provocar que los conductos mamarios se tapen, mastitis (ver a continuación), además, un soporte inadecuado no hace mucho por usted. El algodón es el mejor material para este tipo de sostenes, ya que es absorbente y respira mejor, reduciendo la incidencia de úlceras en los pezones.

Igualmente, si decide usar almohadillas de maternidad dentro del sostén para absorber la leche que gotea, hágalo sólo cuando sea necesario, cuando esté en el trabajo o en una función especial y use sólo las de algodón. Cam-bie y lave el sostén a diario o cada dos días y séquelo en la secadora o en ocasiones al sol, para matar cualquier afta que pueda proliferar en ellos, en particular si ya ha tenido problemas con ellas.

MASTITIS

La leche fluye por los conductos —pequeños canales en sus senos— antes de que salga por los pezones. Estos canales se pueden bloquear cuando un pecho está ingurgitado con leche o por una retracción física, que puede ocurrir al dormir sobre el pecho cuando está lleno o por usar sostenes muy ajustados. También es más común que se bloqueen los conductos cuando las mujeres se han sobrexcedido, esto significa, corretear demasiado sin poner atención a un descanso adecuado, a los fluidos y la nutrición.

Los conductos tapados se pueden inflamar rápida e inesperadamente, cau-sando una molestia severa. Un nudo rojizo y duro, y un área rayada rojiza en su seno, donde la molestia se centra, acaso sean los primeros síntomas que note. Después, de inmediato, le siguen la fiebre, escalofríos, mareos, náuseas y síntomas generales como de gripa. Por lo común, a esta condición se le llama *mastitis* o infección de los senos. Se puede prevenir y si se diagnostica y trata al principio, es usual que desaparezca dentro de las primeras 24 horas. Si no es así, puede crear un absceso en el pecho con una infección sistemática más seria. ¡No la deje avanzar!

Las madres que son muy activas o que se cansan de más son en especial, propensas a desarrollar mastitis. Puede ser que esto se deba a que no se quedan quietas lo suficiente cuando alimentan al bebé, para que los pechos se vacíen, o porque la fatiga disminuye la inmunidad general. Es más fácil que los conductos se obstruyan cuando las mamás no están bebiendo suficientes líquidos, ni comiendo alimentos sanos. Si está trabajando de más ¡tranquilícese! Si nota cualquiera de los signos de inflamación de pecho, ¡deje todo! Póngase ropa floja, abrigadora y confortable; trépese en la cama o relájese en una silla cómoda con su bebé y una taza de té caliente, o ambas cosas y siga todas las recomendaciones de tratamiento que le sean de utilidad.

Comunique a su proveedor de cuidados cualquier fiebre o infección que ocurra, dentro de las primeras semanas después del nacimiento. La fiebre acompañada con dolor abdominal o evacuaciones intestinales olorosas pueden ser provocadas por una infección uterina ("fiebre puerperal") que es muy peligroso para la madre. Busque ayuda de inmediato.

TRATAMIENTO NATURAL DE LA MASTITIS

Descansar, tomar líquidos y alimentarse, además de amamantar al bebé frecuentemente con el lado afectado, son los tratamientos primordiales para un conducto tapado y la mejor prevención y cura de la mastitis. Con las siguientes sugerencias usted deberá sentirse mejor en 6 ó 12 horas, y recuperada por completo en 24 horas. Puede ser que sienta una pequeña molestia (un dolor o una sensación de moretón) por más de varios días. Si es así, continúe los remedios internos hasta que esté completamente bien.

∿ Cada hora beba un vaso grande de agua (tibia o a la temperatura ambiente). Esto es muy importante. Tome a sorbos té de nébeda para deshacerse de estrés, la tensión y la incomodidad.

∿ Coma muy bien, en especial nutritivas sopas de granos y vegetales. La pasta de miso, hecha de soya, es particularmente substanciosa y le va bien a los caldos sin sal. Agregue 3 cucharadas soperas de la pasta por cada cuarto de litro de caldo o al gusto.

- ✍ Tome siestas durante el día. No reciba visitas ni asista a actividades sociales, hasta que esté completamente recuperada. Si vuelve a fatigarse, puede recaer con facilidad.

- ✍ Amamante a su bebé a menudo por el lado afectado, para drenar los conductos y vaciar por completo el seno; puede sentir molestia en el pecho adolorido cuando el bebé succione, pero al hacerlo acortará la duración de la obstrucción. Es totalmente seguro alimentar al bebé por el lado infectado. Sin embargo, si aparece un absceso en algún lugar cerca del pezón, use el otro pecho y con la mano, saque la leche del lado afectado.

- ✍ Utilice compresas y baños de tina para aplicar calor húmedo en sus senos. Llene un lavabo o una palangana con agua caliente y sumerja el seno mientras le da masaje con suavidad para llevar la obstrucción hacia el pezón. Use compresas de raíz de jengibre, manzanilla, raíz de malvavisco o bardana y olmo deslizado. El agua caliente será suficiente si no tiene disponible algo más.

- ✍ Aplique una cataplasma refrescante de papa cruda rallada, de 2 a 3 veces al día. Este es un remedio maravilloso porque casi todos tienen una papa y es sumamente efectiva para reducir el dolor, la obstrucción y la inflamación. Retire la cataplasma cuando se caliente, por lo general después de 20 minutos.

- ✍ Tome de ½ a 1 cucharadita de tintura de echinacea cada 2 a 4 horas, dependiendo de lo severo del problema. Continúe por lo menos por 24 horas, después que todos los signos de enfermedad han pasado. Esto es totalmente seguro para el bebé.

- ✍ Tome 500 mg de vitamina C cada 2 a 4 horas. Notará que las evacuaciones de su bebé serán sueltas, pero esto no es preocupante.

- ✍ Si tiene fiebre, beba té de flores de saúco o de menta verde (ponga a hacer la infusión con 15 gr de cada una por 20 minutos en un cuarto de litro de agua hervida). Siga bebiéndolo hasta que empiece a sudar, hasta 2 cuartos. Quédese calientita debajo de las cobijas.

- ✍ En el raro caso de que se desarrolle un absceso, busque la ayuda profesional. Muchos se pueden tratar en casa, pero si es algo serio, debe consultar a un profesional experimentado en el cuidado de la salud.

⅗ LAS HIERBAS Y EL AMAMANTAR ⅗

Cuando está amamantando, mucho de lo que lleva a su cuerpo se lo da a su bebé por medio de la leche. Inclusive muchas drogas farmacéuticas que necesiten o no prescripción médica, así como algunas hierbas. Y aunque éstas sea naturales, no significa que todas son seguras para usted o el pequeño. Igual que con las sustancias farmacéuticas, algunas medicinas pueden ser buenas para los adultos pero no para los bebés y niños. Por lo tanto, es importante saber que lo que ingiere mientras está amamantando es seguro para ambos.

Existen muchas fuentes dónde aprender qué medicaciones se pueden tomar con seguridad, o deben evitarse cuando esté dando el pecho (ver *The Breastfeeding Book*, (El Libro de Amamantar) por William y Martha Sears). Sin embargo, será difícil determinar cuáles hierbas son consideradas seguras mientras se amamanta. De acuerdo con *The Botanical Safety Handbook* (El Manual de la Botánica Segura) (McGuffin et al. 1997), reconocido a nivel nacional como la guía definitiva sobre la seguridad de las hierbas, éstas se clasifican como sigue:

Clase 1: Hierbas que usándose apropiadamente, pueden ser seguras de consumirse.

Clase 2: Hierbas a las que apliquen restricciones especiales, a no ser que sean recetadas por un experto calificado en el uso de las sustancias descritas.

2a: Sólo de uso externo

2b: No se deben usar durante el embarazo

2c: No se deben usar mientras se amamante

2d: Otra restricciones específicas de uso como se indique

Clase 3: Hierbas que tienen una etiqueta con información importante "Para usarse solamente bajo la supervisión de un experto calificado en el uso de esta sustancia".

Clase 4: Hierbas de las cuales no hay suficiente información para ser clasificadas.

Las hierbas recomendadas en este libro, por lo general caen en la Clase 1, a no ser que tenga otra indicación. Las de la Clase 2c, aquellas "para no usarse (*internamente*) mientras se esté dando el pecho, a no ser que sean recetadas por un experto clasificado en el apropiado uso de esta sustancia", son las que siguen:

Lengua de buey	Consuelda
Agave	Elecampane
Sábila	Belcho
Albahaca	Ajo[8]
Black cosh	Mala hierba de Joe Pye

[8] Puede usarse como un sazonador culinario (*nota de la autora*)

Vesiculosus de Fucus	Regaliz - orozuz[9]
Borraja	Polipodio – helecho macho
Bugle de agua	Espino Cerval
Cáscara sagrada	Sen
Ruibarbo Chino	Stillingia
Pie de Asno	Ajenjo

Además de las hierbas de esta lista, las madres que amamantan deben evitar todas las que se sepa que son tóxicas, las hierbas que tienen propiedades activas hormonales, las que son estimulantes o fuertes sedantes y el uso interno de aceites con esencias. La Dra. Tieraona Low Dog, doctora familiar, herbolaria y partera, recomienda evitar las siguientes hierbas además de las anteriores: corteza de quino, semillas de cola, guaraná, flores de jazmín, kava kava, raíz de rubia, pulsatila (anémona) y senecio.

HIERBAS NUTRIENTES PARA LAS MADRES EN EL POSPARTO

Varias hierbas que son excelente para apoyar a su bienestar físico y emocional, también las pueden tomar las madres que amamantan, con seguridad. Ciertamente, algunas de esas hierbas son buenas para estimular la producción y la calidad de leche materna. A las que son nutrientes se las conoce como hierbas *nutritivas*; a aquellas que apoyan el sistema nervioso, ayudando a liberar el estrés y la tensión, se les llama *nervinas*, y las que promueven la leche materna son las *galactagogas*. Las hierbas nutritivas también pueden ser tónicas. Una de las maravillas de las hierbas es que una planta puede tener muchos efectos y servir para muchas funciones.

Hierbas Nutritivas (Tónicas)

ᴄᴏ **Alfalfa.** Es una buena fuente de clorofila y una enriquecedora hierba nutriente. La clorofila líquida, derivada de la alfalfa, es un tónico excelente para la sangre, que incrementa los niveles de hierro y reduce la anemia de posparto.

ᴄᴏ **Ginseng Indio.** Una hierba de la medicina tradicional ayurvédica india, la ginseng indio disfruta de una amplia aceptación de la comunidad herbal en los Estados Unidos, nos ayuda a adaptarnos al estrés; así que está clasificada como una hierba *adaptogen*. Estas hierbas apoyan gentilmente al sistema suprarrenal y al sistema inmunológico, mientras que reducen la irritabilidad y los nervios de punta. En general, se toma como una tintura o un té con un poco de leche y miel.

[9] Se puede usar como se indica en este libro, en fórmulas específicas (*nota de la autora*)

Dosis: tomar ½ -1 cucharaditas de tintura 2 veces al día ó 1-2 tazas de té, diariamente.

৯ **Centella Asiática.** Esta es otra hierba que viene de la tradición médica ayurvédica de la India. Se conoce como un tónico para el tejido conectivo, haciéndola excelente para incluirse en fórmulas para restaurar el tono de los ligamentos del útero; además, es el tónico por excelencia para el sistema nervioso y el cerebro. Como tal, se dice que reduce el cansancio nervioso y promueve la claridad mental. Úsela como té o tómela como una tintura herbal.

Combinada con la ginseng indio, así como con cualquier hierba nervina descrita anteriormente, es benéfica para el sistema nervioso.

Dosis: Igual que la ginseng indio

৯ **Frutos, hojas y flores del Espino.** Comúnmente el espino se usa como un tónico herbal para el corazón y de verdad proporciona muchos beneficios al sistema cardíaco. Con frecuencia combino los frutos, las hojas y las flores, en fórmulas para reducir el estrés y una suave tonificación general. Van muy bien con tés y tinturas con bálsamo de limón, rosa de caderas, hibiscos y menta verde, haciendo una bebida y una medicina sabrosa y refrescante.

Dosis: 1 cucharadita de tintura dos veces al día o de 1-2 tazas de té, diariamente

৯ **Avena Lechosa.** Hace un tónico nutritivo para el sistema nervioso. La misma avena se ha usado por mucho tiempo como un alimento saludable para las madres e hijos, al tener un alto contenido de vitaminas y minerales. También se le conoce por proporcionar vigor y energía a los caballos. En forma de tintura de las semillas frescas y lechosas de la planta, una nueva madre puede tomar avena por un periodo más largo, hasta por meses, lo cual le proporciona una suave calma.

Dosis: como tintura tomar ½ -1 cucharadita de 1 a 3 veces al día.

৯ **Ortiga.** Esta hierba es particularmente nutritiva, contiene minerales de rastro y vitaminas, en especial hierro, potasio y silicio. Se usa para tratar la anemia y la debilidad y para estabilizar el azúcar de la sangre. Es en especial requerida si usted se siente estresada o agotada física o emocionalmente (o ambos). El té de ortiga es delicioso solo o mezclado con otras hierbas como alfalfa, rosa o menta verde. También se usa como una hierba antihistamínica que reduce las reacciones alérgicas, cuando hay una tendencia hacia alergias crónicas, en especial la fiebre de heno.

Dosis: Tomar 1-3 tazas al día. Preparar la infusión con 15 gr de hierba seca, por 2 tazas de agua hirviendo por 30 minutos.

ᨑ **Hoja de Frambuesa Roja**. Mayormente conocida como un tónico prenatal, en realidad es una hierba nutritiva en lo general, que hace un excelente té para beber. Es rica en minerales, tonificante para el útero y un
agradable añadido para los tés. Se combina bien con la ortiga, menta
verde, rosa de caderas y muchas otras bebidas herbales.
Dosis: Dosificar y preparar igual que la ortiga
ᨑ **Rosa de Caderas**: Al mismo tiempo fresca y seca, la rosa de caderas es
una abundante fuente de vitamina C. Impregna el té de un rico color
rojo y da un delicioso sabor ácido. Delicioso con hibiscos, ortiga, frambuesa, espino, bálsamo de limón y menta verde.
Dosis: Agregue 1 cucharadita o 1 cucharada sopera de hierba a otros tés,
para dar sabor.

Nervinas

ᨑ **Ginseng Indio**. Ver página 150
ᨑ **Nébeda**. Disfruta de una gran reputación para que la usen las madres, y
ellas la pasen a sus hijos. Sus cualidades relajantes suaves pero confiables,
la hacen una hierba nervina apropiada para las nuevas madres, y estas
propiedades, junto con las de la manzanilla, lavanda y otras hierbas aromáticas, son pasadas al bebé, ayudando a reducir cólicos y remilgos. Su
suave sabor ensalza un té, pero también es efectiva como tintura.
Dosis: 1-4 tazas de té o ½-1 cucharadita de tintura 3-4 veces al día.
Preparar dejando hacer la infusión con una cucharadita de hierba seca en
una taza de agua hirviendo, por 10 minutos.
ᨑ **Manzanilla**. Esta hierba relaja a la madre y, a través de su leche, le proporciona una suave tranquilidad al bebé. También, si la toma la madre,
por medio de su leche puede ayudar a calmar los síntomas de cólicos del
bebé. Aunque usted puede tomarla como una tintura, es mejor beberla
como té; deje hacer la infusión por sólo 10 minutos para asegurar un
agradable sabor. Se combina frecuentemente con otras hierbas nervinas
suaves, como la nébeda y la lavanda. Tómela a diario, durante el día o
poco antes de ir a dormir para propiciar un sueño reparador.
Dosis: Dosificar y preparar de la misma forma que la nébeda.
ᨑ **Lúpulo**. Sabemos que el lúpulo es un ingrediente primordial en la elabo-
ración de cerveza, pero también es una hierba muy relajante. Su uso se
reserva para cuando hay insomnio, pero no se debe emplear cuando hay
depresión. Puede ayudar cuando hay dificultad para relajarse lo suficiente como para permitir la bajada efectiva de la leche. Generalmente se
toma como una tintura, pero también es un suave tónico digestivo amar-

go para los gases, inflamación y evacuaciones irritables.

Dosis: ½ cucharadita de tintura 1-3 veces al día.

ᴥ **Lavanda.** Esta agradable hierba se presta muy bien para hacer en té, y se puede usar en tinturas; las dos formas proporcionan profundas pero suaves acciones relajantes para el sistema nervioso. Es bueno cuando se tiene dificultad para dormir, y a menudo se combina con la manzanilla, la semilla de hinojo y la nébeda, para aumentar la producción y el reflejo de bajada de leche materna. Tomando el té a sorbos, es como si se inhalara aceite de lavanda y así proporciona el tratamiento sensorial de los beneficios de la aromaterapia.

Dosis: Preparar como los tés de nébeda y manzanilla. Dosificar la tintura igual que el lúpulo.

ᴥ **Bálsamo de Limón.** Clásicamente conocido como la "hierba que hace feliz", debido a sus efectos para levantar el estado de ánimo y las emociones, es un tónico suave para el sistema nervioso, por lo general usado como una bebida de té. Su delicado sabor a limón se combina bien con otros tés herbales y cuando las madres que están amamantando lo usan, sus efectos tranquilizantes se transmiten al bebé por medio de la leche materna.

Dosis: Su preparación y dosificación es la misma que la de la manzanilla o la nébeda.

ᴥ **Avena Lechosa.** Ver página 151

ᴥ **Agripalma.** Esta hierba amarga pero efectiva, ayuda a reducir los niveles de tensión en las nuevas madres. De hecho, el nombre *motherwort* implica que es una hierba que cura a las madres (wort significa "planta herbácea"). El nombre botánico, *Leonurus cardiaca* significa "intrépido" y refleja su uso para fortalecer el sistema cardiovascular. En particular, es excelente para reducir las palpitaciones nerviosas del corazón y la ansiedad y para suavizar los nervios de punta y la irritabilidad. Además, motherwort es un tónico uterino y se puede usar para ayudar al útero a regresar al tamaño que tenía antes de embarazarse y calma el dolor asociado con los entuertos de posparto. Debido a su sabor amargo, es mejor tomarlo como tintura. Combínelo con hierbas nervinas o solo.

Dosis: ½ cucharadita de 2 a 4 veces al día.

ᴥ **Flor de Casco.** Úselo por periodos cortos o largos, para ayudar al sistema nervioso, reduce la tensión, promueve el sueño reparador y trata la irritabilidad y suaves formas de depresión de posparto, las consecuencias de un dormir inadecuado, cansancio y sobre-estimulación. Por lo general se toma como tintura, se mezcla bien con muchas otras hierbas nervinas y tónicos.

Dosis: ½ - 1 cucharaditas 2-4 veces al día.

⚭ **Verbena.** Esta hierba ayuda a la madre que está irritable y llorosa al mismo tiempo(¿alguna vez le ha gritado a su marido o niños, o azotado una puerta y luego se ha echado a llorar?). Por lo general se combina con otras hierbas como la avena lechosa o la flor de casco, en forma de tintura y se puede tomar por varios meses seguidos. Es excelente como tratamiento de los síntomas emocionales del síndrome premenstrual.
Dosis: 1/2 −1 cucharadita 2-3 veces al día

Galactagogas

⚭ **Cardo Bendito.** Esta hierba tiene un largo historial en estimular la leche materna en las nuevas madres. También tiene propiedades que ayudan a calmar el sangrado uterino, haciéndola una hierba versátil que generalmente es provechosa para la madre, en las primeras semanas del posparto. Puede ayudar a contrarrestar la irritabilidad ligera y también es un tónico digestivo general, en particular cuando hay una digestión perezosa. Como es amarga, tómela como una tintura.
Dosis: ½ cucharadita 3 veces al día.

⚭ **Hoja de diente de León.** Parecida a la ortiga, esta es una planta verde altamente nutritiva en minerales de rastro y hierro. La mejor forma de tomarse, para estimular la leche materna es como un vegetal verde cocido con un poco de limón y mantequilla para dar sabor, tomándolo varias veces a la semana. Sus brotes frescos son menos amargos y si se comen son deliciosos. Úsela en forma de tintura para tratar el estreñimiento.
Dosis: Tome una cucharadita dos veces al día.

⚭ **Hinojo.** Otra hierba que clásicamente se enlista entre aquellas que estimulan la leche materna, el hinojo tiene un sabor suave. Hace un té sabroso, o úselo como un agradable saborizante para otras tinturas más amargas, que sirven para estimular la leche. (ver también verbena y árbol casto) Ponga a hacer la infusión con una cucharadita de semillas en una taza de agua hirviendo, por 10 minutos.
Dosis: 1-2 tazas de té diariamente.

⚭ **Fenogreco.** Por mucho tiempo, esta hierba ha sido usada para provocar la producción de leche. Tómela como té caliente mientras trata de establecer o incrementar el suministro de leche. La puede beber sola o en una mezcla con otra galactagoga o nervina, y también se puede usar en forma de tintura. Prepárese igual que el hinojo.

⚭ **Ortiga.** Es posible que esta sea mi hierba favorita, cuyo uso sirve para enriquecer e incrementar la producción de leche materna, mientras que

proporciona a la madre óptimos nutrientes y energía. A menudo recomiendo que se tome en grandes cantidades —tanto como 1 cuarto de
litro de té concentrado diariamente— como parte de la dieta, pero hasta
una o dos tazas al día, por varias semanas, traerá beneficios significativos
para el bienestar completo de la madre. La ortiga también se puede
comer como una verdura verde, pero tenga cuidado de no picarse cuando la esté preparando. Al cocinarse se destruyen las espinas.

∾ **Palmito Cortado.** Aunque originalmente se promocionó como una hierba para tratar problemas del sistema reproductivo masculino, el palmito
cortado también se gana un aplauso por su uso como un tónico reproductivo para las mujeres, acrecentando la libido, mitigando la fatiga y
promoviendo el incremento del flujo de leche. Las madres que están
amamantando la deben usar por poco tiempo, por lo general, por no más
de 6 semanas seguidas y por lo común, se receta en forma de tintura o
cápsula. Combina bien con muchos de los otros tónicos nutritivos y galactagogas descritas en esta sección.

Dosis: ½ cucharadita de tintura dos veces al día.

∾ **Verbena.** Además de ser una nervina, la verbena está enumerada en muchos textos sobre hierbas, como una que promueve la lactancia. Como es
amarga, es mejor usarla en forma de tintura. Se combina bien con árbol
casto, ginseng indio y la tintura de raíz de regaliz.

∾ **Árbol Casto.** Su uso para la estimulación de leche materna es un tópico
controversial. Tradicionalmente por varios siglos, las parteras y especialistas herbolarios la han usado para este propósito. Sin embargo, modernas investigaciones indican que de hecho el árbol casto inhibe la prolactina,
la hormona que promueve la producción de leche. No obstante, muchas
de estas personas, aún la consideran un valioso complemento para establecer la alimentación con leche materna, cuando hay problemas con su
producción. Ciertamente, se debe hacer una investigación clínica para
determinar la utilidad de su uso en este sentido. La moderna doctora
naturopática y partera Mary Bove de Brattleboro, Vermont, ha sugerido
en comunicaciones personales, que la investigación realizada sobre la
inhibición de prolactina no se había hecho en mujeres que amamantan, y
por lo tanto la fisiología de lo que ocurre cuando se eleva esta hormona,
de forma natural, como al amamantar, debe ser sumamente diferente.
Ella cree que esto puede justificar la discrepancia entre el uso tradicional
para la población que da el pecho y los estudios científicos en mujeres
que no amamantan. A menudo, es bueno usar el árbol casto cuando hay

depresiones postnatales hormonalmente relacionadas. Casi siempre se usa en forma de tintura, aunque también está disponible en cápsulas.
Dosis: 1 cucharadita de tintura dos veces 1 día.

 Reponer Energías

Nutre y tonifica el sistema nervioso, este té da energía sin ser un estimulante. Proporciona minerales de rastro y su ingesta es segura cuando se necesita un poco de fortalecimiento de energía, o mejor aún, tómelo regularmente como un excelente suplemento dietético y tónico.

    15 gr de hojas de ortiga seca
    15 gr de hojas de frambuesa roja
    7.5 gr de hojas de centella asiática
    7.5 gr de hojas de menta verde o romero (a su elección)

Para preparar, deje hacer la infusión con una cucharadita por taza de agua hirviendo, por 20 minutos y luego cuélela.
Dosis: Tomar como té, 1-2 tazas al día.

HIERBAS TÓNICAS CHINAS PARA POSPARTO

Durante las semanas y meses de posparto, usted puede encontrar que el no poder dormir, el estrés y los requerimientos de energía por ser la madre de un recién nacido, en especial si está amamantando, la conducen a sentirse de algún modo agotada. Las medicinas herbales de acción profunda, pueden ayudar a revitalizar y proteger su sistema del estrés y el agotamiento. El siguiente remedio herbal chino es bueno para nutrir la sangre y revitalizar el centro de energía del cuerpo y se puede tomar como un tónico de posparto. Úselo cuando tenga aspecto pálido o amarillento, o sufra de pérdida de apetito, fatiga, mareos y, posiblemente, palpitaciones y ansiedad. Está disponible en forma preparada (ver Fuentes), ya que es más sabrosa para la mayoría de los norteamericanos que en té o cuézala siguiendo las instrucciones.

 Fórmula de Ocho Tesoros

    3 gr de actractylodes
    3 gr de dang gui
    3 gr de ginseng
    3 gr de ligusticum
    3 gr de peonía
    3 gr de poria
    1.5 gr de miel de regaliz frita

Hierva a fuego lento todas las hierbas en 4 tazas de agua, por 1 hora. Cuele el líquido de las hierbas y guárdelo en una jarra de vidrio. Regrese las hierbas a la olla y agregue 2 tazas de agua. Deje hervir lentamente por 30 minutos, cuélelo y agréguelo al primero. Enfríelo a temperatura ambiente y guárdelo en el refrigerador. Se puede refrigerar hasta por 3 días.

Dosis: Beba 1 taza del té, 2 veces al día, o el producto preparado siguiendo las instrucciones.

Nota: Aunque estas hierbas no son estimulantes, calientan mucho el sistema. Por lo tanto, son muy excitantes para algunos bebés que por naturaleza son muy calientitos. Si su bebé se irrita o le sale salpullido mientras usted está tomando estas hierbas, deje de hacerlo de inmediato. La irritación desaparecerá en cuanto deje de ingerirlas.

ᴥ LA MAGIA DE SU BEBÉ ᴥ

Incluso ahora, semanas después de que nació su bebé, se puede descubrir admirándose qué tan conectada está aún a su pequeño. Los movimientos que hace le recuerda los que sentía cuando estaba en su vientre, ya que en realidad son similares. El olor y sonidos de su bebé se han impregnado en su alma, y en cuestión de segundos puede maravillarse, no sólo de la novedad de su bebé, sino también de que él siempre ha estado con usted, de que siempre ha sido una parte de usted. Conforme se da cuenta de sus intensos sentimientos de conexión con este niño, puede también experimentar sentimientos de incertidumbre por él. Que las madres usen el corazón fuera del cuerpo, no es una frase hecha. Algunas veces, su apego puede llevarlas a las lágrimas en las primeras semanas posteriores al nacimiento, así como muchas veces lo harán en el transcurso de su vida, sin duda alguna.

También puede sentir una creciente vulnerabilidad por niños mayores, cuando salen al mundo sin la constante presencia de los brazos de mamá para protegerlos, como lo hacen con este bebé. Ciertamente, muchas nuevas madres comentan que repentinamente se sintieron intranquilas o teniendo pensamientos paranoicos cuando el niño mayor salió de casa. Es posible que la conciencia maternal se eleve tanto durante este momento, que nos sentimos inusualmente abiertas y vulnerables. Todo esto forma parte del hermoso y aterrador territorio del amor maternal.

Durante las primeras semanas, los dos están desarrollando una familiaridad instintiva e intencional con las señales de su bebé, tratando de entender el significado de los diferentes llantos, gestos y expresiones faciales. En momentos se sentirán gratificados por su rápida y fácil habilidad para satisfacer y confortar a su bebé; en otras se sentirán abrumados y frustrados por su aparente incapacidad para consolar o apaciguar el llanto de su bebé. Acaso, también tratarán de darle un sentido a los ritmos y patrones del pequeño, pero en este momento, probablemente estos cambien tan pronto como ustedes los reconozcan. Durante este tiempo, los bebés empiezan a despertar de una clase de mundo de los sueños, posterior al nacimiento y empiecen a mostrar más de sus necesidades —claro está que esto pasa, justo cuando todos sus ayudantes han regresado a sus trabajos.

Los tiempos felices se cuidarán a sí mismos, pero para los estresantes, es importante desarrollar habilidades de resistencia para que no se sienta exhausta ni exasperada. Esto es algo de verdad aterrador, pero sólo para cuando las mujeres se convierten en madres y experimentan la intensidad del cansancio, frustración y furia —los contrapuntos emocionales de la suprema felicidad maternal— que reconocen que el potencial para el abuso infantil existe dentro de cada individuo que es empujado demasiado lejos, con muy pocas reservas u oportunidades de apoyo y ayuda. Es común que una nueva madre, exhausta y frustrada, le diga a su marido, "es mejor que vengas y tomes a este bebé antes de que yo haga algo imprudente". Mientras que por lo general lo dice de broma, esos sentimientos de infelicidad pueden ser muy poderosos y abrumadores. Adrienne Rich, en su clásico libro *Of Woman Born* (Del Nacimiento de la Mujer), da una presentación elocuente, honesta y conmovedora de una variedad de emociones por las que pasan las madres. Recomiendo altamente este libro, a las mujeres que están aprendiendo a hacer frente a la tremenda gama de sentimientos que tienen al convertirse en madres. Respetar sus sentimientos mientras desarrollan las habilidades de resistencia para tratar a un bebé susceptible, es el acercamiento más constructivo para manejar las dificultades de la maternidad.

CONSEJOS PARA SOBRELLEVAR LAS EMOCIONES CONFLICTIVAS

- ∾ Recuerde, casi todas las madres sienten emociones conflictivas sobre la maternidad, aunque no lo admitan.
- ∾ Los sentimientos contradictorios son una respuesta natural al estrés de un trabajo, que sin importar que tan gratificante sea, es también demandante.
- ∾ Los sentimientos conflictivos no significan que usted sea una mala madre o que no ame a su bebé.
- ∾ Busque medios de desahogo para su estrés, confusión o frustración. Escriba un diario, hable con una amiga confiable o miembro

de su familia, dé caminatas, hable con su partera o su proveedor de cuidados, involúcrese en un proyecto creativo, como una
clase de arte, dése un masaje o pase una hora en una librería.

∾ Recuerde que los bebés no son demandantes a propósito: ellos
sólo tienen formas limitadas para expresar sus necesidades. Si su
bebé está molesto y no hay nada que lo esté lastimando, su
pañal está seco y él bien alimentado, confórtelo y vea si esto
ayuda. Si no, usted ha hecho su mejor esfuerzo. Simplemente
póngalo en un lugar seguro o déselo a su esposo y aléjese por
15 minutos del sonido de su llanto. Coma algo, tome un baño,
prepárese un té. En este momento, alguien más debe de haber
tenido suerte, pero si no es así, se acercará a su bebé con una
energía fresca y entusiasmo.

El impulso para perder la paciencia con un bebé es común. Usted
puede estar más cansada de lo que cree, se sentirá atrapada y
aislada y el nivel de azúcar en la sangre y sus hormonas están fluctuando mucho. Si está perdiendo la calma, ponga al bebé en su
cuna, salga y trate de relajarse. Si no puede, pida a una amiga
que vaya a su casa. Si esto está pasando con regularidad y está
genuinamente preocupada de lastimar a su bebé, hable con alguien en quien confíe y por favor busque la ayuda profesional. Es
probable que sólo tenga una depresión de posparto, lo que se
puede tratar y no es algo por lo cual avergonzarse.

✽ BEBÉS MOLESTOS ✾

Los bebés se ponen susceptibles y lloran sólo porque son bebés y esa es la forma
que tienen para expresarse. A lo mejor se asustó por un ruido o movimiento
repentino, tiene el pañal mojado o sucio, siente hambre, frío o está muy
abrigado; o sólo necesita que lo toquen, abracen o conforten. El grito de un
bebé puede ser muy dramático, en especial para usted como su madre, porque sus hormonas dan respuesta intrincadamente a las necesidades del bebé.

Parte de convertirse en madre es aprender el bello arte de la ecuanimidad.
Esto es la aptitud de detenerse y evaluar qué está pasando con su pequeño.
Es una habilidad que es útil desarrollar y que tendrá a la mano cuando su
bebé tenga 6 años y esté sollozando y llorando por ese juguete que quiere de
la tienda, o el gracioso gatito que desea adoptar. En un sentido, usted apren-

de cuándo tomar el llanto en serio y cuándo dejarlo rodar, aunque proporcione usted una continua fuente de apoyo y consuelo. Requiere del arte de conocer las señales de su bebé y tener confianza en su propio juicio.

Si ha determinado que las necesidades de su bebé están satisfechas y que él sólo está expresando su disgusto, una de las mejores cosas qué hacer es abrigarlo, ponerlo en un "canguro" y salir a dar la vuelta (Papá lo puede hacer si usted no tiene ganas). Puede hacer esto en virtualmente cualquier clima, excepto en una tormenta, siempre y cuando el pequeño esté bien abrigado si está haciendo frío. Los movimientos de caminar o arrullarlo los tranquiliza y la mayoría se calma cuando salen de casa.

El cólico es otra razón común para el disgusto. Es un término que comprende muchos aspectos, para una condición en la cual el bebé está molesto, incómodo o francamente angustiado, a pesar de estar seco, abrigado, bien alimentado y confortado. Lo puede causar gas en los intestinos del bebé, o sólo ser parte del proceso para acostumbrarse a la digestión y otras funciones corporales. El cólico es una experiencia difícil no sólo para el pequeño, sino también para los padres, que se preocupan y cansan al tener a un inconsolable bebé. Parece ser que algunos son más propensos que otros. Por lo general, empiezan alrededor de la segunda semana del nacimiento y la mayoría lo supera a los 4 meses.

Algunas veces el cólico va a suceder sin importar lo que usted haga, porque el tracto digestivo de su bebé está apenas aprendiendo a trabajar con suavidad. Haga lo mejor que pueda para prevenirlo y confórtelo si sucede. Cree ambientes tranquilos y placenteros, pero por favor no se culpe por la incomodidad del pequeño. Dos de nuestros hijos siempre tenían un mal momento al atardecer, así que empezamos a referirnos a él como "la melancolía del ocaso". De hecho, conservar el sentido del humor fue nuestro remedio más importante. No hay un método infalible para prevenir el desasosiego, pero seguir las siguientes sugerencias a menudo ayuda:

ᴥ Muchos bebés se sienten molestos cuando sus mamás que los están amamantando han comido algún miembro de la familia de las calabazas (brócoli, col, coliflor, repollo), nabo, ajo, cebolla o alimentos condimentados. Las comidas fritas, los cacahuates, cafeína, lácteos, huevos, frijoles o trigo, también les pueden causar molestia. Evítelos mientras esté amamantando.

ᴥ Mantenga a su bebé cerca y firmemente cuando lo alimente, pero no lo inquiete o distraiga mientras está comiendo. Déle el pecho en lugares silenciosos, cuando sea posible. Esto le ayudará a prevenir la indigestión.

ᨆ La Combinación de Leche Materna II (ver enseguida) ayuda a calmar el cólico cuando lo toma la madre o el bebé y es también útil en hiperactividad, falta de sueño e inquietud.

MEZCLA PARA LA LECHE MATERNA II

Se le pueden dar al bebé unas cuantas cucharaditas de este té, sin azúcar (la miel no es buena para los niños menores de 1 año).

30 gr de hojas de nébeda

30 gr de flores de manzanilla

30 gr de hojas de bálsamo de limón

15 gr de semillas de hinojo

7.5 gr de flores de lavanda

Mezcle todas las hierbas. Guárdelas en un frasco de vidrio. Cuando esté lista para usarlas, ponga 2 cucharadas soperas de la mezcla en una taza con agua hirviendo. Deje hacer la infusión, cubra por 15 minutos. Cuele, endulce si lo prefiere y bébala mientras aún esté caliente. Inhale su aroma dulce y suave al tomarla.

ᨆ Los tés de enebro, alcaravea y anís son buenos para tratamiento del cólico.

ᨆ Si su bebé tiene momentos regulares de inquietud, trate de beber el té antes de eso. Si es posible, descanse y coma bien, para que tenga las reservas que necesita para cuidar al pequeño sin desgastarse.

ᨆ El Remedio Rescate de Bach, una esencia de flores, es un producto sumamente recomendable en el repertorio de un niño molesto. Dar 2 gotas al niño y a los padres 4 gotas a cada uno.

ᨆ Ejercite las piernas del bebé como si estuviera "andando en bicicleta", juntas y alternadamente, doblando hasta el abdomen del pequeño. Presione sus piernas hasta su barriguita (primero las dos, y luego una a una), luego extiéndalas otra vez hacia fuera y adentro. Haga cada movimiento 5 veces lenta y suavemente.

ᨆ Ponga a su bebé en un "canguro" y salga a dar una vuelta. La cercanía que el bebé sentirá con usted, junto con los movimientos de su cuerpo que lo arrullan, pueden aplacarlo y ayudarlo a calmarse. El exterior tiene una influencia tranquilizante en los dos.

Cuando a estas placenteras técnicas le sigue un baño tibio, pueden formar la base de un agradable ritual familiar. Con suerte, el bebé hasta llega a quedarse dormido. Recuerde el dicho "Esto también pasará". No siempre podrá usted quitar el sufrimiento al bebé, pero puede estar ahí para darle su amor y extender una mano tranquilizadora.

⋙ MASAJE INFANTIL ⋘

El masaje infantil se practica en culturas alrededor del mundo y típicamente es hecho por la madre del bebé, aunque algunas veces lo hace la abuela. Ahora contamos con clases de masaje infantil, que puede ser una buena forma de conocer a otras madres, mientras aprende técnicas de masaje, pero no tiene que tomarlas para hacerlo bien. *Infant Massage* (Masaje Infantil) de Vimala McClure Schneider es un excelente libro lleno de técnicas e historias. Dar un masaje al bebé es una hermosa manera para que los dos se relajen, y crea un lazo de toque especial e íntimo entre ustedes dos. Además, los bebés crecen al tocarlos —un masaje regular es una excelente forma para realzar su crecimiento, asegurar un desarrollo óptimo del sistema nervioso y estimular la salud inmune. También puede usarse para apaciguar a un bebé irritable y reducir el cólico. El masaje infantil se puede dar varias veces a la semana y es perfecto como una continuación del baño del bebé.

Conforme nuestros hijos fueron creciendo, seguimos dándoles masajes una vez a la semana. Todavía nos piden que lo hagamos en sus pies antes de ir a la cama y adoran recibirlo cuando se sienten mal, tienen algún dolor o angustia.

Aquí está qué hacer. Coloque una tela suave, toalla o tapete en frente de la madre en un cuarto cálido. Ponga aceite en el bebé (el aceite de coco, almendras o crema de cacao son todas excelentes opciones, pero evite aceites con esencias que puedan irritar la piel sensible de un bebé). Dé masaje en el abdomen del pequeño con las manos calientes y un poco de aceite, con movimientos circulares en el sentido de las manecillas del reloj. Hágalo por 15 minutos lenta y suavemente, hablando con su bebé o cantándole mientras da el masaje. Otra técnica es hacerlo con un movimiento hacia abajo desde la parte baja de las costillas hasta el bajo abdomen, usando el lado de los dedos meñiques de sus manos. Alterne las manos continuamente para que parezca que está haciendo el movimiento de una noria en la pancita de su bebé.

⋙ ENFRENTANDO LA IMPOSIBILIDAD ⋘ PARA DORMIR

A menudo digo que las madres duermen con un ojo abierto. Aun cuando consiga dormir, hay una parte en usted que está alerta a la más pequeña señal de que su bebé la necesita. Este reflejo le permite estar atenta a los requerimientos de su bebé, pero también la puede llevar a un cansancio crónico. Las madres siempre están "prendidas". Por desgracia, no dormir lo suficiente puede significar tener poca paciencia y mucha tensión. Encuentre la manera de descansar y dormir un poco de más —disfrutará la maternidad mucho más que estando siempre cansada. Dormir con su pequeño en su pecho será una experiencia altamente espiritual, ya que los dos se funden en la conexión que tuvieron durante el embarazo y esto le permite tener un descanso profundo mientras él duerme. De vez en cuando, deje que su pareja arrulle al bebé en otro cuarto, mientras que usted toma una siesta vespertina totalmente relajada. Saber que su bebé está bien cuidado la ayudará a dormir sin estarse levantando a verlo, cosa que es común hacer durante las primeras dos semanas después del nacimiento.

❧ ARREGLOS PARA DORMIR ☙

La idea de dormir en la misma cama con el bebé es algo muy controversial en los Estados Unidos, aunque esta práctica es común alrededor del mundo. Abundan las ideas falsas, incluyendo la noción de que es sexualmente inapropiado tener al niño en la cama de los padres y que es peligroso, porque ellos lo pueden asfixiar mientras duermen. A pesar de eso, los padres que practican dormir juntos o en la "cama familiar", en particular cuando sus hijos son bebés, encuentran muchas ventajas con este arreglo. El sentido de conexión entre la madre y el bebé se mantiene fuertemente —después de haber dormido en el vientre de Mamá por 9 meses, el bebé puede continuar beneficiándose con el calor de su piel y con los sonidos de los latidos de su corazón y respiración. También el bebé se estimula por los movimientos y sonidos de la madre. Los investigadores afirman que, de hecho, esto conduce a la reducción de SMIS (Síndrome de muerte infantil súbita).

Además, para la madre que está amamantando es más conveniente tener al pequeño en la cama, así puede alimentarlo más fácilmente por la noche, sin tener que despertarse del todo, levantarse de la cama, alimentarlo y luego ponerlo otra vez en su propia cama. Ya sea que continúe en la cama familiar después de los primeros meses o por un par de años, es una selección personal e individual, pero por lo menos el primer año y otra vez, en especial para las madres que amamantan, es una forma de alimentar y cuidar al bebé para que se duerma.

❧ SALIR DE LA CASA CON EL BEBÉ ☙

Hay demasiada parafernalia innecesaria sobre el bebé, de dónde escoger, que uno tiene que preguntarse cómo hizo la gente para tener bebés antes de la invención del plástico. Sin embargo, hay dos artículos indispensables para el cuidado del bebé que son muy similares y que tienen sus orígenes en los métodos tradicionales –los "canguros" y la mochila especial para el bebé. Francamente, si no hubiera estos artefactos, mi vida se hubiera estancado. Después de todo, ¿cómo se cocina una platillos, se trabaja en el jardín o se hace mucho de todo con un bebé en los brazos?

Durante los primeros meses después del nacimiento, hasta que su bebé sea capaz de levantar su cabeza bastante bien y por periodos largos, no puede usar una mochila con marco de metal. Pero puede usar una especie de cabestrillo que se lleva por el hombro, dejando una mano completamente libre y a la otra casi igual, con alguna habilidad y práctica, o puede usar un bolsa tipo "canguro". Los mejores de estos se pueden llevar también en la espalda, dándole la posibilidad de tener libres ambas manos y no chocar con el bebé en el fregadero o la estufa, mientras lava los trastes o cocina. Las mochilas y los "canguros" son fáciles de poner sin ayuda, y los dos le permiten amamantar al bebé en ellos. Las mochilas traseras requieren de alguna destreza y práctica para poner al bebé en ella, pero se puede hacer. Sin embargo, tiene que sacar al bebé cada vez que necesite darle de comer. Afortunadamente, la mayoría de los bebés se duermen por periodos largos en ellos, mecidos con los movimientos de su cuerpo mientras usted hace su trabajo.

Con el tiempo, el bebé crecerá y ya no cabrá en el "canguro", pero a los 3 meses usted puede empezar a usar una mochila con marco de metal, poniendo pequeñas almohadas firmes junto al bebé para llenar el espacio y darle soporte. Muy pronto, estará listo para ser un viajero de mochila. También puede continuar usando la bolsa tipo "canguro" por 18 meses más o menos. Escoja una mochila con marco de metal, que distribuya el peso, tanto en las caderas como en los hombros. Los visores para el sol y artefactos de adorno son sólo extras, pero un par de bolsillos profundos, le da la posibilidad de andar con el bebé, unos cuantos pañales y otras cosas necesarias, sin tener que llevar una bolsa para pañales ¡Muy conveniente!

Tengo que admitir, que siendo tan activa como soy, mis hijos vivieron prácticamente en las mochilas. De hecho, en mi condición de partera, asistieron a varios nacimientos conmigo, anduvieron en mis hombros, por lo general bien dormidos, pero en ocasiones atestiguaron el principio de una nueva vida —¡han crecido siendo amigos de algunos de ellos!

✤ MÁS EJERCICIOS PARA MIMAR ✤ SU CUERPO EN EL POSPARTO

En este momento probablemente usted está lista para hacer cierto grado de ejercicio y actividad, en particular si fue una persona atlética y activa antes del embarazo y nacimiento. También lo estará para tomar un papel proactivo, a fin de volver a tener la apariencia que tenía su cuerpo antes del bebé. A las 3 semanas de posparto puede empezar a realizar ejercicios suaves de estiramiento y hacer caminatas más largas, empezando lentamente y aumentando a actividades más vigorosas después de varias semanas.

Ahora la yoga moderada está bien, pero no debería hacer ningún ejercicio invertido, como pararse de cabeza o en los hombros hasta que su sangrado se haya detenido por completo. De forma similar, después de 3 ó 4 semanas de posparto empiece a hacer aeróbicos ligeros, cuidando de evitar los saltos fuertes y movimientos de alto impacto.

En casa, practique embestidas y medias sentadillas para dar tono y forma a la parte de afuera de sus muslos y glúteos y sentadillas moderadas y mini abdominales para despertar la musculatura de esa región. Detenga estos ejercicios si sus músculos abdominales rectos se han separado, lo cual es un resultado común del estiramiento de estos músculos durante el embarazo. Su partera o ginecólogo le pueden decir si esto ha pasado y enseñarle ejercicios para ayudarla a restaurar su tono y posición. Trate algunos ejercicios ligeros con pesas tipo mancuernas (2 kilos) para fortalecer y dar forma a los brazos.

Si el tiempo para ejercitarse es el problema, encuentre formas creativas para incorporar al bebé a su rutina, tales como llevar al bebé en un "canguro" mientras camina, o hasta usarlo como una pesa —por ejemplo, recuéstese de espaldas y levante y baje al bebé sobre su pecho. (*Precaución*: ¡Póngase una toallita sobre el pecho para que no tenga que llevar sobre su ropa, durante todo el ejercicio, la regurgitación del pequeño!).

Si desea empezar una nueva rutina de ejercicios, como una clase de baile, espere hasta que el bebé tenga 4 ó 6 semanas de edad. Avise al instructor que acaba de tener un bebé, y tómelo con calma al principio. Beba mucha agua antes, durante y después del entrenamiento y asegúrese de comer lo suficiente para compensar las calorías que pierde durante el ejercicio, en especial si está amamantando. Usted conoce su comodidad física —permita que ésta la guíe y no se extralimite. Construya lentamente su energía, habilidad y fuerza.

También ponga atención en su sangrado. Si su sangrado de posparto ha terminado, sólo para volver una vez que empieza a hacer ejercicio, a menos que sea que su ciclo menstrual ha regresado, usted está haciendo mucho demasiado pronto. Baje el ritmo y tenga paciencia —¡despacio que voy de prisa!

⁊ DE REGRESO AL MOVIMIENTO DE LAS COSAS ⁊

Sin importar cuánto tiempo haya tenido ayuda durante las pocas semanas posteriores al nacimiento, le puede parecer que no tuvo la suficiente. Aunque después del nacimiento del tercero y cuarto, mi esposo hubiera tomado 3 semanas de permiso en el trabajo para cuidarnos a nuestros hijos mayores y a mí, yo siempre sentía que podría disponer de una o diez semanas para tenerlo en casa de tiempo completo. Pero tiene que llegar el día en que usted y el bebé se quedan solos. Es común para las nuevas madres estar angustiadas sobre si podrán enfrentar la situación con el bebé y aún satisfacer sus responsabilidades de ama de casa. También es frecuente para ellas sentir que lo pueden hacer todo, sólo para descubrir que integrar al pequeño a sus vidas y hasta tener tiempo para satisfacer sus propias necesidades básicas, es más difícil de lo que pensaron que sería.

Es importante recordar que el tiempo que dura la recuperación de posparto varía grandemente. Algunas mujeres se sienten de maravilla a los pocos días; a otras les toma semanas o hasta meses regresar al curso de sus vidas diarias. La mayoría se fatigan más fácilmente que antes y para algunas, las molestias como el dolor en el lugar de la episiotomía, puede tener un serio impacto en su libertad de movimiento y hasta en su estado de ánimo. A las madres que amamantan les puede dar hambre muy rápido y, de alguna manera, mañosamente, tener una hipoglucemia antes de darse cuenta de que necesitan comer.

Las pequeñas crisis nerviosas son comunes y esperadas —momentos (u horas) de llanto o sollozos sin ninguna razón (o por un buen motivo), cansancio absoluto o un sentido de estar totalmente abrumadas. Mientras estos sentimientos no pueden prevenirse por completo, mantener una buena nutrición, beber muchos líquidos y descansar lo más posible, minimizará la frecuencia y severidad de estos momentos. También es esencial tenerse paciencia.

En las primeras semanas poco después del nacimiento, es probable que usted sienta que sus prioridades empiezan a cambiar (si no es que ya lo hayan hecho durante el embarazo). Si está planeando regresar a trabajar fuera de casa a las pocas semanas, puede sentir fuertes emociones que van desde una exaltación combinada con la culpa de hacerlo, hasta el resentimiento general y ansiedad si prefiere quedarse en casa. Curiosamente, puede haber pensado que quería regresar a su trabajo, sólo para encontrarse tan fascinada con el bebé, que ahora quiere estar en casa todo el tiempo. Podría ocurrir lo opuesto también —siendo alguien que quería estar en casa como madre de tiempo completo, descubre que en realidad quiere algo de tiempo fuera de casa para ejercer su profesión. Aunque muchas mujeres no pueden darse el lujo de escoger quedarse en casa, todas las madres que han tenido una carrera fuera, deben enfrentar decisiones importantes y serias después de que nace su bebé. Y a pesar de que usted haya tenido un plan durante el embarazo, es sólo hasta después del arribo del bebé y que ha pasado tiempo con usted, que puede empezar a desarrollar un sentido de lo que es lo correcto para los dos. Así que lo ideal sería el poder mantener sus opciones abiertas y planear una variedad de posibilidades con su jefe.

Sin importar que haya escogido quedarse en casa de tiempo completo o regresar a algún puesto laboral, se puede sentir consumida por la vida diaria, y tan enfocada en su relación con el bebé, que rechace sus propias relaciones o actividades sociales. Es muy normal desear centrarse en su hogar y enfocar todo a su relación con el pequeño, pero es muy importante evitar aislarse emocionalmente. Busque un momento para hablar con sus amigas o parientes y después de los primeros meses, asegúrese de planear sus visitas de reconocimiento. En algún momento, hacia el final de las primeras 6 semanas, considere unirse a un grupo de madres, si sus amigas, vecinas o colegas no tienen niños. Le dará la bienvenida a la posibilidad de estar con otros adultos con quienes compartir sus subidas y bajadas, contar con retroalimentación y creará relaciones que la ayudarán a sentirse normal y sostenida, conforme pasa por los miles de cambios que trae el convertirse en madre.

⃟⃟ EL TRABAJO Y AMAMANTAR ⃟⃟

Toda madre es de verdad una madre que trabaja. Ya sea que se queden en casa, o que trabajen fuera, ellas enfrentan desafíos de tiempo, satisfactores personales y habilidad para manejar sus múltiples tareas. Sin embargo, cuando llega el momento de amamantar, las madres que salen de casa para trabajar, se topan con retos que no enfrentan aquellas cuyos bebés tienen el acceso continuo al pecho de su madre. Por fortuna, amamantar ha resurgido como una forma aceptable para alimentar al bebé, y ha aumentado el número de mujeres que han navegado con éxito en el mundo laboral, mientras siguen amamantando parcial o completamente. Por desgracia, no se han establecido las políticas federales de trabajo que promuevan y apoyen el amamantar en el trabajo, y muchas madres trabajadoras se sienten comprometidas en qué tanto ellas pueden dar el pecho a sus bebés.

Las razones para amamantar mientras se trabaja, son tan buenas como dar el pecho en sí, y si va a dejar a su bebé en una guardería porque trabaja, hacerlo es, sin duda, muy importante en lo que a la inmunidad se refiere. Los bebés que son alimentados con leche materna se enferman menos seguido que los que toman alimento en fórmula. Esto significa pocos días de incapacidad en su trabajo —una ventaja definitiva para los jefes. Amamantar a su bebé satisface las necesidades emocionales del pequeño, mientras la relación continúe, ayudándola a tener un lazo más fuerte, aunque enfrenten varias horas de separación cada día. Esto le da a usted un sentido de satisfacción que su bebé puede sentir, y proporciona la nutrición adecuada cada día, aunque no pueda darle la cantidad de tiempo que le gustaría. La leche materna es menos cara que el alimento en fórmula. Además, a nivel nacional, se pueden ahorrar millones de dólares anualmente en cuentas médicas, debido a la reducción en las tarifas de gastos médicos y los patrones ahorran al reducir la rotación de personal, hay menos ausentismo y mejora la moral del trabajador. Ciertamente, de acuerdo con el folleto sobre Propuesta de Acción para Área Maternal Amigable en el Trabajo, algunos programas que apoyan que las trabajadoras amamanten, han tenido en reembolso el doble del dinero invertido.

Ya en 1919, la Organización Internacional de Trabajo (OIT) diseñó las medidas para proteger a las mujeres que amamantaban en la industria y el comercio. Se revisaron en 1952 y se instituyeron los siguientes normas:

- 12 semanas de permiso de maternidad, 6 antes y 6 después del nacimiento, con prestaciones en efectivo, de por lo menos el 66 por ciento de su ingreso anterior.
- Dos horas y media de descansos para amamantar cada día laboral; y
- La prohibición de despidos durante el permiso por maternidad.

Los convenios subsecuentes de la OIT llevaron a recomendaciones que incluían el aumento de beneficios para las mujeres trabajadoras y sugerencias para licencias por paternidad, como ayuda a los empleados con familias.

La Propuesta de Acción para Área Maternal Amistosa en el Trabajo, parecida a la Iniciativa del Hospital Amigo del Bebé, promueve los beneficios de crear lugares en el trabajo que impulsen y apoyen la alimentación con leche materna. El objetivo de la iniciativa apunta a tres requerimientos esenciales para un lugar maternal amistoso en el trabajo: tiempo, espacio/proximidad y apoyo.

PROPUESTA DEL ÁREA MATERNAL AMISTOSA EN EL TRABAJO
Componentes esenciales:

Tiempo

1. Proporciona por lo menos cuatro meses pagados de licencia por maternidad (6 meses sería lo ideal), que empieza después del nacimiento. Ofrece otras opciones, como un permiso más largo con pago parcial de sueldo.

2. Ofrece horas flexibles de trabajo para las madres que amamantan, como horarios de medio tiempo, descansos más largos para comer y trabajo compartido.

3. Proporciona recesos para amamantar, de por lo menos una hora al día.

Espacio /Proximidad

1. Apoya el cuidado de lactantes y niños en o cerca del lugar de trabajo y proporciona transporte a las madres para que se reúnan con sus bebés. Para trabajo en áreas rurales y empleos de temporada, el uso de unidades móviles como guarderías.

2. Proporciona servicios confortables y privados para que las madres puedan sacarse la leche y almacenarla.

3. Mantiene limpio el ambiente de trabajo y libre de desechos y químicos peligrosos.

Apoyo

1. Informe a las trabajadoras y sindicatos sobre los beneficios de maternidad y proporcione información de apoyo para la salud de las mujeres.

2. Asegúrese de que las madres tengan completa seguridad en el trabajo.

3. Anime a los compañeros de trabajo y a la gerencia, para tener una actitud positiva hacia el amamantar en público.

4. Promueva en sindicatos o grupos de trabajadoras, la formación de una red de mujeres que puedan ayudar a las madres a combinar el amamantar con el trabajo.

¡LAS MADRES TRABAJADORAS PUEDEN AMAMANTAR!

La Propuesta Maternal Amistosa dá los siguientes consejos para amamantar con éxito mientras se está en el trabajo:

✿ Tome la licencia lo más larga posible, después del nacimiento.

✿ Coma y beba más para mantener su salud. Asegúrese que su dieta esté bien balanceada, e incluya muchas frutas y vegetales localmente disponibles, carbohidratos y líquidos.

✿ Establezca bien el amamantar a su bebé antes de regresar a su trabajo.

✿ Si va a estar lejos de su bebé por varias horas, saque la leche a la misma hora en que le daría el pecho, para mantener la demanda en su cuerpo y permitir a su proveedor de cuidado, alimentar al bebé con la leche de usted.

∾ Asegúrese de que su proveedor de cuidados entienda y apoye la alimentación con leche materna.

∾ Practique sacarse la leche, desde antes de volver a trabajar.

∾ Consiga más ayuda de familiares o amistades, mientras está dando el pecho.

∾ Amamante en una posición cómoda, para que al mismo tiempo descanse un poco.

∾ Si está lejos del bebé mucho tiempo durante el día, amamántelo más en la noche. Es más fácil si duerme con usted.

∾ Si cuenta con horarios flexibles, llegue una hora más tarde, alargue la hora de la comida, o salga una hora más temprano, para maximizar el tiempo que amamanta.

∾ Considere compartir el cuidado del bebé con otra madre, u otros métodos de apoyo cooperativo con otras madres.

∾ Posponga su próximo embarazo hasta que esté lista para amamantar a otro niño.

Adaptado de *Women, Work, and Breastfeeding: Mother-Friendly Workplace Initiative Active Folder* (Mujeres, Trabajo y el Amamantar: Propuesta del Área Maternal Amistosa en el trabajo).

Como se ha visto, la economía no debe ser un factor por el cual las madres trabajadoras puedan o no dar el pecho exitosamente. Sin embargo, se necesita la presión de más madres que amamantan, para instituir la amplia escala de cambios sociales en el lugar de trabajo. También necesitamos más trabajos que se centren en la familia y en los modelos de cuidado de los niños, para que más mujeres puedan trabajar desde casa o cerca de sus bebés o, por lo menos, cuenten con familiares confiables que les ayuden con el pequeño.

✁ BOMBAS PARA SACAR LECHE (SACA-LECHE), ✁ ALIMENTAR Y HACER QUE FUNCIONE

Hay varios libros excelentes dirigidos al tópico de trabajar y dar el pecho, así que aquí sólo cubriré los puntos básicos. Le aconsejo leer *The Breastfeeding Book* (El Libro de Amamantar), de Martha y William Sears; *Nursing Mother, Working Mother* (Madre que Amamanta, Madre que Trabaja) de Gale Pryor, y *The Nursing Mother's Companion* (El Compañero de la Madre que Amamanta), de Kathleen Huggins. Y recuerde dirigirse a La Liga de la Leche para contar con el apoyo en su localidad y consejos sobre trabajar y amamantar.

Una clave para sacarse la leche con éxito es un suministro de leche bien establecido. Aquí están algunos consejos para lograrlo:

- ৯ Amamante a su bebé a menudo y por periodos largos. Entre más coma el bebé usted tendrá más leche. Hacerlo cada 2 horas es perfectamente razonable.
- ৯ Déle el pecho tan seguido como el bebé quiera y por el tiempo que él desee.
- ৯ Aliméntelo por la noche, también.
- ৯ Coma bien y beba muchos líquidos.
- ৯ No intente ponerse a dieta o perder peso rápidamente —esto afectará su suministro de leche.
- ৯ Amamante y sáquese la leche en un ambiente relajado para aumentar al máximo el reflejo de bajada.
- ৯ Cada vez que coma el bebé déjelo de un solo lado. En un alimento prolongado, alterne después de 20/30 minutos a cada seno. Cambiar cada 10 minutos, como se recomienda a menudo, puede ser muy doloroso para usted y no le permite al bebé alcanzar la rica leche que queda al final, ni vaciar el seno. Alterne de lado con cada alimento.

Sacarse la leche es más fácil para unas mujeres que para otras, aunque tengan la misma abundancia de leche. Un gran factor en el éxito de sacarse la leche, puede ser la bajada o el reflejo de expulsión de leche. Provoque que baje su leche, sacándola a mano o con saca-leche, en un ambiente relajado y piense en su bebé o por lo menos téngalo cerca. Algunas mujeres prefieren y consiguen mejores resultados al sacarla con la mano, pero la mayoría prefiere el saca-leche manual o eléctrico. Medela (ver Fuentes) fabrica unos excelentes, que se pueden rentar o comprar. Actúe con suavidad mientras aprende a sacarse la leche, para que no se irrite ni lastime sus pezones. Su partera, un guía de La Liga de la Leche, o un experto en lactancia pueden enseñarle cómo sacarse la leche con eficacia.

৸৹ RETOS Y TRIUNFOS DE LAS RELACIONES ৶৽

El periodo de posparto puede poner a prueba las relaciones, debido a que las emociones están al rojo vivo y el concepto de no poder dormir alcanza un nuevo significado. Puede tener fuertes necesidades y probablemente está experimentando una gama de subidas y bajadas emocionales que, algunas veces, cambian de un lado a otro casi sin darse cuenta. Si usted y su pareja han madurado su relación y su habilidad de comunicarse y se entienden con paciencia, éste puede ser un momento muy enriquecedor y también de prueba. El posparto trae con él muchas realidades terrenales, que usted y su pareja no habían enfrentado mutuamente con anterioridad. Después de todo, hacer que su pareja cuide su perineo o hemorroides, no es nada romántico, ni tampoco lo son unos senos que chorrean cuando están haciendo el amor, el vómito del bebé en su pijama o cualquiera de las otras alegrías diarias que hallan como nuevos padres.

Además, usted puede estar tan intensamente concentrada en su bebé, que su compañero se siente inseguro, resentido, desplazado, olvidado, ignorado o todo esto a la vez. Usted se puede sentir "alocada" y exhausta, esperando sólo desmoronarse al final del día (¡o a la mitad de una tarde de fin de semana!). Un marido se puede sentir abrumado o confundido por las necesidades y emociones de su esposa y por no saber cómo satisfacerlas. Y aunque, genuinamente deseé apoyarla de tiempo completo y al 100 por ciento, es posible que no tenga un horario flexible en el trabajo.

Las demandas externas y presiones conflictivas pueden causar tensión entre ustedes, aunque se amen y quieran estar ahí para apoyarse uno al otro. Las tensiones de posparto pueden persistir por algún tiempo, mientras usted se ajusta a los nuevos papeles y demandas y cuentan con menos tiempo para darse el uno al otro, y para su relación.

Ayudará el que usted recuerde que los papás también necesitan que los cuiden. Aunque ya no pueda dar más de usted misma, haga saber a su marido que reconoce que él está pasando por muchos cambios y tiene muchas presiones —esto lo ayudará a sentirse menos estresado. También puede ser de utilidad si destina algo de tiempo a la semana o por lo menos cada 2 semanas, para nutrir su relación personal, amistad e intimidad (hasta en formas no sexuales). Tómense una hora para recitarse uno al otro sus votos matrimoniales; tomar un baño juntos mientras el bebé duerme o está en un lugar seguro y cercano; lean poesía o vean una película; disfruten una taza de té y un postre a la luz de las velas. Con frecuencia, hasta un poco de tiempo enfocado en la relación dura mucho.

✿ SEXO EN LAS SEMANAS ✿ POSTERIORES AL NACIMIENTO

Pocas mujeres quieren hacer el amor en las primeras semanas después del nacimiento. Las parteras y demás sugieren esperar hasta que el sangrado de posparto se haya detenido y usted esté lista por completo —física y emocionalmente— para reanudar la actividad sexual. Algunas mujeres que han tenido un parto sin complicaciones, no desgarramientos perineales, ni una episiotomía, están listas para reactivar su vida sexual a las 4 ó 6 semanas de posparto, pero muchas de ellas, en especial quienes han tenido algún trauma perineal, prefieren no tener sexo, particularmente contacto sexual completo, por varios meses después del alumbramiento.

Aunque para su pareja sea difícil entender, esto es muy normal. De hecho, muchos estudios revelan que las tensiones sexuales de posparto son muy comunes, con el 20 por ciento de todas las mujeres que no reanudan el contacto sexual hasta después de 3 meses de posparto. Aquellas que amamantan a su bebé, ya sea por razones hormonales, fatiga o simplemente por estar hartas de ser tocadas cada día, estuvieron significativamente menos interesadas en reiniciar su actividad sexual. Algunas de ellas justo están tan satisfechas con su relación con el bebé, que el sexo no es una gran necesidad para ellas.

Las mujeres que han experimentado un parto difícil, en especial acompañado por un sentido de invasión física, pueden experimentar profundos resentimientos y desconsuelo, que se pueden disparar con la intimidad sexual física.

Es posible que para su pareja sea un desafío entender todo esto y se impaciente por hacer el amor con usted, en especial si él se ha mantenido alejado varios meses al final del embarazo y con usted no deseando tener sexo. También, su pareja se puede excitar al ver como nutre y amamanta al bebé, así que su falta de interés lo puede frustrar más y hacerle sentir celos por la atención que usted le muestra al pequeño.

En este momento los dos deben tener paciencia y sensibilidad. Encuentren formas para entender las necesidades de cada uno y con amabilidad y creatividad satisfacerlas —esto impide que se acumule la tensión en su matrimonio y los dos cosecharán las recompensas. Trate de encontrar maneras para dar placer a su pareja, que no infrinjan su necesidad de esperar para reanudar una relación sexual activa. Si usted no quiere hacer el amor todavía, su pareja tendrá que respetar esto.

Si el trauma del alumbramiento le dejó sentimientos de vulnerabilidad o incomodidad, ya sean emocionales o físicos, o si tiene miedo sobre empezar el sexo otra vez, hable con quien la atendió en el alumbramiento, que puede evaluarla físicamente y calmar sus miedos, o platique con un consejero de partos, para ayudarse a resolver sus sentimientos negativos.

Si usted está lista para reanudar su actividad sexual, aún dentro de las primeras pocas semanas de posparto, verifíquelo con su partera u otro especialista de cuidados para tener la seguridad de ya haya sanado cualquier herida o pequeñas abrasiones (las parteras prefieren llamarlas "marcas de patinazo").

Muchas madres que amamantan no tienen lubricación vaginal. Asegúrele a su pareja que lo que le impide estar húmeda no es falta de interés, sino sólo por estar dando el pecho,. Una buena crema vaginal, aceite lubricante o jalea KY proporciona humedad. Recuerde que se puede embarazar otra vez hasta en los dos primeros meses después del nacimiento, así que hable con su especialista de cuidado sobre las opciones de control de natalidad durante el posparto. Su pareja puede usar un condón, como antes (los aceites lubricantes pueden romper el látex, así que no los use juntos), pero si tenía un diafragma o capuchón cervical, debe verificar la medida.

〰 *Lubricante Vaginal Suave*

El sándalo y la vainilla juntos forman una esencia altamente afrodisíaca.

>   4 cucharadas de crema de cacao
>   4 cucharadas de aceite de coco
>   2 cucharadas de aceite de almendras
>   10 gotas de aceite de esencia de sándalo
>   10 gotas de aceite de esencia de vainilla

Mezcle todos los ingredientes, guárdela en una botella y aplique según sea necesario.

❧ MELANCOLÍA DE MATERNIDAD ☙

Toda mujer que haya estado embarazada, dado a luz y pasado por el periodo de posparto, le dirá que hay una gran variedad de emociones que van desde la más feliz a la más desesperada, que usted pasa en el proceso de convertirse en madre. La mayoría de ellas, en los días, semanas y meses después del nacimiento, pasarán por instantes —o más tiempo— de emociones extremas. Es normal y esperado. Usted está experimentando mucho en este momento —amor, vulnerabilidad, ajuste, cansancio, mejoría, molestias, inseguridad, triunfo y enormes cambios hormonales y físicos. Es un profundo momento de apertura, y hondo en sentimientos, al que a menudo acompaña un sentido de falta de control: sobre su cuerpo, su bebé, su tiempo. Por una variedad de razones, desde causas hormonales hasta influencias psico-sociales, un pequeño porcentaje de mujeres vivirán las profundidades de lo más doloroso y difícil de estas emociones, algunas veces por meses seguidos. Las emociones que las mujeres experimentarán se pueden clasificar en un rango continuo que van de sentimientos momentáneos de tristeza, a la melancolía de maternidad (Baby blues), hasta la depresión de posparto. Una forma rara y extrema de depresión severa de posparto, es conocida como psicosis de posparto.

Ocasionalmente, en mi práctica de obstetricia me llega una clienta que recuerda historias de un miembro de su familia —una abuela, una tía abuela o hasta su propia madre si la clienta está en sus cuarentas— que fue confinada en una institución después de convertirse en madre. Hasta hace poco tiempo, este era un tratamiento común, para la depresión extrema después del nacimiento. Ahora se ha reconocido a la depresión de posparto como un síndrome tratable por derecho propio. Tales historias pueden tener un efecto agobiante en una nueva madre —o en un nuevo padre si éste ha oído historias de su propia familia y tiene miedo de que algo parecido le pase su esposa. Afortunadamente para las mujeres, en este momento la depresión de posparto se considera como "100 por ciento tratable" (Placksin 2000).

A los periodos de llantos, ansiedad e irritabilidad que generalmente ocurren entre los 3 y 10 días después del nacimiento, se les describe como melancolía de maternidad (Baby blues). Duran desde varias horas hasta días. Los estudios indican que del 30 al 80 por ciento de todas las mujeres lo experimentarán. El sentimiento se atribuye principalmente a la fatiga y al azúcar bajo en la sangre. La desilusión del alumbramiento o la falta de apoyo en el posparto, también contribuyen a la melancolía de maternidad. El mejor tratamiento para esto es expresar lo que está sintiendo, pedir más ayuda, descansar mucho, en especial cuando el bebé también lo hace, comer bien y beber muchos líquidos. Asegúrese de continuar tomando las vitaminas prenatales. Las hierbas relajantes pueden ser útiles para deshacerse de los nervios de punta. Considere la combinación de tintura que sigue: (ver las páginas 253-255 para saber más sobre tinturas)

 Apoyo para los Nervios de la Madre
   15 gr de tintura de agripalma
   15 gr de tintura de árbol casto
   7.5 gr de tintura de lavanda
   7.5 gr de tintura de bálsamo de limón
   7.5 gr de tintura de pasionaria
   7.5 gr de tintura de flor de casco
Combine todos estos ingredientes en una mezcla.
Dosis: Tome de ½ a 1 cucharadita según se necesita, hasta 4 diariamente por 2 semanas.

Recuerde, "todas las mujeres —y padres— pasan por un profundo ajuste después del nacimiento del bebé. En parte, el grado de libertad que la nueva madre tenga para expresar sus verdaderos sentimientos en una atmósfera sin juicios, puede impactar en lo fácil o difícil que le sea ajustarse" (Placksin). Sí, hay profundos cambios físicos y químicos que conducen a la melancolía de maternidad, pero no sólo considere que sus sentimientos son "hormonales" —exteriorícelos, consiga ayuda y trátese como la reina que merece ser, mientras se ajusta a su nuevo papel de madre.

ᴥ DEPRESIÓN DE POSPARTO ᴥ

Las mujeres son las expertas de sus propias vidas, no obstante, sus voces
se pierden en el conjunto existente de conocimiento sobre la depresión
después del parto.
K. Berggren—Klive, "Out of the Darkness and Into the Light:
Women's Experiences with Depresión After Childbirth",
(Fuera de la Oscuridad y Dentro de la Luz: Las Experiencias de las
Mujeres con la Depresión Después del Parto)
en *Canadian Journal of Community Mental Health,* 1998

Se piensa que la depresión de posparto (DPP) afecta a entre 4 y 28 por ciento de todas las madres. A pesar de su permanencia, no se ha entendido bien. La DPP puede ocurrir en cualquier momento durante el primer año de posparto, pero se puede prolongar más. Es posible que las madres que amamantan estén menos propensas a desarrollar esta depresión (Abou-Saleh et al. 1998). Los síntomas de DPP incluyen la irritabilidad, la culpa, la desesperación, la desesperanza, el insomnio, la dificultad para concentrarse, la confusión, la imposibilidad para hacer frente a la situación, pensamientos de querer lastimarse a ella o al bebé (ver el siguiente cuatro que contiene una lista más completa). Es la duración, severidad y complejidad de los síntomas lo que distingue la depresión de posparto de la melancolía de maternidad. Pocas mujeres experimentan todos estos síntomas.

Quienes padecen la depresión de posparto también pueden ser consumidas por el terrible sentimiento de que siempre será igual —que la depresión y ansiedad nunca se irán. Es posible que se sientan muy separadas de sus familias, incluyendo su esposo, bebé y otros hijos. Para las mujeres puede ser aterrador sentirse de esta manera y no saber cuándo, si alguna vez, terminará esto. También estarán horrorizadas por sus pensamientos sobre herir a su bebé. Esto les podría causar pánico y ansiedad, llevándolas a distanciarse del bebé y a exacerbar sentimientos de incompetencia como madre. Para la mayoría de ellas, un efectivo diagnóstico de depresión de posparto es un tremendo alivio —coloca su experiencia en el contexto de una enfermedad, para la cual hay un tratamiento y cura y que con el tiempo terminará.

Proporciona un marco que las ayuda y para ella y su familia empieza a tener sentido todo lo que está pasando.

A menudo, la depresión de posparto se define como "simplemente la melancolía de maternidad", dejando a las mujeres que necesitan tratamiento y cuidado sin ninguno de los dos y prolongando la terrible depresión que sienten. A menudo, las mujeres que no reciben el apoyo adecuado al principio, son las que desarrollan un severo DPP, así que buscar ayuda se convierte en algo decisivo para estas mujeres. Hasta una ayuda tan simple como hablar con un terapeuta, puede conducir a una importante mejora en la DPP. En un estudio, se demostró que una psicoterapia interpersonal reduce los síntomas depresivos y mejora la adaptación, y que es una alternativa de la terapia con drogas, en especial para las madres que amamantan (O'Hara et al. 2000). Es importante que busquen ayuda las mujeres que experimentan síntomas extremos o prolongados.

SÍNTOMAS DE DEPRESIÓN DE POSPARTO

agitación

ansiedad o ataques de pánico

cansancio crónico

aturdimiento

confusión

falta de apetito o antojos extremos

depresión

desesperanza

problema para relajarse o concentrarse

aletargamiento emocional

miedo

sentimiento de incompetencia

llantos frecuentes o imposibilidad para llorar

culpa

desesperación

imposibilidad para luchar

dificultad para funcionar

insomnio

preocupación irracional por el bienestar del bebé

irritabilidad

melancolía

falta de atención en su arreglo personal
soledad
pérdida de los intereses habituales
mala memoria
estados de ánimo cambiantes
pesadillas
pensamientos de querer lastimarse a sí misma o al bebé
aislarse del contacto social

Nota: Experimentar algunos de estos síntomas no significa que usted tenga DPP. Si tiene síntomas severos, muchos de ellos o persistentes, hable con su partera o especialista de cuidado.

Aún hay un estigma ligado a la depresión, así que muchísimas personas que necesitan ayuda, evitan conseguirla. Por fortuna, hay una mayor comprensión y sensibilidad sobre la depresión de posparto, de la que hubo en el pasado. También existen más opciones de tratamientos y con la comercialización ampliamente generalizada de drogas como Prozac y Zoloft, en general la depresión se ha destapado, haciendo más fácil para las mujeres admitir la enfermedad y buscar ayuda.

El problema más grande en el tratamiento de la depresión de posparto, es lo incierto de los factores que la causan. Más a menudo en la literatura médica y en las mentes de los médicos, la DPP se atribuye a cambios hormonales después del parto y a otro orígenes bioquímicos tales como la deficiencia en la tiroides (hipotiroidismo), lo que es común detectar entre los 2 y 5 meses posteriores al nacimiento. También es frecuentemente atribuido a una "tendencia a la depresión" (Small et al. 1997).

A pesar de esto, las mujeres son más susceptibles a considerar un "amplio rango de factores sociales, de salud física y eventos cotidianos, como contribuyentes a sus experiencias de depresión" (Small et al. 1997). Un estudio realizado en Suiza, confirma las creencias de las mujeres sobre los orígenes de la DPP. Se encontró que entre los factores de riesgo más significativos de depresión de posparto están los problemas sociales o profesionales, eventos nocivos de la vida, temprana separación de la madre e hijo y una experiencia negativa de parto (Righetti-Veltema et al. 1998). Otro estudio menciona al poco apoyo en el cuidado del recién nacido, como un factor de PPD, y considera la afiliación a un grupo secular como un preventivo eficaz (Dankner et al. 2000). Un estudio que observa el impacto de una pareja colaboradora en el tratamiento de la DPP, encontró que en el grupo donde la madre recibía un apoyo significativo, hubo una disminución importante en los síntomas depresivos. Pero otro, indicó que las mujeres con depresión de posparto "reportaron tener poco apoyo práctico y emocional de parte de sus parejas y consideraron que tenían escaso apoyo social, en conjunto" (Small et al. 1994). Está claro que un apoyo social adecuado, es una variable importante para prevenir la depresión de posparto.

SABÍA USTED QUE...
Cerca de 400,000 mujeres padecen depresión de posparto cada año.

La experiencia del alumbramiento en sí, puede tener un impacto dramático en la manera en que una mujer se ve a ella misma, así como en su recuperación de posparto o su tendencia a la depresión, pero, por lo general, este factor se pasa por alto. Un estudio indica que el alumbramiento asistido (cesárea, fórceps y extracción de vacío) fue asociado con altos índices de depresión de posparto, igual que alimentar al bebé con botella, la insatisfacción con el cuidado prenatal, que personas no deseadas presencien el parto y la falta de confianza para cuidar al bebé después de que dejan el hospital (Astbury et al. 1994). Un estudio de Edwards et al. (1994) indica un aumento importante en los índices de depresión de posparto, entre las mujeres que han tenido cesáreas. Considerando que ahora, el 25 por ciento de las mujeres norteamericanas dan a luz por medio de cesáreas, esto ilustra la urgencia de reducir los índices de tales intervenciones y proporcionar asesoramiento y apoyo a aquellas mujeres que han tenido sus bebés mediante una operación. Es evidente la necesidad que tienen las mujeres de contar con un excelente apoyo antes del nacimiento y durante el trabajo de parto, para ayudarlas a tener una experiencia de alumbramiento natural y tranquila, sin intervención quirúrgica, cuando sea posible. Además, un estudio indica que las mujeres que fueron cuidadas por sus parteras, tienen menos índices de depresión en el periodo postnatal (Shields et al. 1997), mientras que otro revela una baja significativa en el índice de depresión, entre las mujeres que dan a luz en casa, comparada con el alumbramiento vaginal en un hospital (Shields et al. 1997). Las mujeres reportan que un sentido de control y el ser informadas sobre las opciones en su cuidado de salud, mejoran grandemente su estado psicológico.

La nutrición también puede ser una parte de la depresión de posparto, en particular en lo que se refiere a la necesidad de ácidos grasos esenciales, proteínas, vitaminas B, hierro y cinc. Las mujeres que han experimentado una pérdida significativa de sangre en el parto, pueden estar predispuestas a la depresión, debido a la anemia y al consecuente aumento de fatiga y la tendencia a las infecciones. Tener el azúcar bajo en la sangre puede ocasionar un dramático efecto en el estado de ánimo; por lo tanto, las mujeres en el posparto deben asegurar la ingesta adecuada de calorías, a través de una dieta bien balanceada, para minimizar el riesgo de depresión, debido a una hipoglucemia.

NO SE ARRIESGUE

Si está experimentando una depresión extrema, pensamientos suicidas o deseos de lastimar a su bebé, por favor busque la ayuda profesional. Esto no es algo por qué avergonzarse. La temprana identificación y tratamiento de la depresión de posparto, puede disminuir el lapso de la condición y mejorar dramáticamente su sentido de bienestar.

Si sospecha que su esposa o una amiga sufre de este mal, ayúdela a encontrar apoyo. Si piensa que usted o un ser querido está en crisis con DPP, busque ayuda de inmediato, por medio de una línea de emergencia o la sala de emergencia local. Para ponerse en comunicación con un grupo de apoyo local o asesor, contacte:

Ayuda de Posparto, Internacional (California) 805-967-7636

Debido a que las líneas de ayuda cambian con regularidad, visite su sitio en la red, para contactar al grupo más cercano a usted: www.pospartum.net

Durante el periodo prenatal, mucha gente tiene miedo de hablar con las mujeres sobre la depresión de posparto. Junto con su duda de discutir complicaciones de parto durante el embarazo, creen que esto podría crear un pensamiento negativo o asustar a la futura madre. Esto, sin embargo, está lejos de la verdad; de hecho, una mujer estará mejor preparada para reconocer su necesidad de ayuda y conseguirla, si desde antes se le informa sobre lo que pudiera ocurrir. De acuerdo con Jane Honikman, fundadora de Apoyo de Posparto, Internacional, como lo citó Placksin, "Las dos barreras más grandes de este problema son la ignorancia y la negación".

Hablar sobre la depresión de posparto antes del nacimiento puede, de hecho, tener un impacto positivo en la reducción de la depresión porque esto ayudará a la madre a desarrollar metas y expectativas realistas para sí misma. Muchas mujeres entran al embarazo con una imagen irrealista de la maternidad.

También, sobre las mujeres pesan tremendas presiones sociales para adaptarse a la imagen de estar feliz y agradecida (Placksin). En realidad, las presiones sociales contribuyen fuertemente al sentido de incompetencia —dejándolas sentir que "todas las demás son mejores que yo y son felices, ¿por qué yo no?" Es esencial que ellas hablen, se ayuden mutuamente y sean honestas sobre las alegrías y dificultades de la maternidad. No es fácil disfrutar una experiencia que está cargada de estrés y ansiedad. Las mujeres precisan saber que, mientras estos sentimientos son comunes, es necesario que no los materialicen. Cuando entramos a la maternidad, no deberíamos estar atribuladas por la falta de apoyo, la depresión, ansiedad y soledad. Lo deberíamos hacer con un festejo. A lo mejor dentro de la honestidad y las revelaciones que las mujeres tienen, de que no están solas ni locas, y que son buenas madres, de hecho emergerá un goce renovado de ser madres.

EMPIECE SU PROPIA RED

Si desea establecer una red de apoyo de posparto, consiga una copia de *Step by Step: A Guide for Organizing a Parent Postpartum Group* (Paso a Paso: Una Guía para Organizar un Grupo de Padres en Posparto), de Jean Honikman, disponible a través de Apoyo de Posparto, Internacional (ver Fuentes).

TRATANDO LA DEPRESIÓN DE POSPARTO

En su excelente libro *Mothering the New Mother* (Sirviendo como Madre a la Nueva Madre), Sally Placksin cita el trabajo del antropólogo médico Dr. Laurence Kruckman, quien ha estudiado las tradiciones de posparto en muchas culturas. Kruckman concluye que "donde hay apoyo para la nueva mamá, incluyendo ritos de pasaje y ceremonias para sanar, también hay...un efecto amortiguador que ayuda a facilitar su ajuste a través de este momento de transición en su vida". En nuestra sociedad, las mujeres no reciben tales ritos ni ceremonias después del nacimiento y muchas veces se deja que se las arreglen solas con el cuidado de sus familias. A lo mejor, uno de los factores más importantes en la prevención y tratamiento de las mujeres que padecen este tipo de depresión, es reunirse con nuevas mamás que cuenten con un apoyo abundante y generoso. Además, las mujeres que padecen esto, pueden buscar la ayuda emocional de consultores que estén entrenados para apoyarlas a enfrentar y salir del otro lado.

Los tratamientos extremos tales como la hospitalización son raramente necesarios, sin embargo, la farmacoterapia en forma de drogas antidepresivas, terapias de hormonas o medicamentos para ayudar a dormir, es comúnmente prescrita. La terapia con drogas dura solamente mientras se está en esta condición, que no es permanente. Los medicamentos pueden ser útiles, pero la mayoría prefiere no tomarlas cuando cuidan a un bebé. Esta es una decisión muy personal y se debería basar en una valoración de los riesgos y beneficios de cualquier clase de terapia con drogas. Si usted está amamantando, su doctor tratará de recetarle algo que pueda tomar con seguridad en ese momento. Si el medicamento requiere que deje de dar el pecho y usted cree que esto sólo aumentará su depresión, asegúrese de comentárselo a su médico y vea si se puede modificar su programa, para que pueda continuar alimentando a su bebé.

Las terapias alternativas a menudo constituyen un tratamiento efectivo para una depresión que vaya de leve a moderada, pero se debe abordar con la guía de un especialista calificado en el cuidado de la salud y de acuerdo con su médico, si usted está usando otros medicamentos. Se sabe que en muchos casos, las terapias nutricionales y herbales reducen la depresión. Las terapias nutricionales que se mencionaron anteriormente, incluyen una ingesta calórica global mejorada, a través de una dieta bien balanceada, aumentando el consumo de proteínas y asegurando que se tomen las vitaminas y minerales adecuados, por medio de la comida y complementados con una vitamina prenatal. Puede ser de utilidad agregar ácidos grasos esenciales, ya sea como suplementos de aceite de pescado o aceite de prímula nocturna (2,500 mg al día), así como un suplemento de complejo B. No tomar la cantidad adecuada de líquidos aumenta la depresión —asegúrese de ingerir por lo menos 2 litros de agua todos los días. Evite la cafeína, el chocolate, el café y los refrescos y consuma lo mínimo de azúcar.

TERAPIAS HERBALES PARA DPP

En muchos países de Europa, los remedios herbales son la terapia principal para el tratamiento de la depresión y cada vez más en los Estados Unidos, se está reconociendo que son alternativas seguras y efectivas para muchos medicamentos psicoterapéuticos. Desafortunadamente, hay muy pocas investigaciones, si alguna, sobre la seguridad y eficacia del uso de estas hierbas para la depresión de posparto o aun simplemente durante la lactancia. Las recomendaciones que se dan a continuación, están basadas en el conocido uso clínico seguro, por parte de herbolarios profesionales, en combinación con los resultados conocidos de contraindicaciones herbales, para las madres que amamantan. Al igual que con cualquier terapia, sea cautelosa y use su sentido común. Si la condición persiste o empeora, a pesar de los tratamientos herbales, suspenda su uso y busque la ayuda médica.

Las hierbas se pueden usar para una variedad de aspectos de la DPP, incluyendo el tratamiento de la depresión en sí, reducción de ansiedad, mejoría del sueño, en apoyar y regular las hormonas y como tónicos para los nervios en general. Las siguientes secciones están catalogadas por acciones. Junto al nombre de la hierba y entre paréntesis está la forma de uso en que por lo general se recomienda. Usted puede combinar las hierbas de estas categorías, o escoger de las fórmulas de muestras que siguen:

Relajantes del Sistema Nervioso

Verbena Azul (tintura)

Manzanilla (té, tintura)

Lavanda (té, tintura)

Bálsamo de limón (té, tintura)

Tila (té, tintura)

Avena lechosa (tintura, avena como alimento)

Agripalma (tintura)

Pasionaria (tintura)

Flor del Casco (tintura)

Hierbas para Reducir la Ansiedad

Manzanilla (té, tintura)

Kava kava (tintura)

Agripalma (tintura)

Pasionaria (tintura)

Mosto de San Juan (tintura)

Valeriana (tintura)

Azufaifa (té, tintura)

Tónicos para el Sistema Nervioso

Ginseng Americano (tintura)

Ginseng Indio (tintura)

Verbena Azul (tintura)

Ginseng Siberiano (tintura)

Ginseng (té, sopa, tintura)

Avena Lechosa (tintura)

Hierba de San Juan (tintura)

Antidepresivos

Gingseng Siberiano (tintura)

Ginkgo (tintura)

Ginseng (té, sopa, tintura)

Kava kava (tintura)

Romero (te, tintura)

Hierba de San Juan (tintura)

Hierbas para Ayudar a Dormir

Manzanilla (té, tintura) Pasionaria (tintura)

Lúpulo (tintura) Flor del Casco (tintura)

Lavanda (té, tintura)

Regulación Hormonal

Dang gui (té, sopa, tintura) Árbol casto (tintura)

Peonia (té, tintura)

Tónicos para la Sangre y Generales
para Construir la Energía y el Vigor

Dang gui (té, sopa, tintura) Peonia (té, tintura)

Ginseng (té, sopa, tintura) *Polygonum multiflorun* (té, tintura)

Regaliz (té, tintura) Rehmannia (té, sopa, tintura)

Ligusticum (té, tintura) Schizandra (tintura)

Ortiga (té, tintura, comida)

Fórmulas Muestra para el Tratamiento de la Depresión de Posparto

Estas fórmulas las pueden usar todas las madres amamanten o no, para el tratamiento de la depresión de posparto. O crear su propia fórmula, al escoger hierbas de las mencionadas arriba y combinarlas para que se adapten a sus necesidades específicas.

  Tintura Fórmula 1

Simón Mills y Kerry Bone, en *Principals and Practice of Phytotherapy*, la recomiendan en especial para el tratamiento de DPP, causado por efectos hormonales y agotamiento suprarrenal. Se aconseja agregar 2 ml de Árbol casto al levantarse, cada día.

  30 ml de gingseng indio

  25 ml de hierba de San Juan

  20 ml de verbena azul

  15 ml de regaliz

  10 ml de ginseng

Dosis: 5 ml (1 cucharadita) con agua, 3 veces al día.

  Tintura Fórmula 2

Úsela cuando la ansiedad y la depresión sean los síntomas principales y para la falta de claridad mental.

20 ml de gingseng siberiano

20 ml de romero

20 ml de hierba de San Juan

10 ml de kava kava

10 ml de regaliz

10 ml de agripalma

10 ml de schizandra

10 ml de árbol casto

Dosis: 5 ml (1 cucharadita) con agua, 2 ó 3 veces al día

ᔔ *Tintura Fórmula 3*

Para la irritabilidad y llanto en general.

25 ml de verbena azul

25 ml de agripalma

25 ml de ortiga

25 ml de flor del casco

Dosis: 5 ml (1 cucharadita) con agua, 2 ó 3 veces al día

ᔔ *Tintura Fórmula 4*

Primordialmente para el insomnio y el cansancio relacionado con éste.

30 ml de pasionaria

20 ml de manzanilla

20 ml de tila

20 ml de flor del casco

10 ml de lavanda

Dosis: 5 ml (1 cucharadita) con agua, 2 ó 3 veces al día, más ½ cucharadita cada 30 minutos por 2 horas, antes de ir a la cama.

ᔔ LA LUZ AL FINAL DEL TUNEL ᔔ

Este capítulo ha sido un largo viaje a través del rápido aunque increíblemente complejo transcurrir de las primeras 6 semanas después del nacimiento. En este momento, muchas cosas ya son fáciles para usted y ha disfrutado viendo a su bebé convertirse en una pequeña personita con una personalidad distinta. Este es un momento de gran felicidad y grandes desafíos. En muchas formas, usted está pasando la parte más abrupta de la curva de aprendizaje y empieza a acostumbrarse a una rutina familiar y a su primer año de posparto.

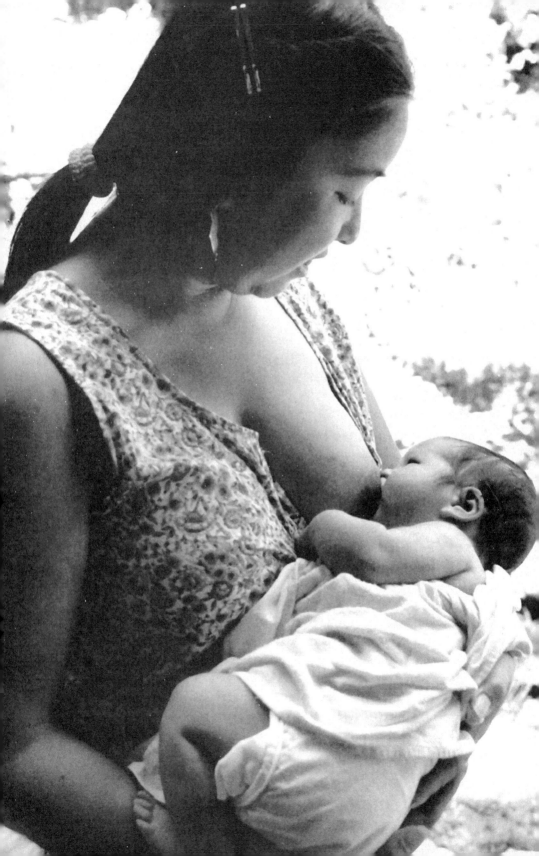

SEIS

Nutrición para las Nuevas Madres

Cuando se pueda curar con una dieta, no use drogas, y cuando medidas
sencillas basten, no use unas complicadas.
Rhazes, padre de la medicina arábica, Persia, 853-945 d.c.

$\mathcal{D}$urante el embarazo usted debe de tener un cuidado excesivo con su dieta, para satisfacer las necesidades nutricionales del bebé, lo que hace que para el final de la gestación, usted descubra que comer de forma saludable se ha convertido en una faena diaria. Ahora que el bebé ha nacido, está lista para tirar por la ventana aquella cuidada dieta, pero aún quiere estar saludable, producir la adecuada leche materna y, a lo mejor, perder esos 4.5 ó 7 kilos que aún tiene del embarazo. Bueno, hay buenas noticias. Usted puede comer de forma apropiada, producir mucha leche para su bebé, perder peso y hasta no tener que preocuparse por la dieta. Esta capítulo le explicará qué necesita comer y cómo hacerlo de forma sencilla.

ᏵᏫ YA NO ESTÁ EMBARAZADA ᏫᏝ ¿QUÉ NECESITA AHORA?

Aunque el embarazo es un proceso de gran fuerza y poder, también tiene el potencial de tomar mucho del cuerpo de la mujer. Después de todo, en verdad es su cuerpo el que construye el de su hijo y la naturaleza ha diseñado el proceso para que las necesidades del bebé se satisfagan primero. Por lo tanto, son los nutrientes de la madre los que se agotan, si su dieta no compensa adecuadamente las demandas del embarazo.

Afortunadamente, la naturaleza, en su sabiduría infinita, también ha creado algunos mecanismos de protección para los dos. Por ejemplo, durante el embarazo y al amamantar, el calcio se economiza al incrementar la eficiencia de la absorción y disminuir la expulsión. Sin embargo, el aumento de los requerimientos calóricos y nutrientes del embarazo y alumbramiento, colocan demandas únicas en su cuerpo y es importante que durante el comienzo del posparto, continúe comiendo una dieta alta en nutrientes, para que promuevan la curación, en particular si usted ha tenido un procedimiento quirúrgico en el parto, incluyendo una episiotomía o una cesárea.

Si usted no planea dar el pecho, sus demandas nutricionales postnatales no serán tan altas como si decidiera hacerlo, pero aún así, debe de tener una dieta saludable, bien balanceada, para mantener el ritmo de las demandas de la maternidad, que han aumentado —incluyendo el no dormir bien, que es una parte natural de la descripción del trabajo y puede ser estresante. Una dieta balanceada también es la clave para perder peso de forma saludable, después del nacimiento.

ෳෳ LACTANCIA Y NUTRICIÓN ෳ෪

Durante el embarazo, su cuerpo pasa por cambios para preparar la producción de leche, incluyendo el depositar grasa corporal para que tenga reservas después del nacimiento. Amamantar se agrega a sus demandas de nutrientes en el periodo postnatal. En realidad, las mamás que dan el pecho necesitan de 500 a 700 calorías más por día, que las que no lo hacen. Esto se debe a que el bebé crece más rápido de lo que lo hizo cuando estaba en el vientre, y porque es más activo que un feto. También los recién nacidos han incrementado su energía, al igual que sus necesidades de nutrientes, para procesos tales como la regulación de la temperatura y la digestión que usted manejaba automáticamente antes del nacimiento. Algunas de estas calorías se obtienen de la grasa almacenada que se acumuló durante el embarazo, un mecanismo que asegura las adecuadas calorías, aun en la ausencia de una buena nutrición y una de las razones por las que amamantar ayuda a perder peso. Durante las primeras 6 semanas de dar el pecho, las mujeres producen diariamente un promedio de 3 tazas de leche más o menos, según coma el bebé. Producir una taza de leche materna se lleva 225 calorías, lo que a su vez, proporciona al bebé 175 calorías aproximadamente. La grasa almacenada durante el embarazo, dará de 200 a 300 calorías cada día, por los primeros 3 meses de amamantar. El resto se debe derivar de la dieta de la madre.

De acuerdo con William y Martha Sears en *The Breastfeeding Book* (El Libro de Amamantar), las madres que amamantan necesitan comer una dieta nutritiva y agregar un 20 por ciento más. Esto puede parecer abrumador, después de la dieta tan cuidada que llevó durante el embarazo, pero por lo menos no tiene que preocuparse de si su bebé está recibiendo lo suficiente de las cosas adecuadas -de hecho lo puede ver crecer. También, en este momento es probable que la comida ya no le sepa mal, si así fue durante el embarazo, por lo tanto, comer bien puede ser un placer. Es importante recordar que la mayoría de las mujeres que amamantan, producen leche de buena calidad para sus pequeños, con la excepción de aquellas que sufren de una falta nutricional extrema. Si usted está leyendo este libro, es probable que no se tenga que preocupar sobre la calidad de su leche ni de llegar a agotarse seriamente. No obstante, la mayoría de nosotras queremos alimentarnos de manera óptima y no sólo adecuadamente y lo mismo deseamos para nuestros bebés.

LA DIETA PARA AMAMANTAR

La óptima dieta durante la lactancia, igual que la mejor del embarazo, está llena de alimentos denso-nutrientes. Existen aquellos que contienen una cantidad máxima de nutrición con un mínimo de calorías vacías de azúcar y grasa. Un ligero yogurt hecho con fruta fresca es un alimento denso-nutriente lleno de proteínas, minerales y vitaminas; las papas fritas son calorías vacías, proporcionan en mayor grado grasa y sal. Los alimentos que son denso-nutrientes incluyen yogurt, huevos, frijoles, tofu, pescado, pollo, papas, vegetales de hojas verdes, vegetales en general, aguacates, semillas de girasol, nueces, almendras, mantequilla de cacahuate, mantequilla, queso firme, granos enteros y frutas frescas. Es sencillo construir su dieta alrededor de estos alimentos, ya que hay muchas opciones.

Sin embargo, tener un recién nacido o un bebé pequeño, a menudo significa tener menos tiempo para preparar alimentos saludables para nosotras —y por este motivo, menos tiempo para comerlos. Recuerdo que durante los primeros días de cuidar a mis bebés, esos alimentos se echaban a perder en el refrigerador, sólo porque era muy difícil prepararlos o comerlos ¡con una mano! Es importante que su dieta durante la lactancia no sólo nutra, sino que también sea sabrosa y agradable. En este momento, lo último que usted necesita es aumentar el estrés, la culpa y la presión. La comida debería ser tan placentera para usted, como usted desea que su leche sea para su bebé. Esto requiere un poco de planeación y, al principio, un algo de ayuda por parte de su pareja o de otra persona apoyadora en su vida.

LA MEDICINA TRADICIONAL CHINA:
RECETAS PARA LAS NUEVAS MAMÁS

Sanar con los alimentos es un aspecto importante en la medicina tradicional china. La creencia es de que si se puede sanar con la comida, ésta es la mejor medicina. De verdad, a menudo se ponen hierbas en los alimentos para mejorar la crianza y como un método de liberar la medicina en una manera agradable y nutritiva.

Frecuentemente, bajo el escrutinio científico, las prácticas dietéticas tradicionales prueban ser muy efectivas. Por ejemplo, los estudios muestran que 30 gramos de proteína de soya, pueden incrementar el volumen de la leche de las madres hasta en un 25 por ciento (Sears y Sears 2000), y un estudio en el *European Journal of Clinical Nutrition* (Revista Europea de la Nutrición Clínica)(Chan et al., 2000) demostró que "la sopa de vinagre de jengibre" tiene un nivel más alto de calcio que otras 6 sopas. Lo mismo pasó con el nivel de hierro en comparación con las otras sopas y fue igualable con muchos alimentos ricos en hierro. De acuerdo con este estudio, la sopa de pollo también se prescribía comúnmente para el posparto y era consumida por las mujeres chinas de Hong Kong, después del alumbramiento.

El especialista herbolario chino Andy Ellis, padre de tres, compartió las siguientes recetas. Aunque algunas de ellas pueden parecer inusuales, se consideran excelentes tónicos para recargar a las nuevas madres, en la primera semana después del parto.

 Sopa de cacahuate, ajo y dátil azufaifa

Se dice que esta sopa "fortalece el centro" o nutre el *qi*, la energía vital del cuerpo. También mueve la energía estancada y complementa la sangre.

125 gr de cacahuates crudos
30 gr de ajo fresco
10 gr de dátiles azufaifa rojos

Limpie los cacahuates y quite la piel a los ajos, rebane estos finamente y saltéelos en un poco de aceite vegetal. Agregue los cacahuates, los dátiles y 4 tazas de agua. Deje hervir a fuego lento hasta que los cacahuates se suavicen. *Dosis*: Tome ½ taza, 4 veces al día

 Guisado de Carne de Carnero con Dang Gui y Jengibre Fresco

Este guisado nutre la sangre, reduce el dolor espasmódico y calienta el cuerpo. (Esta receta también se puede encontrar en *Chinese Herbal Medicine: Formulas and Strategies* [La Medicina Herbolaria China: Fórmulas y Estrategias], de Bensky y Barolett).

60 gr de carne de carnero
15 gr de raíz fresca de jengibre
9 gr de dang gui
9 gr de raíz de tragacanto (opcional)

Prepárelo como un guisado, poniendo a fuego lento la carne de cordero, la raíz de jengibre y el dan gui en 8 tazas de agua, hasta que el líquido se reduzca a 3 tazas.

Dosis: 2 ó 3 porciones del líquido con la carne, son todo lo que se necesita. Si sufre de una profuso sudor de posparto, agregue raíz de tragacanto al guisado. *Nota*: Cuando la madre toma dang gui durante los primeros tres meses de posparto, he visto a varios bebés desarrollar un poco de salpullido por calor. Esto no es dañino y desaparecerá cuando deje de utilizar la hierba.

ᙅ *Aumento de Leche Materna*
Pensado para nutrir la deficiencia de la sangre y el *qi*.

>   120 gr de tofu
>   30 gr de azúcar morena
>   2 cucharaditas de vinagre de arroz amarillo

Ponga el tofu y el azúcar en una cacerola mediana. Agregue 3 tazas de agua, a fuego medio deje consumir hasta que reduzca a 2 tazas, luego incorpore el vinagre de arroz.

Dosis: ½ taza 2 ó 3 veces diariamente.

❦ PLANEANDO UNA DIETA SALUDABLE ❧

Lo primero es hacer una lista inspirada en platillos que le gusta comer. Si no tiene muchas ideas, saque varias de sus libros de cocina favoritos, o compre un par nuevo y hojéelos, anotando algunas recetas interesantes. Proponga una lista maestra de comidas fáciles de preparar y saludables que satisfagan sus necesidades nutricionales de posparto. ¡Los alimentos que se puedan recalentar al día siguiente se llevan cuatro estrellas! Pegue esta lista en el refrigerador y cuando necesite ideas sobre qué cocinar, consúltela.

A continuación, de acuerdo a esa lista, haga otra para la compra de comestibles y pídale a alguien que le consiga los ingredientes que necesita. Una vez que su bebé tenga varias semanas de edad, probablemente usted se sentirá con ganas de hacer un viaje rápido a la tienda, pero deje que alguien más cargue las pesadas bolsas del mandado. Cuando esté haciendo la lista, recuerde las cosas que son fáciles de calentar y servir con una mano, en particular en las primeras 6 semanas posteriores al nacimiento. Recuerde los alimentos que le gustaría comer como tentempiés durante el día y en la noche antes de ir a la cama, ya que amamantar incrementará su apetito significativamente. Y no olvide los alimentos que son denso-nutrientes.

Como la vida con un nuevo bebé es por lo general agitada, a muchas mujeres se les dificulta sentarse a disfrutar una comida regular; en lugar de eso, se la pasan mordisqueando a lo largo del día. Esto está bien, siempre y cuando lo haga con alimentos saludables y de alta calidad. No es necesario contar las calorías, ni otros nutrientes tales como las proteínas. Coma cuando tenga hambre y haga de lo que come algo nutritivo. Debido a que su vida puede estar muy ocupada para preparar comidas vastas, llene la alacena con los ingredientes que necesite para cocinar comidas rápidas y planee por adelantado cuando cocine, para que tenga 2 ó 3 días de recalentados. Usted apreciará esta previsión, ¡ya que es notorio que los bebés quieren comer durante mucho tiempo, justo cuando usted está lista para preparar la cena!

OPCIONES DIARIAS DE COMIDAS

Algunas veces está tan absorta en cuidar a su bebé o en reorganizar su calendario, que economiza en su propia nutrición —o simplemente se le olvida comer— sólo para encontrarse muerta de hambre, irritable, o teniendo signos de hipoglucemia. Esto a menudo sucede después de que el bebé ha comido completamente —es fácil pasar por alto cuánta energía se requiere para amamantar a un bebé, y hacerse cargo de la casa. En lugar de que cuando tenga tanta hambre busque la barra de chocolate o la bolsa de papas fritas más cercana, prepárese.

La siguiente lista, basada en la pirámide alimenticia para el embarazo y lactancia, del Departamento de Agricultura de los Estados Unidos, le da una idea general de la cantidad de alimentos en varias categorías, que usted debe esforzarse en comer cada día. Entre paréntesis, junto a la recomendación de lactancia, he puesto la de embarazo, sólo para comparación. Recuerde, no tiene que preparar tres comidas de gourmet al día, para satisfacer sus necesidades nutritivas. Arañe y tome un tentempié tanto como lo necesite; hágalo sencillo y ligero. Sólo consérvelo saludable.

Grupo de pan: 10 porciones al día (8)
Grupo de vegetales: 3 porciones al día (3)
Grupo de frutas: 3 porciones al día (3)
Grupo de Lácteos: 3 porciones al día (3)
Grupo de carne: 200 gr al día (170 gr)
Grasas, aceites y dulces: tómelos con moderación

Las madres vegetarianas deben seguir las mismas precauciones para satisfacer sus necesidades de proteínas durante la lactancia, como lo hicieron en el embarazo, y quienes no consuman productos lácteos (vegetarianos), también deben poner una particular atención en la ingesta de calcio y vitamina B_{12}, durante este periodo.

Proteínas

Las necesidades de proteína no aumentan del embarazo a la lactancia y, de hecho, pueden ser un poco menor. Sin embargo, asegúrese de comer alimentos con alto contenido proteínico, incluyendo frijoles y legumbres, tofu, nueces y semillas, carne magra, pollo y pescado, como una parte regular de su dieta diaria.

Carbohidratos

Las formas más saludables de carbohidratos son los complejos, largas cadenas de azúcares que se queman lento, se encuentran en los granos enteros: trigo entero, arroz no pulimentado, mijo, trigo sarraceno, cebada, avena y quinua[10] entre otras. Si no sabe como cocinar el grano entero, dése una vuelta a una librería o a una tienda de alimentos naturales, seguramente descubrirá un libro de cocina con excelentes recetas y sugerencias para cocinar. Los granos enteros proporcionan energía, muchas vitaminas y gran cantidad de fibra para mantener saludable su digestión. También la pasta es una buena fuente de energía y se presta muy bien para combinarse con una amplia variedad de vegetales y salsas saludables.

Vitaminas y Minerales

Tomar varias raciones de fruta y vegetales diariamente, junto con nueces, semillas, grano entero y algún producto lácteo, debería proporcionar muchos nutrientes para usted y su bebé. Siempre es mejor obtenerlos de los alimentos, más que confiar en los suplementos; sin embargo, pueden ser benéficos durante la lactancia, en particular si usted está ocupada y no puede comer tan bien como lo necesita. Aunque el amamantar puede agotar inicialmente las reservas de calcio, a largo plazo puede, en realidad ser benéfico para la densidad de sus huesos. Los investigadores han encontrado que esta pérdida inicial de calcio es sólo temporal y que para el final del primer año de dar el pecho, está protegida realmente contra la pérdida de hueso y fracturas, ya que su cuerpo reemplaza lo que se usó para hacer leche y luego capta algo con respuesta incrementada de calcio. Entre las mujeres que han amamantado es poco común que padezcan osteoporosis al llegar a la ancianidad.

Grasas

La *grasa* se ha convertido en una mala palabra entre la conciencia de salud, debido a su relación con la obesidad y las enfermedades cardiovasculares. Sin embargo, en realidad, algunas grasas son benéficas para usted y el bebé.

---

[10] N.T. Planta herbácea comestible, de la familia Quenopodiáceas.

Ciertas grasas son una parte esencial de la dieta y también el componente principal de la leche materna, donde ayuda a estimular el crecimiento y desarrollo del cerebro del bebé. Ciertamente, de hecho, la grasa buena reduce el riesgo de enfermedades cardiacas.

Pero ¿qué grasas son las saludables? Estas se encuentran en las nueces y semillas, aguacate y pescado (en especial el salmón), así como en los aceites de oliva y canola. Coma pescado fresco una vez a la semana y use aceite de oliva con libertad en la dieta, de preferencia sin cocinar, en aderezos para ensaladas y dips (salsa cremosa). Consuma nueces y semillas regularmente. La mantequilla es saludable con moderación, y se debe usar siempre, en lugar de grasas hidrogenadas como la margarina. El aceite de semilla de lino (1 a 2 cucharadas diariamente) y el de prímula nocturna (de 1,500 a 2,000mg al día) son también excelentes fuentes suplementarias de ácidos grasos esenciales. También puede estimular la calidad nutricional de su leche, al tomar todos los días un suplemento de aceite de pescado, alto en ácido de docosahexaenoic como el *Neuromins* de Martek; esta sustancia se encuentra marcadamente baja en la dieta estándar norteamericana y en particular en la leche materna.

Las grasas hidrogenadas, especialmente la margarina y cualquier producto a base de tales grasas se deben evitar como si su vida dependiera de eso (¡y así es!). El proceso de hidrogenación cambia las grasas de tal manera que no son recomendables químicamente para el cuerpo. Se ha relacionado su consumo con enfermedades cardiovasculares, elevados niveles de colesterol y hasta en disminución de inmunidad. También interfieren en el apropiado desarrollo del cerebro del bebé, por lo tanto la madre que amamanta debería excluirlas de su dieta.

UN COMENTARIO SOBRE EL HACER DIETA

Ya sea que amamante o no, el periodo postnatal es el momento en que debería estar reabasteciéndose, sin intentar hacer dieta. Sin embargo, es natural que desee despojarse de esos kilos de más que ganó en el embarazo y que aún se encuentran en sus caderas, cintura, trasero y muslos.

La forma más segura y, de hecho, más fácil para hacer esto es establecer una dieta saludable, que contenga la máxima cantidad de nutrientes y la mínima cantidad de grasas innecesarias, carbohidratos vacíos (harina blanca, postre, botanas) y azúcares. No cuente las calorías —en lugar de eso, concéntrese en aprender a comer para nutrirse y disfrutar, pero no para llenar necesidades emocionales. Coma cuando y cuanto necesite, pero no más. Evite las calorías vacías y vaya por los alimentos denso-nutrientes. Coma en casa lo más posible; las comidas de los restaurantes y las de donde sirven comidas rápidas, frecuentemente están cargadas de grasa y calorías. Para cuando sienta hambre, prepare algo para picar, como vegetales en tiras y una sabrosa salsa de yogurt para acompañarlos.

Una meta segura de pérdida de peso, para comenzarse hasta después de la sexta semana, es perder ½ kilo por semana. Comer bien, dejar a un lado la comida chatarra y agregar un ejercicio moderado a su estilo de vida, la ayudará a alcanzar este objetivo sin dificultad. Haga lo que haga, no comprometa sus necesidades nutrimentales por la fantasía que tenga sobre el cuerpo perfecto. Si imagina tener un cuerpo sin un gramo de grasa, arrugas ni hundimientos, se está construyendo una vida entera de desilusión. De acuerdo con su tipo de cuerpo, esfuércese por tenerlo lo más sano posible, por medio de una buena alimentación y haciendo un ejercicio moderado. Agregue una perspectiva positiva y no sólo se sentirá muy bien, sino que también resplandecerá con una buena salud.

ALIMENTOS QUE PUDIERAN NO GUSTAR A LOS BEBÉS QUE SON AMAMANTADOS

Algunos bebés que son alimentados con leche materna tolerarán casi cualquier cosa que sus mamás coman, aun alimentos condimentados, mientras que otros son sensibles hasta a la menor cantidad de ciertos alimentos, se inquietan o tienen gases a las pocas horas de que usted ingirió la comida ofensiva . Si su bebé tiene una digestión sensible, trate de identificar qué alimentos le caen mal. Los más comunes son los condimentados, los que contienen cafeína (especialmente el café y el chocolate), productos lácteos, nueces, cacahuates, mantequilla de cacahuate, huevos, frutas cítricas, jugo de naranja, avena, brócoli, colecitas de Bruselas, calabazas crudas, tomates y salsa de tomate, maíz y productos de soya. Algunos bebés se sienten mal con los suplementos de vitaminas y minerales (en especial de hierro) que toma la madre.

La forma más fácil de identificar la comida dañina es experimentar con su dieta, eliminando todos los alimentos arriba indicados y agregándolos de nuevo uno a uno. Si su bebé se pone inquieto después de que usted consumió uno de ellos, elimínelo durante los primeros 6 meses de darle el pecho. Después lo puede introducir y determinar si le cae mal al bebé, una vez que su tracto digestivo haya madurado.

Aunque la madre haya o no consumido alimentos que le caigan mal, algunos bebés tendrán periodos cada día en que están inquietos y con algo parecido al cólico. Eliminar alimentos de su dieta, a expensas de su propia nutrición, no es saludable. Si su bebé aún está inquieto, a pesar de la eliminación de estos posibles alimentos dañinos, necesitará probar otras propuestas. Por lo general, a los tres meses de edad los bebés rebasan los periodos de intranquilidad asociados con el cólico. Hable con su pediatra para estar seguros de que no hay un problema subyacente más serio. Si él le dice que su bebé está bien y que sólo tiene un "cólico", consulte mi libro *Naturally Healthy Babies and Children* (Bebés y Niños Naturalmente Saludables) sobre sugerencias naturales para tratar el cólico y para mantener bajo su propio nivel de estrés. Un doctor naturopático o herbolario especializado en el cuidado pediátrico, le podrá dar consejos y terapias alternativas seguras para su bebé. Una madre experimentada también puede tener algunos consejos para usted. Por favor, recuerde que no debe comprometer su propia nutrición, en una loca cacería de ganso para identificar los alimentos dañinos. Su nutrición en el periodo postnatal es crucial para su bienestar y el del bebé.

AGUA, AGUA POR TODOS LADOS

A pesar de que su cuerpo producirá leche aunque tome pocos líquidos, beber agua en abundancia todo el día, no sólo le asegura una producción abundante de leche, sino que previene la fatiga, depresión y estreñimiento. Planee tomar diez vasos de 250 ml de agua, todos los días mientras esté amamantando. La manera más fácil para que no olvide hidratarse es dejando vasos o botellas con agua en donde pasa más tiempo, como por ejemplo en la bolsa de los pañales, cerca de su silla favorita, en su escritorio o en la mesa de cocina o mostrador. También ponga uno cerca de su cama. Tomar agua cada vez que amamante a su bebé y con cada comida, le debería dar mucho líquido. Utilice su sentido común, pero no confíe en sentir sed, ya que no es un indicador confiable de que necesita tomar agua, así que oblíguese a beber un poco más de lo que le dicta su sed.

El jugo, refresco, café, té con cafeína y otras bebidas dulces no son buenos sustitutos del agua, ya que contienen mucha azúcar (¡y calorías!) y, de hecho, pueden causar que al obrar elimine importantes nutrientes, como el calcio. La cafeína es un diurético, lo que significa que pierde líquidos. Beber agua es la mejor opción para las mamás que amamantan.

RECETAS SANADORAS Y SALUDABLES PARA LAS NUEVAS MADRES

A continuación se encuentras algunos de los alimentos que me gusta comer cuando estoy amamantando a mis bebés. Contienen alto grado de energía, nutrientes-densos y ¡son deliciosos!

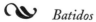 *Batidos*

Los batidos proporcionan una forma fácil de conseguir muchos nutrientes a la vez. También llenan y proporcionan energía duradera. Son especialmente buenos cuando hace calor o para cuando usted necesita una comida rápida, pero no tiene mucha hambre.

1 taza de yogurt de vainilla orgánica

¼ taza de leche orgánica

1 plátano maduro

½ taza de fresas frescas o congeladas

Para aumentar los nutrientes (opcional):

2 cucharaditas de aceite de semillas de lino

1 cucharada de melaza residual

1 cucharada de mantequilla cacahuate o de almendras

Ponga los ingredientes en la licuadora y mezcle a alta velocidad hasta que el batido esté agradable y cremoso. Disfrútelo como está, o licue con otras frutas como moras azules frescas o congeladas, duraznos y mangos.

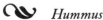 *Hummus*

Este popular dip del Medio Oriente, se puede guardar en el refrigerador por varios días.

2 tazas de garbanzos enlatados o frescos y cocidos

Jugo de 1 limón

2 cucharadas de tahini (pasta de semillas de ajonjolí)

Ajo y sal al gusto

Mezcle todo en la licuadora a alta velocidad o prepárelo en el procesador de alimentos. Sirva frío sobre un pan de pita, galletas saladas o como un dip para vegetales frescos crudos, cortados en tiras.

 Dip de Tofu

450 gr de tofu firme

¼ taza de aceite de oliva

¼ taza de perejil

2 cucharadas de vinagre balsámico o de zumo de manzana

1 cucharada de tamari (salsa de soya)

½ cucharadita de eneldo

½ cucharadita de ajo en polvo

½ cucharadita de cebolla en polvo

Sal (opcional)

Licuarlo hasta que esté cremoso. Se puede refrigerar por varios días. Sírvase igual que el hummus.

VEGETALES CRUDOS

Tenga vegetales cortados en tiras en el refrigerador, en un platón con agua. Permanecerán frescos por varios días y son un bocadillo fácil de tomar cuando tenga hambre pero no pueda preparar una comida.

Sírvalos con hummus, dip de tofu, o algún otro dip saludable para vegetales.

 Guisado de Cebada

Un excelente bocadillo o parte de una comida para el principio del posparto, el guisado de cebada estimula la buena producción de leche.

  2 zanahorias, en cuadritos
  2 tallos de apio, en cuadritos
  1 cebolla amarilla grande, en rebajadas finas
  1 chirivía (pastinaca), en cuadritos (opcional)
  Champiñones shiitake, rebanados (opcional)
  2 cucharadas de aceite de oliva
  2 tazas de cebada perla seca

Saltee las zanahorias, los apios, la cebolla y la chirivía y hongos opcionales en el aceite de oliva, hasta que la cebolla esté suave, de 3-5 minutos. Páselos a una cacerola más grande y añada la cebada y 8 tazas de agua. Póngalo a fuego lento por 1 hora, o hasta que la cebada esté suave. Agregue sal al gusto. Sírvalo caliente. Este delicioso guisado se puede guardar por 3 días en el refrigerador. ¡Simplemente caliéntelo y disfrute!

 Panecillos de Mora Azul

Probablemente querrá duplicar la receta, ¡ya que se acaban rápido!

  1 taza de harina blanca sin cernir
  1 taza de harina de trigo entero
  ½ taza de azúcar de caña
  1 cucharada de bicarbonato de sodio
  1 taza de yogurt natural o de vainilla
  ½ taza de aceite de canola

1 cucharadita de vainilla (si usó yogurt natural)

1 huevo

1 taza de moras azules frescas o congeladas

Precaliente el horno a 350 grados. Utilice moldes de estaño, ya sea que les unte mantequilla o recubra con moldes de papel. Mezcle los ingredientes húmedos y secos en diferentes tazones, luego mézclelos e incorpore las moras azules. Ponga una cucharada de la mezcla en los moldes y hornee por 30 minutos, hasta que doren y estén cocidos por dentro. Enfríelos en una parrilla para hornear. Rinde 12 panecillos.

 ### Ensalada Comida Completa

Si está intentando comer ligero pero quiere algo saludable y que la deje satisfecha, pruebe esta ensalada que es comida completa.

½ cabeza de lechuga romanita, en pedacitos

1 zanahoria, rallada

1 pepino completo, pelado y cortado en tiras

1 taza de garbanzos (pueden ser enlatados)

¼ taza de queso rallado

½ pimiento rojo, finamente rebanado

¼ cebolla roja, en rebanadas finas

2 cucharadas de semillas de girasol (crudas o tostadas)

Aderezo de aceite de oliva y vinagre balsámico, para dar sabor.

¡Revuelva bien y disfrútelo!

Ensalada con Pasta

Esta saludable y deliciosa ensalada, durará varios días en refrigeración.

500 gr de pasta penne o rigatoni, cocida "al dente"

1 taza de brócoli, ligeramente cocido a vapor

1 taza de una mezcla de frijoles (alubias y garbanzos son perfectos)

½ taza de tomates perla, en finas rebanadas

¼ de queso cheddar duro, en cuadritos

¼ de cebolla roja, rebanada

2 cucharadas de albahaca fresca picada

2 cucharadas de aceite de oliva

1 cucharada de vinagre balsámico

Sal y pimienta negra fresca, en polvo (opcional)

Refrigérelo un poco y disfrútelo frío o caliente.

Sopa de Pollo de la Abuela

Esta es la receta de mi abuela.

> 1 pollo de 1 ½ k.
> Zanahorias
> Apio
> Chirivía (pastinaca)
> Cebolla
> Perejil
> Sal y pimienta al gusto
> Tallarín (opcional)

Compre un pollo completo (orgánico, aunque no sea la opinión de mi abuela) y córtelo en cuartos. Lávelo por adentro y afuera, luego póngalo en una cacerola grande con suficiente agua para cubrirlo. Agregue generosas cantidades de zanahorias, apio, chirivía y cebolla. Cocine hasta que el pollo esté suave, quite la espuma que pueda haber en la superficie. Poco antes de que esté lista la sopa, ate un racimo de perejil y póngalo en la olla. ("la sopa toma el sabor, pero a la gente no le gusta el perejil en sus platos", dice ella). La sopa se debe cocinar por lo menos una hora y media. Añada sal y pimienta al gusto.

Cuando esté lista, saque el pollo y quítele los huesos. Ponga la carne en los platos soperos y sirva la sopa sobre el pollo con un cucharón, o coma el pollo por separado. Si lo desea, cocine los tallarines y agréguelos a la sopa.

Mi abuela dice que estemos seguras de usar muchos vegetales para darle un sabor dulce.

Se puede hacer una vez a la semana, y recalentarla durante la semana, como complemento a las comidas o como un refrigerio.

 El Mejor Pastel de Calabaza Condimentado

Este es un sabroso bocadillo que la deja satisfecha, contiene calabaza rica en vitamina A y la proteína de las nueces.

> 2 tazas de avena entera o harina blanca sin cernir
> ½ taza de nueces picadas
> 4 tazas de puré de calabaza, fresco o enlatado
> ½ taza de leche
> 1 taza de azúcar
> 2 huevos ligeramente batidos
> 2 cucharaditas de polvo de hornear
> ½ cucharaditas de bicarbonato de sodio
> ¼ cucharadita de sal

1 cucharadita de canela
1 cucharadita de jengibre molido
¼ cucharadita de clavo de olor, en polvo

Precaliente el horno a 350 grados. Mezcle los ingredientes húmedos y secos en tazones por separado y luego combínelos. Vacíe la mezcla en un molde para pastel, previamente engrasado y enharinado. Hornee por 40 minutos o hasta que esponje. Enfríe en el molde por 10 minutos y luego en una parrilla de alambre por 30 minutos.

 Sopa de Champiñones Shiitake y Ajonjolí
1 cucharadita de aceite de ajonjolí tostado
2 cm de raíz de jengibre fresco, pelado y cortado en pedazos pequeños
1 zanahoria en rebanadas tipo juliana
120 gr de champiñones shiitake
6 tazas de vegetales o caldo de pollo
120 gr de tallarines
1 cucharada de tamari
Sal al gusto
120 gr de tofu, opcional
1 cucharada de cilantro fresco

Saltee los vegetales en aceite, sin el cilantro. Cocine por 4 minutos y añada el caldo. Agregue los tallarines y revuelva, luego, el tamari. Si usa tofu, póngalo ahora. Después de 10 minutos apague el fuego y agregue el cilantro. Sírvase caliente.

 Envoltura Asiática de Tofu
2 cucharadas de aceite de ajonjolí
500 gr de tofu firme
2 tazas de col lavada y finamente picada
1 zanahoria grande y finamente rallada
2 dientes de ajo (opcional)
2 cucharadas de vinagre de vino de arroz
2 cucharadas de tamari
2 cucharadas de cilantro fresco y picado
4 tortillas de 30 cm de maíz entero

Saltee el tofu, los vegetales y zanahorias en aceite hasta que el tofu empiece a ponerse café y los vegetales estén suaves. Agregue el ajo fresco, los sazonadores y el cilantro. Sirva sobre las tortillas calientes.

 Pollo con Cebollín y Jengibre

    1 cucharada de aceite de oliva

    2 pechugas de pollo deshuesadas

    1 cucharada de raíz de jengibre fresco y rallado

    ¼ taza de cebollín picado

    2 dientes de ajo picado (opcional)

    ½ taza de vegetales o caldo de pollo

    2 cucharadas de vinagre de vino de arroz

    1 cucharada de tamari

    1 cucharadita de azúcar

Dore el pollo por ambos lados en el aceite de oliva, cociendo de 3 a 4 minutos por lado. A fuego lento agregue el jengibre, el cebollín y el ajo, así como el caldo, el vinagre de vino de arroz, el tamari y el azúcar. Cocine por 5 minutos más. Sirva caliente con arroz.

 Galletas de harina de avena y uva pasas

    1 taza de uva pasas

    ½ taza de agua

    2 tazas de avena machacada

    2 tazas de harina blanca sin cernir

    1 cucharadita de polvo de hornear

    ¼ cucharadita de sal

    ½ taza de aceite de canola o nuez

    ½ taza de mantequilla

    1 taza de azúcar

    2 huevos

    2 cucharaditas de vainilla

    1 taza de nueces picadas.

Precaliente el horno a 350 grados. Mezcle bien todos los ingredientes. Hornee de 10 a 15 minutos o hasta que dore. Enfríe en una parrilla de alambre por 15 minutos.

 Sopa de Lentejas

Fácil de preparar, hace magníficos recalentados y puede ser una comida, un complemento de una comida o hasta un substancioso tentempié.

1 cucharada de aceite de oliva

1 taza de lentejas verdes secas

1 hoja de laurel

1 cebolla amarilla mediana, en cuadritos

1 zanahoria grande, en cuadritos

1 pimiento dulce rojo, en cuadritos

1 cucharada de menta fresca, picada (opcional)

1 ½ cucharadita de sal

2 dientes de ajo frescos machacados (opcional)

1 lata de puré de tomate de 500 gr

Pimienta negra para sazonar

Saltee las cebollas, zanahorias y pimientos en aceite de oliva, sin la menta. Agregue las lentejas, el puré de tomates, el laurel, y 6 tazas de agua. Deje que dé el primer hervor y luego cocine a fuego lento por 1 hora, agregue la menta 5 minutos antes de que esté listo. Las lentejas deben estar suaves. Añada la pimienta negra para sazonar, si lo desea.

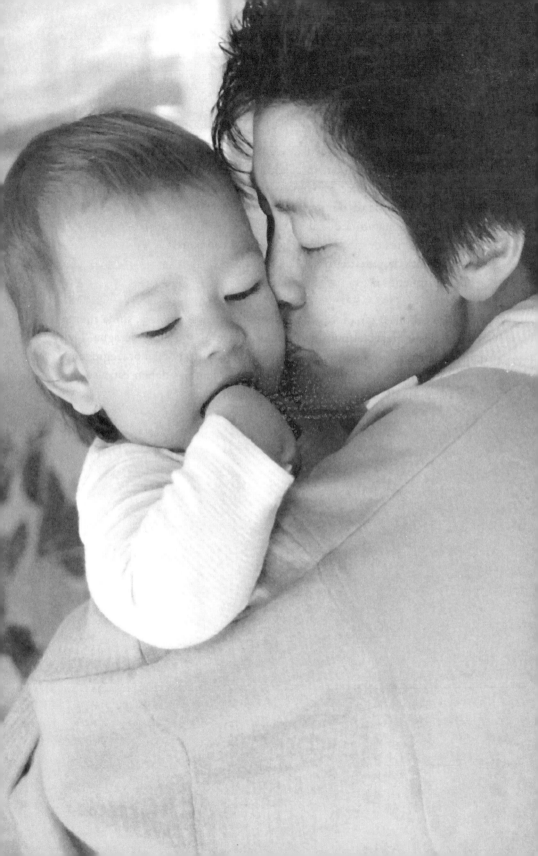

SIETE
Entrando al Primer Año

Hoy las mujeres, no tienen una tarea fácil al tratar de formar vidas que honrarán todos sus compromisos y aún así expresan todo su potencial con una cierta gracia unitaria.

Mary Catherine Bateson, *Composing a life
(Construyendo una Vida)*

✤ MARAVÍLLESE DE QUIÉN ES USTED ✤

Las voces de las madres son claras para aquellos que las escuchan. La maternidad es una increíble felicidad y bendición. Nuestros hijos entran en nuestros corazones y ahí permanecen por siempre. También, ser madre es una profesión demandante, una para la cual las recompensas son del corazón y no de las que pagan las cuentas. Y en momentos se siente como una labor desagradecida —pañales, trastes, lavandería, trapear, compartir el coche con alguien más y más trastes. Hasta las mamás que cuentan con ayuda de tiempo completo para el quehacer de la casa y llevan vidas de lujo, saben que no hay certeza en la maternidad —la vida transcurre. Lo mismo para las madres, los hijos y las familias. Y a través de todo esto, seguimos amando. Los asuntos del corazón son sagrados, pero al mismo tiempo, nos vuelven vulnerables. De todo esto puede llegar una fuerza y gracia interna indomables.

En medio del negocio diario de la maternidad, muchas mujeres despiertan al sentimiento que les dice que están hechas para algo más que lavar trastes y pañales. Las madres son artistas, soñadoras, jugadoras de tenis, doctoras, maestras, ingenieras, enfermeras, escritoras, libre-pensadoras, académicas e intérpretes musicales. Algunas mujeres se han convertido en madres antes de darse cuenta que tienen otros talentos, otras los hacen a un lado por la maternidad; otras hasta navegan entre las aguas de combinar los sueños personales con el bello arte de ser madres. Al aceptar el manto de la maternidad. ¿Necesitamos, forzosamente, renunciar a nuestras identidades como mujeres individuales? La respuesta es un complicado sí y no.

ABRAZANDO LA MATERNIDAD Y DISFRUTANDO A SU BEBÉ

Cuando usted se convierte en madre, es necesario que sus prioridades cambien, para que el bebé sea primero. Para la mayoría de las mujeres, este cambio sucede de forma tan natural, que saben que si el barco se estuviera hundiendo, ellas salvarían primero a sus hijos, antes de pensar en alguien o en algo más. Su bebé es la niña de sus ojos. Intrínsecamente, durante los primeros dos meses después del nacimiento, las mujeres quieren abrazar a sus bebés, arrullarlos por mucho tiempo después de que se han dormido mientras toman el pecho o la botella. En este momento, está bien documentado el hecho de que abrazar, cargar, tocar y hablarle al pequeño, aumenta el índice de crecimiento del bebé, además de que proporciona una óptima estimulación del desarrollo neurológico y cognocitivo. El antropólogo Ashley Montague, en su brillante libro *Touching* (Tocando), explica la importancia de tocar, para la salud física, emocional y mental. En otro de sus libros *Growing Young* (Creciendo Joven), Montague discute el concepto de la "exterogestación", la necesidad del infante humano —uno de los pocos mamíferos que nacen siendo dependientes por completo de sus madres— de ser tratados como si estuvieran en el vientre, por los primeros 8 meses después del nacimiento; virtualmente, cargado de continuo, junto a su madre y nutrido de su cuerpo, a través de su leche. La ciencia ha validado rápido las teorías de Montague, contando con la evidencia de que los bebés que han sido tocados a menudo, crecen más sanos y fuertes y aquellos que se amamantan, son avanzados en lo que se refiere a lo cognoscitivo e inmunológico.

Al aceptar la maternidad, también debemos admitir que es nuestra responsabilidad hacer de nuestros bebés nuestra prioridad —y para la mayoría, es nuestro amor y deleite el lograrlo. Algunas madres se sientes atrapadas por el requerimiento de cuidar a sus bebé todo el tiempo. Esto es algo triste y desafortunado y a menudo, es el resultado de presiones externas y ansiedades que enfrenta la madre, eso le impide disfrutar un momento que puede ser que nunca se repita ni se recree después. Como recientemente me dijo una madre, "el trabajo siempre va a estar ahí —mis hijos crecerán".

Todo esto es verdad, pero las madres también necesitan nutrirse a sí mismas como personas. En realidad, una madre saludable es más probable que críe un niño saludable. Su propio sentido de plenitud y satisfacción, se derramará sobre su hijo. Ser madre de tiempo completo proporciona toda la satisfacción que usted necesita, podrá dedicarse a ese camino con muy poco conflicto interior. Sin embargo, si se encuentra frustrada e irritable, permanecer en casa todo el tiempo no es suficiente. Conforme los niños van creciendo, ellas pueden sentir resentimiento y lo último que quisiera usted hacer es volverse resentida con su hijo, porque usted no satisfizo sus propias necesidades creativas. Además, no creo que sea justo, ni saludable para las mujeres, construir toda su vida alrededor de sus hijos. También ellos necesitan sentirse libres para alcanzar sus habilidades y sueños, con un saludable sentido de equilibrio entre aquellos con quien están relacionados y sus propios senderos.

Hay una progresión natural que ocurre en la maternidad y en nuestro propio desarrollo como mujeres. De verdad parece que Mamá da a los niños algo especial, que es difícil de conseguir de algún sustituto, aunque algunos papás que se quedan en casa lo hacen muy bien. Conforme los niños van creciendo, cada vez ganan más independencia y tenemos en nuestras manos más horas al día, para dedicarnos a nuestros propios intereses. Esto no significa que se deban quedar en el armario hasta que nuestros hijos vayan a la universidad, sino más bien que debemos entrelazar creativamente nuestros patrones en este lienzo de ser madre, lo que se vuelve más fácil conforme los hijos crecen.

Esto también es saludable para los niños. Ellos desean ser el centro de nuestro mundo, pero no siempre quieren que nosotras seamos el centro del suyo. Algunas veces, sólo pretenden que nos mantengamos al margen para apoyarlos. Lo ideal sería que, pacientemente pudiéramos dejar que nuestros intereses crecieran con el tiempo, para que nuestro hijos florezcan inspirados en nuestro ejemplo. Idealmente, tenemos la suficiente flexibilidad en nuestro propio trabajo, como para que podamos decidir estar en el centro de sus vidas cada vez que nos necesiten, y permanecer siempre quietamente, desde la barrera, para dar apoyo.

✤⚘ "ME SIENTO COMO SI NO PUDIERA ⚘✤ TENER NADA LISTO"

Durante el primer año, más o menos, después de que el bebé nació, probablemente usted se oirá decir esto a sí misma, o sintiéndose así, por lo menos una docena de veces —en ocasiones, esas mismas veces en un solo día. Cosas simples como echar una carga a la lavadora la desanima por días. Doblar la ropa limpia se siente como una hazaña monumental. La idea de perseguir sus propios intereses parece inútil e imposible. Y durante los primeros meses después del alumbramiento, en realidad puede ser difícil hacer algo más que leer un libro mientras alimenta al bebé –pero las posibilidades son que se quedará dormida, hasta tratando de hacer eso.

Cuidar a un bebé es una ocupación que se lleva las 24 horas del día, los 7 días de la semana. En cierta medida, sólo tenemos que rendirnos por un tiempo, juntando el apoyo suficiente para mantenernos cuerdas. Al principio se puede sentir abrumada, pero no importa, porque reconoce que es sólo una parte de tener un recién nacido. Pero a los 3 meses de posparto, probablemente está empezando a sentirse un poco enjaulada y a lo mejor un poco aburrida de la rutina (¡o por la falta de ésta!). Puede ser que no esté durmiendo bien y su hermoso bebé esté demandando más interacción y atención. La mayoría del tiempo a usted le encanta esto, pero algunas veces necesitará un descanso. Aunque antes amaba abrazar a su bebé por mucho tiempo después de que se dormía, ahora usted anhela aquella siesta cuando podía ponerlo en la cuna por 2 horas.

Hay varias cosas que la ayudarán a hacer frente a este momento cuando, en realidad, es difícil hacer mucho fuera de las demandas del cuidado del bebé. Primero, aunque a estas alturas es probable que ya esté cansada de leer esto, es esencial que tenga un descanso adecuado. Si no lo hace, hasta la madre más paciente se puede sentir malhumorada y agobiada. Usted puede querer poner todo en orden mientras que el bebé esté dormido, pero es mejor que tome una siesta cuando él lo hace y luego trate de hacer las cosas cuando el pequeño esté tranquilo y alerta. Decida sus prioridades y establezca metas razonables. Por ejemplo, si le gusta tener una casa limpia, no trate de asearla toda a la vez; en lugar de eso, sólo hágalo durante 30 minutos al día. Conozco a una madre que le lavaba la cara al bebé y limpiaba el rodapié con el lienzo, mientras caminaba al cuarto de lavado, para dejar ahí el trapo mojado.

Sólo haga un poco a la vez. También, combine los esfuerzos. Haga de la limpieza su ejercicio, ponga buena música y colóquese al bebé en la espalda en una mochila. Llevar al bebé de esta manera, también la libera para hacer otras cosas que le gusten. Funciona si le gusta cocinar, pintar, esculpir, caminar, arreglar el jardín o cualquier número de actividades.

De los 3 a 6 meses de posparto, usted estará lista para pasar más tiempo alejada de su bebé —a lo mejor sólo una hora o dos para usted misma, o para estar a solas con su pareja. Si desea tener tiempo sólo para usted, es fácil —sólo hágalo cuando su pareja pueda cuidar al bebé. Si le está dando el pecho, aliméntelo bien antes de salir. Si usa una botella, sáquese la leche antes. Justo 2 horas para tomar un té con calma y hojear un libro en una librería, o ver una película o comer con una amiga, pueden recargarla hasta que surja la próxima oportunidad.

¿Necesita una cita con su pareja? De forma similar, salgan por sólo dos horas, solamente alimente bien al bebé antes de salir, o puede estar afuera por más tiempo si se saca la leche antes de salir. Para cuidar a su bebé, busque a alguien en quien confíe lo suficiente para que usted se pueda relajar mientras está fuera. Escoja a un familiar, una amiga cercana, o vecina. Con el tiempo, encontrará una niñera regular, si así lo desea. Cuando sale por primera vez, es normal que llame a casa varias veces, para saber que el bebé está bien. En este momento que estoy escribiendo, nuestro hijo mayor tiene 16 años y el más pequeño 7. Mi esposo y yo apenas empezamos a salir de forma regular y siempre llamamos a casa para ver cómo están, por lo menos una vez durante el curso de la noche. En realidad, esto permite que los chicos sepan que los cuidamos y también les aseguramos que estamos bien.

Si es una mamá de tiempo completo y de forma regular necesita algún momento para usted sola entre semana, busque a una estudiante universitaria, que pueda venir por un par de horas durante el día, o a una vecina estudiante de secundaria o preparatoria que venga por dos horas a la semana después de clases. Esta es una forma barata de conseguir una ayuda confiable —por lo general las adolescentes son magníficas con los bebés. Aproveche esta oportunidad para darse un baño, salir a caminar, ponerse al día con su correspondencia o trabajar en proyectos o intereses personales.

Para cuando el bebé tiene de 6 a 8 meses, usted todavía tendrá días en los que se sienta exhausta, pero no se cansará tan fácilmente como le sucedía hace unos cuantos meses. Verá que puede hacer algunas cosas mientras el bebé dormita la siesta o después de que se duerme. Su vida estará siempre más llena y será más demandante de lo que fue antes de tener hijos, pero tendrá momentos de gran avance donde terminará proyectos, estará sola, o tendrá tiempo para hacer la cena sin tener que dejarla para alimentar o confortar a un bebé llorón. También, conforme su pequeño aprende a sentarse por sí solo, se abren nuevas puertas de oportunidad para usted. Puede apuntalar al bebé con juguetes y almohadas y hacer toda clase de cosas. Su tiempo libre puede ser limitado, por los intervalos en los que el bebé requiere de su atención y por su nivel de apetito, pero empezará a sentirse más usted misma. Para cuando su bebé tenga un año, tendrá algún tipo de rutina y estará más a gusto con el arte de la multitarea.

SU CUERPO

Es importante reconocer que los problemas de salud, tanto físicos como emocionales, son comunes después del nacimiento, aunque la mayoría de las mujeres no hablen con sus proveedores de cuidado sobre ellos (Brown and Lumley 1998). De hecho, en una encuesta, el 94 por ciento de las mujeres en posparto reportó cansancio, dolor de espalda, problemas sexuales, hemorroides, dolor perineal, depresión o una combinación de todo esto. Las mujeres que tuvieron intervenciones quirúrgicas en sus alumbramientos (cesárea, extractor de vacío, forceps) probablemente fueron las que más reportaron estos problemas (Brown and Lumley 1998, Saurel-Cubizolles et al. 2000), al igual que las que experimentaban problemas financieros (Saurel-Cubizolles et al. 2000). Además, en un estudio, las mujeres sintieron que estaban mal preparadas para afrontar la cantidad de molestias que sentirían durante los meses posteriores al nacimiento, aún hasta después de una experiencia de parto sin complicaciones (Kline et al. 1998). Las mujeres merecen una mejor preparación para el nacimiento y el posparto. Experiencias mejores de alumbramiento, más apoyo de posparto y un mejor reconocimiento y comprensión, además de ayuda y tratamiento para las quejas comunes de posparto.

MOLESTIAS PERINEALES

Es posible que para el tercer mes posterior al nacimiento, su cuerpo se haya recuperado casi por completo —su útero ha regresado al tamaño que tenía antes de embarazarse, su vientre ya no se ve como si tuviera 5 meses de embarazo y su tejido perineal ha sanado. Sin embargo, si tuvo una episiotomía o un desgarre que le hayan suturado, aún puede tener una significativa molestia perineal. Para la mayoría de las mujeres, esto ocurre como un dolor periódico en el perineo y para muchas, eso interfiere con su interés por el sexo. Si tiene un dolor perineal constante, hable con su partera u otro proveedor de cuidado. También se puede dar un suave masaje perineal con aceite de almendras (100 ml), aceite de vitamina E, (16 ml) y aceite de rosa geranio (10 gotas). Con los dedos, dé un suave masaje al tejido perineal, por 10 minutos a diario, para romper las adhesiones y suavizar el área. También su pareja lo puede hacer por usted, con cuidado.

DEBILIDAD DEL PISO PÉLVICO Y LA INCONTINENCIA URINARIA

Su tono pélvico puede estar un poco más débil de lo que estaba antes del parto; es probable que esté propensa a gotear un poco de orina cuando tosa, estornude o brinque. Esto sólo significa que necesita darle tono al piso pélvico con ejercicios (Kegels). Un pequeño número de mujeres experimentarán un prolapso o caída de los órganos de la cavidad pélvica. Lo más común es que esto le pase al útero (prolapso uterino) o a la vejiga (cistocele). El tratamiento de estas condiciones también requiere de ejercicios para el piso pélvico, y por lo general esto toma más tiempo y paciencia que una incontinencia urinaria ligera. Los ejercicios para el piso pélvico deben hacerse diariamente, por lo general de 200 a 400 Kegels al día. Le llevará tiempo llegar a ese número, así que empiece de 30 a 50 diariamente y aumente de 20 a 50 por semana. Igual que otros músculos de su cuerpo, los del piso pélvico se cansan rápidamente, hasta que el tono se desarrolla. Sea persistente y aquel mejorará.

Las mujeres que experimentan el prolapso uterino pueden sospechar primero que algo anda mal, porque sienten mucha presión o hinchazón en la vejiga, o una sensación de tener un tampón dentro, cuando no están usando ninguno.

Existen una variedad de grados de prolapso, desde el inicial, ligero —donde el cuello del útero y el útero mismo se han resbalado un poco hacia abajo— hasta un cuarto grado, en el cual el cuello del útero sobresale desde la vagina. El prolapso no es una emergencia médica, pero puede ser incómodo y debilitante, en particular por la ansiedad o la amenaza de que "todo se va a salir". Limite sus actividades, ya que tiene que evitar levantar cosas pesadas, brincar y cualquier otro esfuerzo que ponga tensión en los ligamentos uterinos. A menudo se recomienda una reparación quirúrgica del prolapso. El procedimiento involucra subir el útero y la vejiga, dando unas puntadas en la cavidad pélvica. En casos extremos o persistentes, se puede recomendar una histerectomía. Esto es muy raro. Si sucede alguna vez, necesariamente es en mujeres en edad de procrear, y un prolapso uterino no impide dar a luz vaginalmente a más hijos. Además, con diligencia, persistencia y los ejercicios apropiados para el piso pélvico, combinados con inclinaciones pélvicas, los órganos de la pelvis que se han caído, sanan en forma natural.

FORMULA HERBAL CHINA CLÁSICA PARA EL PROLAPSO UTERINO

Las hierbas por sí solas no pueden arreglar un prolapso uterino. Su tratamiento requiere de tiempo —tanto como de 1 a 2 años— durante el cual usted repetirá diligentemente los ejercicios para el piso pélvico día a día, seguirá una buena nutrición, evitará la fatiga y no levantará cosas pesadas. Sin embargo, la siguiente fórmula se considera la preparación herbal clásica para el tratamiento de prolapso.

TONIFICA EL CENTRO Y AUMENTA EL QI (BU ZHONG YI QI TANG)

12 gr de tragacanto

9 gr de atractylodis

9 gr de ginseng (o 18 gr de raíz china de codonopsis)

6 gr de cáscara de cítricos

6 gr dang gui

3 gr bupléurum

3 gr cimicifuga

3 gr de miel de regaliz frito

Tómelo diariamente como té o en forma de cápsulas de polvo, de la hierba seca. (Ver Fuentes para Hierbas Chinas)

EJERCICIO

A los 3 meses, usted puede empezar a ejercitarse con regularidad y, por lo general, a los 6 de posparto, comenzar un programa de ejercicios medianamente activos. Sólo sea sensible con las necesidades y respuestas de su cuerpo, y no lo lleve más allá de sus límites actuales. Evite levantar mancuernas con mucho peso desde una posición sentada, por lo menos durante los primeros 6 meses, para prevenir un prolapso uterino.

SUS SENOS

En este momento, amamantar es mucho más fácil y a los 6 meses, sus senos habrán casi dejado de gotear, aunque probablemente aún se ingurgiten cuando se llenan de leche. Notará que si está lejos del bebé por varias horas ¡buscará amamantarlo sólo para vaciarlos! Todavía corre el riesgo de desarrollar mastitis, si no previene tal ingurgitación, ni alimenta al bebé cuando esté así, especialmente si está agotada o mal nutrida. Evite que esto pase. Otra vez, un adecuado descanso, una buena nutrición y muchos líquidos, son sus mejores herramientas de posparto.

PERDIDA DE CABELLO

Al empezar el quinto mes de posparto, muchas mujeres reportan una significativa pérdida de cabello —se les cae en mechones al darse un regaderazo y cuando se lo cepillan y los encuentran en la almohada al despertarse. Esto las puede asustar. Parece estar relacionado principalmente con los cambios hormonales que ocurren en el periodo de posparto, es posible que se deba a un mal funcionamiento de la tiroides durante este tiempo y a pérdida de nutrientes asociado con el embarazo (y dar el pecho). Mantener una buena nutrición y tomar una vitamina prenatal, previene la pérdida de cabello por causas nutricionales. Es usual que el problema se resuelva por sí solo y es posible que la pérdida de cabello sólo equivalga a la pérdida del incremento de su espesor, que aumentó durante el embarazo. Si la pérdida continúa, aumenta o causa ansiedad, hable con su partera u otro proveedor de cuidados.

AUMENTO A LA SUSCEPTIBILIDAD A LAS GRIPAS E INFECCIONES

La fatiga, la anemia, el estrés y factores similares pueden aumentar su susceptibilidad a las gripas e infecciones, especialmente después de los primeros 6 meses de posparto. Es frecuente que las gripas no sólo le agreguen cansancio, sino que también le impidan tener energía para su bebé. Es esencial poner atención a sus propias necesidades de salud durante este periodo, para su bienestar y el de toda su familia. Impida el cansancio, cuide su nutrición y dése tiempo para relajarse de cualquier manera que le dé placer. No confíe en el azúcar, los chocolates, los refrescos o el café para mantenerse activa —esto sólo agota más su inmunidad.

TÓNICO PARA LA INMUNIDAD DE LA MADRE

Esta tintura herbal (ver las páginas 253-255 para saber más acerca de las tinturas) es una excelente combinación para la inmunidad, que también previene el cansancio y la enfermedad recurrente. Es segura para las madres que amamantan.

30 ml de tintura de tragacanto

30 ml de baya de saúco y jarabe de flores

15 ml de tintura de ginseng indio

15 ml de tintura de ginseng siberiano

15 ml de tintura de ortiga

7.5 ml de tintura de anís

7.5 ml de tintura de regaliz

Mezcle el jarabe y todas las tinturas en una botella de 120 ml.

Dosis: 1 cucharadita en agua tibia, 2 ó 3 veces al día. Continúe hasta por 6 meses si es necesario, Además, tome tintura de echinacea, 1 cucharadita dos veces diariamente, si siente que se va a enfermar.

DOLOR DE ESPALDA

Por lo general, las mujeres a las que les han puesto anestesia epidural reportan dolor de espalda, que puede persistir durante el año de posparto. En particular las malas posturas durante el embarazo, así como las posiciones tensas al amamantar, se pueden ubicar en la espalda y nuca, también es posible que incrementen la probabilidad de tener un dolor persistente de espalda. Ejercicios suaves de estiramiento, baños calientes y un masaje regular, la aliviarán. Si su dolor de espalda está relacionado con el parto, y se siente llena de resentimiento, desilusionada o resentida sobre su alumbramiento, expresar sus sentimientos, también le puede ayudar. El ser humano tiene una tremenda habilidad para somatizar las emociones —esto es, guardar en su cuerpo sentimientos no expresados.

Las terapias herbales pueden aliviar la tensión músculo-esquelética, ya sea temporal o permanentemente, y son buenas compañeras de las terapias sugeridas con anterioridad. El té de manzanilla es un excelente relajante músculo-esquelético que es seguro para las madres que amamantan.

 Tintura para el Dolor de Espalda
15 gr de corteza del calambre
7.5 gr de cimicifuga recemosa
7.5 gr de agripalma

Combine estas 3 tinturas en una botella de 30 ml.
Dosis: Tome 1 cucharadita hasta 4 veces al día, ya sea con agua sola o con té de manzanilla.

HEMORROIDES

Para protegerse contra las hemorroides, ponga atención a su dieta y evite el estreñimiento. Una dieta rica en fibra con muchas frutas y vegetales frescos y una adecuada ingesta de agua es su mejor jugada. Hacer esfuerzos al evacuar las agrava. Para tratar las hemorroides ligeras vea el capítulo 4. Para terapias naturales en el tratamiento de las persistentes, busque la ayuda de un especialista herbolario calificado o un médico naturopático.

Las siguientes preparaciones se pueden usar mientras se está amamantando (ver páginas 253-255 para aprender cómo se hace una tintura)

 Tintura Terapia Interna
30 ml de tintura de ortiga
15 ml de tintura de acedera amarilla
7.5 ml de tintura de collinsonia
7.5 ml de tintura de castaña de indias

Combine estas tinturas y tome 1 cucharadita dos veces al día por 6 semanas.

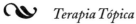 *Terapia Tópica*
15 ml de tintura de hamamélide de Virginia
15 ml de tintura de lavanda
15 ml de tintura de plátano macho
15 ml de tintura de corteza de roble blanco

Combine las tintura. Diluya 1 cucharadita de tintura en una cucharada sopera de agua. Úntela en el área afectada con una bolita de algodón varias veces al día. Alternando, empape una almohadilla cosmética en la solución diluida, dejándola en el lugar, metida contra las hemorroides. Repita varias veces diariamente. Continúe el tratamiento por 2 semanas.

✜ LA MATERNIDAD Y SU CARRERA ✜

Existe la teoría de que las madres trabajadoras engendran problemas de comportamiento en sus hijos, que lo que cuenta es la cantidad de tiempo y no la calidad de éste. Pero yo no conozco a ninguna mujer que no necesite trabajar. Así que la madre que trabaja está condenada si lo hace, y también si no lo hace —una situación cómoda y frustrante.

Anita Roddick, *Business as Unusual*
(El Negocio no sigue igual)

A los 3 meses, muchas mujeres enfrentan la difícil decisión de regresar o no a trabajar y aquellas que no tienen otra alternativa se están preparando para reintegrase a su trabajo. Para algunas de ustedes esto puede ser un alivio y algo que esperan con entusiasmo. A aquellas que deben regresar a trabajar, pero preferirían quedarse en casa con su bebé, esto les puede causar confusión y resentimiento. La mayoría de las madres pasan mucho tiempo sintiéndose culpables por las decisiones que toman, cuando éstas les exigen pasar tiempo fuera, en lugar de estar con su bebé. Esto puede ser doloroso y causar estrés crónico.

El problema de la maternidad y la carrera es algo muy desafiante. Una amiga mía, en la universidad y durante todo el postgrado fue algo así como un genio de la computación. Antes de tener niños disfrutaba de una lucrativa carrera y ganaba más que su marido. Continuó trabajando durante el embarazo y en su primer año como madre, poniendo al bebé en una guardería. Luego se dio cuenta que quería estar en casa con su creciente familia. Ahora, habiendo dejado su carrera durante los últimos 17 años para criar a sus tres hijos, ha perdido su posición en el mundo de la computación, que ha crecido demasiado aprisa y tan frenéticamente, que no le habría sido posible conservar una posición competitiva. Para regresar al mundo laboral, había tenido que buscar otras vías de empleo.

Siendo realistas, muchas mujeres comparten su preocupación sobre su lugar en sus propias profesiones y no quieren renunciar a lo que les costó tanto ganar. Ellas también desean conservar un sentimiento de independencia personal y financiera —una consideración práctica para las madres. Una solución que encuentran las madres, es tomar permisos por maternidad más largos, luego, poco a poco, trabajar medio tiempo o, cuando les sea posible, traer trabajo a casa. Otras descubren que renunciar a su vida profesional es una transacción que vale la pena, por estar en casa con los hijos que van creciendo.

También, este es un momento para pensar muy creativamente en los tipos de opciones que existen, o en las oportunidades que usted puede crear para trabajar en la casa o tener a su bebé con usted. Muchas más mujeres están teniendo negocios en casa. Si ésta no es una opción, recuerde que puede continuar amamantando a su bebé y teniendo una relación cercana, a pesar de que estén menos tiempo juntos.

⚘ BEBÉS EN LA DENTICIÓN, NOCHES SIN DORMIR ⚘

Durante los primeros pocos meses, probablemente usted está durmiendo la mitad de lo que en realidad necesita. Es posible que también su pareja necesite dormir más. En algunas familias, cuando Papá trabaja tiempo completo y Mamá se queda en casa, él duerme en otra recámara mientras el bebé está muy pequeño, para no parecer un zombi en el trabajo. Esto le puede parecer injusto, si es usted la que se queda despierta con el bebé y ello impide la relación amorosa y la intimidad que ustedes comparten cuando duermen juntos. Si los dos están pasando las noches sin dormir, procuren tener tiempo para cuidarse y ser amables el uno con el otro. Esto ayudará a prevenir que riñan por tonterías y pierdan los estribos, lo que es común cuando se duerme poco.

El lugar donde el bebé duerme puede tener un gran impacto en qué tan bien duerme usted. Algunas familias encuentran que duermen mejor cuando do el bebé está en su cama; otras descubren que, a pesar de tener las mejores intenciones, no pueden dormir con el bebé ahí. Muchos padres que quieren tener una cama familiar, me han dicho que a través de los años sus bebés duermen mejor cuando los ponen en sus propias camas. Algunos lo resuelven poniendo una cama extra junto a la suya, llevando la cuna del bebé a su recámara, o poniendo un tapete o una cama en su cuarto para que el pequeño duerma.

Cuando su hijo llegue a los 5 u 8 meses de edad, es posible que empezarán a salirle los dientes. Para algunos, esto es más fácil que para otros. A la mayoría les gusta comer más cuando les empiezan a salir los dientes, así que los bebés a los que se les amamanta, probablemente se despertarán en la noche para comer. Consiéntase. Permítase volver a tomar siestas, si tiene el lujo de quedarse en casa y definitivamente, trate de ponerse al corriente con su sueño en los fines de semana. Los tés herbales y los remedios que ayudan a relajarse y a nutrir el sistema nervioso, hacen más por su energía que el café. Se puede preparar una Mezcla de Té para la Leche Materna (ver página 112), o darle al bebé otros tés, seguros y relajantes, para ayudarlo a calmarse. De forma local, puede dar un masaje en las encías del bebé con una pequeña cantidad de tintura de valeriana preparada con brandy. Huele raro, pero sirve de maravilla para aliviar el dolor de la dentición. El aceite de clavo de olor es otra posibilidad, pero dilúyalo bien, ya que es cáustico y puede irritar las encías sensibles.

🌿 AÚN AMAMANTANDO 🌿

Las mujeres que han decidido seguir amamantando a sus bebés por más tiempo, a menudo empiezan a recibir presiones de los miembros de la familia, amigos y hasta del pediatra para que le dé alimentos sólidos o deje de amamantarlo. Es usual que la presión se dé más o menos cuando el bebé alcanza los 6 meses de edad. No hay ninguna razón, físicamente hablando, para que no pueda seguir recibiendo el alimento principal del pecho. A menudo, los primeros bebés están más que contentos de alimentarse de forma exclusiva con leche materna durante la mayoría de su primer año; los que siguen prefieren los alimentos sólidos más rápido, ya que quieren ser parte de la comida cuando todos los demás comen.

Los bebés no pueden digerir fácilmente el almidón y las proteínas, antes de los 6 u 8 meses de edad, así que dárselos antes, sólo puede causar molestias a su digestión o, peor aún, conducirlos a que tengan alergias a los alimentos. Cuando empiece a alimentarlo con sólidos, déle frutas y vegetales en puré y poco a poco siga con los granos y alimentos con proteínas. Evite los lácteos hasta el final del primer año y luego sólo déle yogurt.

Prolongar darle el pecho por todo el primer año es, emocionalmente, un maravilloso regalo que le da a su bebé. Mundialmente, el promedio de edad para destetar es de 2 años y en algunas culturas hasta que los niños tienen 4 años. ¡Tenemos un amigo, que ya tiene veintitantos años, que creció en Etiopía, siendo el menor de siete hermanos y que lo amamantaron hasta los 7 años de edad. Se recuerda regresando a casa de la escuela para alimentarse del pecho de su madre!

Hacer amistad con otras madres que decidieron dar el pecho por más del primer año, puede reforzar su confianza y le da el coraje para apegarse a sus convicciones y hasta enfrentar la presión de la familia. En las reuniones familiares, su suegra la puede ver de reojo o sugerirle que estaría más cómoda si amamantara en otro cuarto a su niño de 1 año. Trate de no tomarlo como algo personal y esté preparada para la forma en que le va a responder. Usted podría poner límites sobre amamantar en público, decidir alimentar a su hijo mayorcito sólo a la hora de ir a la cama o durante la siesta o, como muchas mujeres están haciendo ahora, lo puede hacer abierta y libremente, y dar un paso adelante por los derechos de las madres, para darles el pecho a sus bebés cuando lo necesiten. Si lo hace, ¡no estará sola!

Muchas madres empiezan a cansarse de amamantar, al final del primer año. Puede estar lista para recuperar su cuerpo. Recuerdo cuando finalmente desteté a mi cuarto hijo (a los 2 años y medio) qué delicioso fue usar cualquier tipo de vestidos, o las camisetas que quisiera sin tener que pensarlo. "¿Puedo darle el pecho usando esto?" ¡Por mucho tiempo me negué a usar vestidos que se abrocharan por delante! Si usted ha amamantado a su bebé por todo un año, le habrá dado un increíble inicio de vida. Usted decide si continúa haciéndolo o no. Después del primer año, la leche materna es menos significativa para los niños, en lo que a la nutrición se refiere —en realidad, la base por la cual se ha establecido, es cuestión de una alimentación emocional e inmunológica, que siempre se puede aprovechar. En este punto, haga lo que sea emocional y físicamente mejor para su bebé y usted.

No obstante, es por cierto el momento para que su hijo coma más sólidos y confíe menos exclusivamente en la leche materna, por sus calorías y nutrientes. Si su bebé aún se amamanta en la noche y esto incomoda su habilidad para descansar y funcionar, también es el momento oportuno para pedir a su pareja que la ayude a destetar al pequeño durante la noche. Esto puede ser algo difícil y hasta doloroso, si su bebé llora mucho, pero papá puede estar ahí para arrullarlo y confortarlo mientras aprende a dormir toda la noche. Muchas familias que amamantan esperan hasta que el pequeño tenga cerca de 18 meses para destetarlo en la noche y otras sólo deciden dejarlo continuar hasta que el bebé duerma de forma natural toda la noche. Esta es una desafiante decisión. En verdad parece haber algunos elementos de hábito asociados con la alimentación nocturna. Claro está que si el bebé tiene fiebre o está enfermo, amamantarlo cuando lo requiera, es la mejor medicina. Asegúrese de comer excepcionalmente bien y de beber muchos líquidos, mientras le siga dando el pecho al bebé.

✤ LOS ESTADOS DE ÁNIMO DE LA NUEVA MADRE ✤

En el primer año después del nacimiento, usted pasará por muchas subidas y bajadas. Probablemente, su ciclo menstrual está por regresar, pero sus hormonas continuarán fluctuando. El estrés, no poder dormir, las cambiantes necesidades de su bebé y las de los demás miembros de su familia, todo eso, jugará un papel en su estado de ánimo. Tendrá días malos y buenos, noches fáciles y difíciles. Aunque en momentos no lo podrá creer, en general, las cosas se irán tranquilizando y facilitando. Algunas veces el bebé llorará y usted no sabrá qué hacer, pero sobre todo, su pequeño la deleitará con sus adorables sonrisas, preciosas miradas y retroalimentación positiva. Cuando tenga un día difícil, recuerde que aún está en el periodo de posparto y todo esto es todavía nuevo para usted.

Usted está en la perpetua curva de aprendizaje de cómo ser madre. Tan pronto como se da cuenta de qué les gusta cenar a sus chicos, ya tienen 16 años y tiene que establecer las reglas para permitirles manejar el auto con otros adolescentes. No creo que esta curva de aprendizaje termine alguna vez; sólo maduramos con el trabajo, ganamos una cierta cantidad de confianza en el hecho de que, a pesar de nosotras, han crecido bien y aprendido que el amor y la atención van por un camino más largo. Así que sea amable consigo misma. Apapáchese. Llore libremente cuando lo necesite. Dé un portazo si está enojada o frustrada (¡yo he roto uno o dos platos!), salga a caminar si está a punto de volverse loca, cuide su bienestar físico y su apariencia porque esto la ayuda a sentirse bien con usted misma y alimente profundas amistades con otras madres.

✤ AISLAMIENTO Y LAS REDES SOCIALES ✤

Hace unas semanas tuve una cena en casa e invité a dos amigas que viven como a una hora de mi casa. Cada una tiene un bebé pequeño y viven a cinco minutos una de la otra. Comentaron que nunca se veían, a pesar de sus buenas intenciones.

Las nuevas madres se pueden abstraer tanto en su vida diaria, que se olvidan de darse tiempo, tan sólo para hacer una visita y platicar. Pero es esta charla entre mujeres la que mantiene a las madres saludables y les impide sentirse solas y aisladas. Es natural estar concentrada en permanecer en casa durante los primeros meses después del nacimiento del bebé, pero conforme él llega a los 6 meses, haga una prioridad del estar con otras madres. Es en una honesta conversación en donde encontramos nuestra propia cordura. Nos damos cuenta que nuestras vicisitudes y luchas no son únicas, sino que, en lugar de eso son universales, y en su realización nos sentimos, no sólo saludables y normales, sino también una parte de algo más grande que nosotras mismas, del mundo de los pañales y las noches en vela. Con esto llega un sentido de orgullo, que puede elevar la experiencia de la maternidad a un nuevo nivel de significado.

❧ DEPRESIÓN PROLONGADA DE POSPARTO ☙

La mejor manera de prevenir la depresión de posparto es tener un excelente cuidado de sí misma y mantener una fuerte red de apoyo, bien entrado el primer año de posparto. Recibir ayuda es uno de los factores más significativos para prevenir la depresión de posparto. A pesar de que no puede controlar el que los demás le proporcionen apoyo, sí controla su solicitud de ayuda. La depresión de posparto es un serio problema, que disminuye su habilidad para disfrutar este especial momento con su bebé. Haga todo lo que pueda por prevenirla, y pida apoyo si sospecha que la está padeciendo. Sus causas pueden ser emocionales, pero también, hormonales. Los problemas físicos de salud entre los 6 ó 7 meses de posparto, incluyendo el dolor de espalda, el cansancio y la incontinencia urinaria, están todos relacionados con el desarrollo de la depresión de posparto. Todo esto se puede tratar. Los problemas sexuales, aumento en la frecuencia de gripas y tos, problemas intestinales y relaciones difíciles también contribuyen a provocar la depresión y, como los demás problemas, se pueden resolver (Brown y Lumley 2000). Conseguir ayuda hace la diferencia en su calidad de vida.

Vea el capítulo 5, donde se expone ampliamente la depresión de posparto, y consulte el libro de Sally Placksin *Mothering the New Mother* (Sirviendo como Madre a la Nueva Madre) para un debate sobre este tema. Contacte a un grupo de apoyo de depresión de posparto, que se encuentre cerca de usted, para solicitar ayuda y fuentes en su área. Hablar con otras mujeres que hayan pasado por esta depresión y la hayan superado, le dará el coraje y confianza para enfrentar su propia curación. Curiosamente, un estudio muestra que las mujeres que no regresaron a trabajar antes de los 6 meses de posparto, tuvieron un estado mental más saludable que las que lo hicieron durante este periodo (Gjerdingen et al., 1991).

❧ LOS PROBLEMAS DE SER PADRES ☙

Conforme su bebé crece y empieza a balancearse en el mundo de los que gatean, usted y su pareja enfrentarán nuevos problemas al ser padres. A pesar de que algunas parejas entran al matrimonio y a ser padres, con ideas y acuerdos claros sobre cómo educar y guiar, la mayoría resuelve las cosas sobre la marcha. La paternidad y los valores disciplinarios descienden de muchas fuentes —las formas en las cuales, nos guste o no, nuestros padres nos criaron, los patrones subconscientes, los valores sociales y religiosos y los modelos positivos a imitar que hemos tenido, como los padres de los amigos y los maestros. Conforme su bebé crece, empuja los límites —al principio, no lo hace deliberadamente, sino de forma natural y con el tiempo lo hará a propósito. Sin importar qué tan amorosos sean como padres, su hijo les presentará retos. La idea es estar ahí para responder y para hacerlo con sabiduría y amabilidad.

También, desde muy al principio establecemos patrones en nuestros hijos con nuestro ejemplo. Además, mientras que podemos escoger educar a nuestros hijos de forma diferente a como lo hicieron nuestros padres, algunas veces podemos ir demasiado lejos en otra dirección. Por ejemplo, los adultos que fueron educados en un ambiente estricto y quieren darle a sus hijos una educación más libre, pueden tener un impulso excesivo de compensación y establecer demasiados pocos límites y sin saberlo, crear un tirano. Al ir creciendo su bebé, lea libros sobre paternidad con su pareja y hablen sobre cómo les gustaría educar a su hijo y cómo esperan negociar con una variedad de cosas (la ida a la cama, lo melindroso con los alimentos, las rabietas). Hablen con otros padres que tengan más experiencia y les puedan dar consejos y trucos. Mantengan la mente abierta en todo momento.

Aprender juntos a ser padres, puede ser una alegría, si mantienen la comunicación clara y siguen aprendiendo el uno del otro y de su hijo mientras siguen adelante.

✂ LAS RELACIONES, LA SEXUALIDAD, ✿ LA FERTILIDAD Y EL CONTROL NATAL

De acuerdo con un estudio, a los 6 meses de posparto, cerca del 89 por ciento de las parejas han reiniciado su relación sexual. De éstas, el 83 por ciento de las mujeres reportan problemas sexuales en los primeros 3 meses después del parto, disminuyendo al 64 por ciento a los 6 meses. Los problemas incluyen dolor en el contacto sexual, resequedad, tirantez o flacidez vaginal, orgasmo doloroso, sangrado o irritación después del sexo, y pérdida del deseo sexual (Barrett et al. 2000). Muchas de ellas también tienen miedo de concebir otra vez demasiado pronto después del parto y por lo tanto dudan más sobre el tener contacto sexual. Algunos de estos problemas se resuelven con el tiempo y sólo regresando a la intimidad sexual lentamente y con amabilidad, y, claro está, escogiendo métodos efectivos de control natal. Sin embargo, si tiene problemas persistentes en su relación sexual, en especial si siente dolor físico o emocional, hable con su partera o con un comprensivo proveedor de cuidado.

Tener un bebé puede traer una nueva dimensión y un nuevo significado a su propia identidad como un ser sexual y a su relación sexual con su pareja. Ahora se ve a sí misma como una madre, de la misma forma que la ve él. Para algunos matrimonios, la experiencia de crear una vida juntos y ahora traer a este ser a este mundo y criarlo, es un lazo cada vez mayor y profundo, que aumenta la conexión que los dos sienten. Para algunos hombres esto es muy incitante, pero para otros que ahora ven a sus esposas como figuras de madres no-sexuales, puede ser perturbador. Después de un día completo de alimentar, trabajar, cocinar, dar y cuidar, usted puede no tener ganas de hacer el amor. El potencial para crear tensión en la relación sexual de posparto es alto; por lo tanto, los padres con un bebé pequeño necesitan conservar una comunicación abierta y amorosa. Es posible que requiera buscar ayuda, si su relación sexual está en punto muerto. También se puede sorprender de la intensidad de las emociones que rodean las partes sagradas de su cuerpo, que recientemente se han abierto totalmente para parir a su bebé, en especial, si fue un nacimiento difícil. Esto es normal. Busque a alguien en quien confiar y que tenga la experiencia y el conocimiento para ayudarla a llegar a algunas soluciones. Sentirse más cómoda físicamente, asimilando el alumbramiento, y encontrando otras maneras para intensificar su intimidad, todo forma parte del sendero para curarse. Haga lo que haga, no se culpe del problema.

La fertilidad se reinicia en algún momento dentro de las semanas o meses después del nacimiento. A pesar de la ovulación, es menos probable que ocurra en las madres que amamantan, en los primeros 6 meses de posparto; dar el pecho no es un método garantizado de control natal y muchas madres confiadas han concebido mientras amamantaban y 10 meses después, se hallan a sí mismas con dos pequeños de pañales. Recuerde que ovula 2 semanas después de menstruar, ¡así que se puede embarazar antes de que se dé cuenta de que estaba teniendo su ciclo otra vez! Evite embarazarse demasiado pronto, escoja un método apropiado, seguro y efectivo de control natal. En cualquier momento, en los meses posteriores al alumbramiento, empiece a hacer el diagrama de su ciclo, mucosidad cervical y de la temperatura basal de su cuerpo (en reposo), y combine los métodos de calendario y ritmo con los condones. Hable con su partera u otro proveedor de cuidados, sobre cuáles opciones de control natal son las apropiadas para usted en este momento.

OCHO
Recargándose a Sí Misma: Cuerpo, Mente y Espíritu

*Al poner a un niño en la Tierra, una inmensa cantidad de inteligencia
creativa floreció del Gran Espíritu, a través de la misma naturaleza en su
cuerpo, corazón y mente —quedando ahora, como una parte integral de su
propio espíritu. Esta energía es suya por siempre. Como un saco profundo y
lleno de semillas mágicas de creatividad y de sanar, esta es la fuente de amor
incondicional, desde la cual toda mujer inteligente, desde el principio del
tiempo, ha trazado su fuerza.*
Robin Lim, *After the Baby's Birth: A Woman's Way to Wellness
(Después del Nacimiento del Bebé:
Un camino de la Mujer hacia el Bienestar)*

*E*ste capítulo es sólo para su deleite. Su placer y la paz son la raíz,
piedra y centro de lo que usted trajo a su familia. Cuando se siente
descansada y recargada, resplandece desde el centro de su ser y este resplandor esparce calidez y comodidad a quienes la rodean. Cuando se siente cuidada, tiene más posibilidad de hacer lo mismo con ellos. Cuando su copa
está vacía, tiene muy poco para compartir; en cambio, cuando está llena, se
desborda y llena la de los demás. ¿Por qué cuidarse a usted misma? Jennifer
Louden lo dice bien en su guía para el apoyo de la mujer, *The Woman's
Comfort Book* (El Libro para el Bienestar de la Mujer): "Porque auto-cuidarse es sobrevivir. Las mujeres se cuidan mutuamente todos los días. Pero ¿qué
tan a menudo volteamos nuestras maravillosas habilidades de cuidados hacia nosotras mismas?...Cuando cuidamos a las demás desde un lugar de plenitud, nos sentimos renovadas, en lugar de sacar ventaja de eso. Y ellas también se sienten igual, en lugar de culpables. Tenemos algo precioso para dar
a las demás, cuando nos hemos confortado y cuidado a nosotras mismas, y
fortalecido nuestro amor propio". Y como Rabbí Hillel una vez dijo, "Usted
tiene la solemne obligación de cuidarse a sí misma porque nunca sabe cuando la necesitará el mundo".

✤ MEDITACIONES DE LA NUEVA MADRE ✤

Deena Metzger, en *Writing for Your Life* (Escribiendo para su Vida), nos recuerda el poder de aislarse y retirarse, como una herramienta de auto-renovación. "Nos retiramos", dice, "no sólo de los asuntos del mundo y de sus preocupaciones, sino del monólogo incesante y problemas dentro de nosotras, para que algo nuevo entre en el ser". Como una nueva madre, es fácil tener un torrente de pensamientos internos que le dicen que no está haciendo lo suficiente, ni hace las cosas tan bien como otras madres, ni es una madre lo suficientemente buena y una gran cantidad de otros mensajes negativos. Esto puede ser agotador mental y emocionalmente, dejándole la sensación de que nunca puede descansar, porque siempre hay algo más que debe hacer, o algo que debe hacer mejor. Las madres necesitan encontrar formas para calmar estas voces internas y afirmarse a sí mismas qué maravillosas y dedicadas madres son.

¿Cómo calmamos estos mensajes internos y los reemplazamos con una conversación íntima saludable y más productiva? Esto en realidad viene con la práctica —aprendiendo a contenerse cuando se esté dando a sí misma un mal momento y sustituir los pensamientos con mensajes productivos y afirmantes —algo como reprogramar nuestra computadora interna. Prefiero pensar en eso como nutrir nuestra mente.

Es sencillo hacer las afirmaciones. Dígase a si misma muy seguido lo que quiere pensar, e invente una profecía de autorrealización. Pregúntese qué le diría a su mejor amiga o hija que se estuviera golpeando emocionalmente — y dígase esas cosas a usted misma. Intente éstas:

- ✽ Vale la pena cuidarme.
- ✽ Merezco cuidarme todos los días.
- ✽ Soy una gran mamá.
- ✽ Tengo el tiempo en mi vida para hacer lo que necesito.
- ✽ Merezco hacer las cosas al ritmo de una nueva madre.
- ✽ Mi vida está llena de alegría y abundancia.
- ✽ Estoy rodeada por gente que me quiere y apoya.

Cree sus propios mensajes con base en lo que necesita afirmar. Hay muchos libros llenos de refranes y afirmaciones. Escoja unas pocas joyas y escríbalas en una hoja decorativa. Péguela en el espejo del baño, refrigerador, esquina de su computadora, o en todos estos lugares, como un recordatorio de que usted es todas las cosas que quiere ser.

❧ LISTA DE COMPROBACIÓN ❧
DE LA NUEVA MADRE

Cuando las madres embarazadas llegan por primera vez a mi consulta, les doy una lista de comprobación para auto-cuidarse. Les digo que pueden llenarlo con su propia información y guardar sus respuestas y puntaje, o que me la pueden mostrar para que hablemos sobre ella. Esta lista tiene preguntas sobre auto-cuidado, que van desde lo nutricional a lo emocional. Al mismo tiempo, las madres en posparto pueden hacer una lista con las cosas importantes que tienen que hacer, para mantenerse bien cuidadas a sí mismas. Revise estas preguntas y contéstelas, marcando las cosas que está haciendo a diario.

En base a sus respuestas, ¿se está permitiendo cuidarse a *sí misma*? Utilice estas preguntas y sus respuestas para mejorar su auto-cuidado. Luego llene el cuestionario. Conteste en el espacio proporcionado, en una hoja por separado, o en un diario.

___ Estoy comiendo bien, poniendo atención a mis necesidades nutricionales actuales como una madre (que amamanta) en posparto.

___ Como algo fresco y natural todos los días.

___ Me permito descansar cuando estoy cansada.

___ Tomo una siesta regularmente o tan a menudo como puedo.

___ Bebo los suficientes líquidos diariamente.

___ Paso tiempo en la naturaleza varias veces a la semana.

___ Tomo el suficiente sol la mayoría de los días de la semana.

___ Cuido bien mi salud física y obtengo ayuda para mis quejas físicas.

___ Cuido bien mis dientes.

___ Hago ejercicio regularmente.

___ Me doy tiempo para disfrutar las maravillas en mi vida (música, arte, naturaleza)

___ Me doy tiempo para relajarme y disfrutar mi vida.

___ Regularmente hago cosas que me den alegría y satisfacción.

___ Pido ayuda cuando la necesito.

___ Me perdono cuando cometo un error.

___ Me doy tiempo para reír.

___ Me doy tiempo para mis amistades y otras relaciones importantes.

PODRIA MEJORAR MI AUTO-CUIDADO
DE LAS SIGUIENTES MANERAS:

1.

2.

3.

4.

5.

PUEDO PEDIR AYUDA O APOYO PARA HACER ESTO, DE:

1.

2.

3.

MEREZCO HACER ESTO PORQUE:

1.

2.

3.

✎ CREANDO TIEMPO ✎
PARA CUIDARSE USTED MISMA

Usted es una ocupada mamá con un bebé, posiblemente con niños mayores y a lo mejor con una carrera. ¿Cómo puede encontrar el tiempo en su vida para cuidarse? Este es un dilema que todas las mamás enfrentan y ciertamente, parece como gran desafío. Pero hay unas cuantas cosas que puede hacer, para crear espacio para usted sin agregar una hora número 25 al día y sin cortar su tiempo de dormir. Aquí está una lista de consejos creativos, para obtener el tiempo de cuidarse a usted misma:

∾ Desconecte el teléfono por varias horas al día o, por una tarde o noche a la semana. Para eso son las máquinas. Programe un horario para contestar el teléfono —y apéguese a él. Es increíble cuánto tiempo y energía se malgasta en las interminables llamadas telefónicas.

ᴥ Establezca momentos específicos para hacer el quehacer de la casa, pagar las cuentas, regresar las llamadas y para otros trabajos que están constantemente en su mente o que sea necesario hacerlos. Enfóquese en ellos durante esos momentos y cumpla todo lo que pueda. Luego deje descansar la tarea. Esto la ayudará a ser más eficiente para tener el trabajo hecho, mientras que también le impide obsesionarse constantemente con los trabajos aún por hacer.

ᴥ Haga una lista de todas las formas en las que "pierde el tiempo" (por ejemplo, enredarse en una conversación telefónica con alguien que habla, habla y habla, comprar en las tiendas, cosas que usted puede haber comprado por teléfono o por computadora, hacer mandados todos los días en lugar de concretarlos) y aportar ideas sobre formas para ser más eficiente.

ᴥ Planee comidas por adelantado para una semana. Crear un menú semanal realmente reducirá el tiempo de su preparación y hace las comparas más efectivas, porque sabe con exactitud qué es lo que necesita. Si planea bien, también tendrá suficientes recalentados para casi eliminar la preparación de los almuerzos. También, pensar a largo plazo hace su vida más fácil —si, por ejemplo, está preparando sopa minestrone, duplique la receta y ponga la mitad en el congelador. Para cenar dos semanas después, compre un crujiente pan francés de caja, rebane algo de queso, y caliente su sopa descongelada para tener una comida fácil, deliciosa y nutritiva.

ᴥ Apague la televisión y en lugar de eso, haga algo estimulante y satisfactorio —dése tiempo para su correspondencia (una carta escrita es una obra de arte), lea (o ¡escriba!) una novela, plante un pequeño jardín, tome un largo baño, o haga algo más que disfrute.

ᴥ Contrate a una estudiante de secundaria o preparatoria para que la ayude por 2 horas a la semana —o más— después de la escuela. Esto es una forma económica de tener algo de tiempo para usted. A los adolescentes, en especial a las chicas, les encanta cuidar a los bebés, así usted tiene la libertad de hacer cosas en casa, que son buenas para usted, o cuidar el negocio para poder relajarse más tarde.

⚘ SU PISO PÉLVICO ⚘

El nombre para los genitales femeninos en hindú, es *yoni*. Se considera una palabra sagrada y se simboliza por un triángulo boca abajo. La palabra médica *vagina* significa una "funda", un término que surge de su asociación como un lugar para una espada, la que, al mismo tiempo, está centrada en el varón y lleva una connotación violenta, asociada con su incisión. Su yoni, al parir a su bebé (si nació vaginalmente), ha pasado por algunos cambios dramáticos en los últimos meses, estirándose lo suficiente para permitir el nacimiento, tal vez siendo cortado o desgarrado, y a lo mejor ha estado delicado por algunas semanas después del nacimiento. Muchas mujeres que han tenido una episiotomía, continúan experimentando dolor perineal por muchos meses —hasta por un año. Además, si no pone cuidado en ejercitar los músculos del piso pélvico, estará más propensa a sufrir debilidad de piso pélvico, incontinencia urinaria o prolapso de órganos, después del parto (ver capítulo 7).

Muchas mujeres se desconectan de esta increíble, sagrada y sensible parte de ellas mismas, ya sea por vergüenza, educación desde la infancia o porque se sienten incómodas. Por desgracia, ignorar esta parte de nuestros cuerpos, puede conducirnos a tener problemas de salud de por vida, que empeoran conforme envejecemos. Enfáticamente recomiendo a las mujeres que amen sus cuerpos como una parte de sus prácticas del auto-cuidado y que hagan a diario ejercicios para el piso pélvico, o por lo menos que sea parte regular de sus rutinas de gimnasia. Los ejercicios pélvicos consisten en apretar y aflojar los músculos que rodean el área vaginal, la uretra, el ano y el perineo. Haga hasta 200 ejercicio para dar tono en el transcurso del día, como parte de un programa de mantenimiento general de salud, que a largo plazo es ideal para su bienestar, tono muscular, placer y la integración de su increíble cuerpo de mujer. Cuando apriete los músculos del piso pélvico, trate de aprender a hacerlo sin oprimir al mismo tiempo los músculos abdominales, muslos o glúteos. Concéntrese bien y enfóquese en los músculos del yoni y los profundos, dentro del piso pélvico. Visualícelos apretándose y tonificándose conforme trabaja con ellos. Puede hacer estos ejercicios en cualquier momento —en la mañana, antes de ir a la cama en la noche, cuando se detenga en el semáforo rojo o en el tráfico, antes de cada comida, (sólo sonría, ¡nadie tendrá ni idea de lo que está haciendo!), mientras habla por teléfono. También los puede realizar mientras hace el amor. Aprenda a aislar estos músculos mientras orina —al detener y luego dejar fluir la orina— pero no convierta a esta práctica en un hábito, ya que puede conducir a un estancamiento urinario o a un aumento en el riesgo de infecciones en el tracto urinario.

Los ejercicios de piso pélvico son más efectivos cuando se incorporan a la rutina de entrenamiento, o el yoga, que incluye inclinaciones o levantamientos pélvicos, además de inversiones como pararse de cabeza o sobre los hombros. Si ya está experimentando alguna debilidad en el piso pélvico, no se desespere. Pasarán varios meses para que se note un mejoramiento significativo en el tono, en los músculos del piso pélvico, pero si se compromete con sus ejercicios, notará el progreso en el tono y un mejor control de estos músculos.

✤ BAILE DE MOVIMIENTO LIBRE ✤

Trabaja como si no necesitaras el dinero, ama como si nunca te hubieran lastimado, y baila como si nadie te estuviera viendo.

Proverbio

Gabrielle Roth es una bailarina, música y madre que lleva el arte de la danza y el movimiento libre a un completo nuevo nivel con sus libros, cintas y programas de baile, conectados a moverse con las emociones. Ella hace que sus participantes bailen para una música que expresa sentimientos de diferentes elementos y emociones —fuego, agua, etc. Los movimientos son incontrolados y libres, pero reflejan la intensidad de la música. Lo que Roth ha hecho es crear un programa que está disponible para todos nosotros en la privacidad de nuestros hogares, o en centros comunitarios o en estudios de danza —permitiéndonos mover nuestros cuerpos libre y confortablemente, para expresar varios aspectos de nuestras vidas emocionales y nuestra conexión con la naturaleza.

Bailar es una forma de arte muy terapéutica y aunque muchas personas juzgan si "pueden" o "no pueden" bailar, el movimiento es posiblemente la respuesta más instintiva que tenemos —es muy difícil resistirse a moverse con la música. Hasta los bebés lo hacen en el vientre. Desde las sociedades más primitivas hasta las más tecnológicas, la gente crea música y se mueve con ella. Jóvenes, mujeres embarazadas, nuevas madres y ancianas —todas mueven sus cuerpos con la música de su cultura. Contamos con la tremenda oportunidad de usar la música de forma terapéutica, ya que la mayoría tenemos acceso a algún tipo de estéreo, discos compactos o reproductor de casetes, y hay una gran abundancia de géneros musicales disponibles, para cualquiera que pueda comprar unos cuantos casetes o discos compactos.

Escoja algunos tipos de sonidos que sienta que la pueden inspirar a mover su cuerpo libremente (la privacidad de su recámara es perfecta para bailar). Ya sea rock'n'roll antiguo o reggae, música de meditación o raga india, música clásica o hip hop —lo que prefiera. Seleccione música que levante su espíritu, traiga una profunda armonía a su ser y la inspire, en lugar de una música pesada y deprimente. Muévase —hasta las vueltas con el cuello y brazos están bien para empezar. No se juzgue, pero si se siente a gusto haciéndolo, use un espejo para ver como se mueve. Vea hacia donde pueda aflojarse, vigorizarse o lleve a cabo los movimientos que complazcan sus sentidos. Al hacerlo en una forma lo suficientemente regular, usted progresará hasta que se le facilite el baile de movimientos libres y se sienta a gusto con él; así incrementará su fuerza física, vigor y tono mientras relaja su mente. Conforme vaya creciendo su bebé, póngalo en una manta cerca de usted y permita que la vea y disfrute de la música. Con el tiempo, cuando empiece a gatear, él querrá unirse a la diversión. Los niños son unos increíbles bailarines —a menudo sin ninguna inhibición en sus movimientos— y muy divertidos como compañeros de baile.

🌿 YOGA POSTNATAL 🌿

Yoga significa "yugo" o "unión" y se refiere a la unificación entre el cuerpo, mente y espíritu. Practicarlo durante el embarazo, puede traerle una gran paz y fomentar la perfecta combinación de tono muscular y flexibilidad, que a menudo facilita un parto tranquilo. El yoga es lo suficientemente amable para continuar con él y hasta para empezarlo después de las primeras 4 semanas de posparto, una vez que haya cesado el sangrado. Existen muchos encantadores libros sobre yoga, de los cuales puede sacar más inspiración.

A continuación se encuentran varios *asanas* yogas modificados, o posiciones de entrenamiento, que son en especial útiles para restaurar el tono muscular de su cuerpo y para la apropiada colocación de los órganos de la pelvis, así como estimular la relajación, la paz mental y la claridad. Acompañe su rutina de ejercicios con una música suave, para incrementar la concentración y pueda relajarse mejor. Haga los ejercicios sobre una superficie plana, firme, pero confortable como una alfombra, un tapete de yoga o sobre el pasto del jardín. Recuerde respirar profunda y tranquilamente con cada posición y movimiento, exhale al estirar e inhale al liberar.

POSTURA

Como lo fue durante el embarazo, una buena postura es esencial para tener una experiencia de posparto saludable. De hecho, los dolores de espalda son una de las quejas más comunes que las mujeres expresan en el primer año de posparto. El dolor de cuello, hombros y espalda se pueden prevenir o reducir con una excelente postura y un apropiado alineamiento de la espina dorsal. El peso de su útero embarazado puede haber provocado que usted permitiera que se arqueara su espalda y esto se debe de corregir después del parto. Las madres que amamantan y quienes cargan a sus bebé en "canguros" y cabestrillos tienen la tendencia de andar desgarbadas y también de poner rígidas las áreas mencionadas.

Parte de una buena postura es pararse y sentarse derecha, sin doblar la espalda baja, ni dejar caer los hombros. Agáchese de forma apropiada (desde las rodillas) y póngase en cuclillas para levantar algún objeto —para levantar a su bebé y después cuando gatee— todo ello es también parte de una buena postura. Tener cuidado al levantarse y al doblarse puede conservar la salud de su espalda, mientras que doblarse desde la cintura con las piernas derechas para levantar personas o cosas, pone un tremendo esfuerzo en la espalda baja. La manera en que cargue a su bebé, también tiene un impacto en la salud de su espalda baja. Tendemos a hacerlo sobre las caderas, provocando que nos balanceemos demasiado lejos hacia la derecha o izquierda. Es preferible cargar al pequeño más al frente o por la espalda para evitar tensión lumbar. De forma similar, el apoyo apropiado y una espalda recta durante la lactancia, en lugar de dejar caer los hombros y el cuello, impide la tensión en estas partes del cuerpo y preservará por más tiempo la integridad de los músculos de la espalda y de la espina dorsal.

RELAJACIÓN PROFUNDA DE CUELLO (POSTURA DE PESCADO, MODIFICADA)

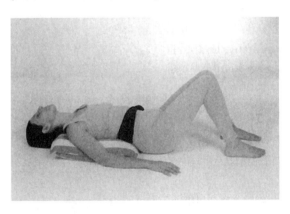

Puede hacer esto en cualquier momento durante el posparto, aun horas después de dar a luz. Como una madre que amamanta, regresará a esta postura una y otra vez para trabajar la tortícolis de su cuello y hombros. Simplemente recuéstese de espalda en una superficie firme con una almohada bajo su espalda superior, hombros y cuello, pero no bajo la cabeza. Suavemente baje la cabeza y sin hacer esfuerzo permita que su cuello se estire sobre la almohada, hasta que la cabeza llegue al piso. Deje que los hombros caigan hacia atrás y sus brazos se relajen a los lados. Permanezca en esta posición con los ojos cerrados por el tiempo que desee.

Una versión modificada es efectiva mientras duerme: recuéstese en la misma posición, pero en lugar de tener el cojín bajo la espalda superior y los hombros, con una almohada suave haga un pequeño rollo y colóquelo bajo el cuello. Deje que su cabeza caiga hacia atrás. Esto le dará una relajación profunda para su cuello y hombros.

EJERCICIOS PARA DAR TONO AL ABDOMEN

Las nuevas mamás están ansiosas por conseguir que sus barriguitas regresen a su forma normal. Estos ejercicios son seguros a las 4 semanas de posparto, sosteniendo y haciendo repeticiones solo brevemente. Aumente a ejercicios más fuertes durante los primeros meses de posparto. *Nota*: No los haga si ha tenido separados los músculos rectos abdominales, sin primero hablar con su partera o proveedor de cuidados.

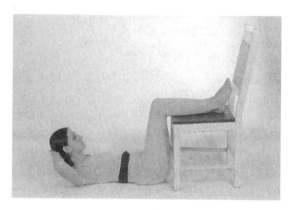

Forma 1: Recuéstese derecha de espalda, con los pies sobre el asiento de una silla haciendo un ángulo de 90º con las rodillas. Coloque los brazos, doblados, detrás de la cabeza y meta el ombligo y el vientre hacia el piso. Suavemente levante la cabeza y cuello, manteniendo los hombros casi planos en el piso, y vea a sus rodillas. Aguante de 3 a 5 segundos, luego repita de 5 a 20 veces.

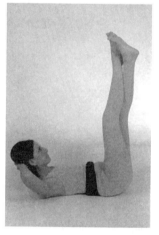

Forma 2: Recuéstese derecha de espalda con las piernas levantadas casi, pero no mucho, perpendicular al piso, con los pies cruzados y las rodillas un poco dobladas. Desde esta posición, repita los levantamientos de cabeza y el cuello como en la Forma 1.

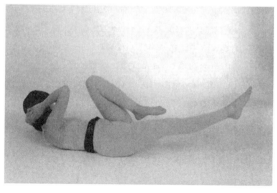

Forma 3: Este ejercicio es más avanzado, para hacerse después de las 8 semanas de posparto. Otra vez, recostada derecha de espalda, doble las rodillas para que queden sobre el piso cerca de los glúteos. Coloque las manos detrás de

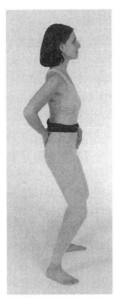
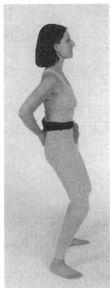

la cabeza como en la Forma 1. Aho-ra, suba la rodilla izquierda y llé-vela hacia el pecho mientras esti-ra el pie derecho a 45° y enfrente de usted. Al mismo tiempo, gire su codo derecho hacia su rodilla iz-quierda, Mantenga por 3 segundos, luego cambie de lado, repita de 5 a 20 veces alternando las piernas.

INCLINACIONES PÉLVICAS

Parada, con los pies separados a la distancia entre los hombros o un poco más, doble las rodillas para que esté en demi-plié (sentadilla lige-ra). Meta la pelvis lejos hacia de-lante arqueando el hueso pubiano hacia el techo, luego lleve el coxis hacia atrás, al techo detrás de usted. Repita este movi-miento balanceante des-pacio y profundamente (o más vigoroso), para dar tono y fortalecer el piso pélvico y la parte interna de los muslos.

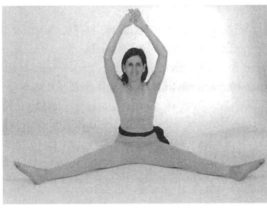

ESTIRAMIENTOS SUAVES DE PIERNAS

Siéntese derecha, con las piernas separadas hasta donde lo sienta cómodo, estiradas sin provocar que se doblen o sienta dolor. Levante los brazos sobre la cabeza, jalando hacia arriba desde la cintura, y levantando hacia arriba y

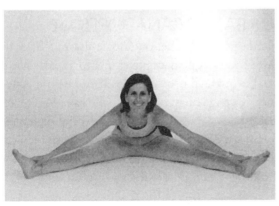

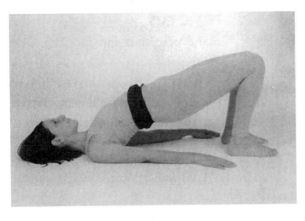

afuera, recostándose hacia delante con la cabeza baja entre los pies. Sostenga mientras lo sienta confortable, use sus inhalaciones y exhalaciones para profundizar el estiramiento. Regrese al centro de la posición y repita de 3 a 5 veces.

Ahora repita como se explica arriba, pero estire a la derecha e izquierda, primero sobre la pierna derecha y luego sobre la izquierda. Logre más profundidad con su respiración, sintiendo la magnífica sensación de estiramiento con la cintura, caderas y piernas. Esto es divertido de hacerse con el bebé entre las piernas.

LEVANTAMIENTO PÉLVICO

Recostada derecha de espalda, doble las rodillas y coloque los pies a unos 30 cm enfrente de sus glúteos. Ponga los brazos sobre el suelo, derechos a los lados, con las palmas hacia abajo. Imagine un delgado cordón de plata atado a su ombligo, jalando su vientre hacia arriba al techo o al cielo. Usando los músculos de los muslos y glúteos, empuje el vientre hacia arriba, manteniendo su espalda derecha y firme. Sostenga de 5 a 20 segundos, regrese a la posición inicial con las piernas dobladas y repita de 5 a 15 veces. Esto tensa el vientre, los glúteos, los muslos y los músculos del piso pélvico. (Puede practicar los ejercicios del piso pélvico mientras sus glúteos están en la posición levantada).

ᥰ FABULOSOS BAÑOS SANADORES ᥰ

Los baños son una herramienta para relajarse, que no se usa mucho y un mimo bastante bueno y barato. Todo lo que necesita es una tina y usted se la pasará ahí. Lo que en especial es maravilloso sobre los baños es que usted puede hacerlo en casa y cuando le venga bien. Haga un baño sanador con tés de hierbas, aceites de esencias y sales para baño, además seleccione una fragancia que suavice, relaje, fortifique e inspire. Estos baños mejorarán la calidad de su dormir, liberan el estrés, reducen la depresión, suavizan el dolor, los músculos adoloridos y le dan un "tiempo de descanso" tranquilo.

TOMANDO UN BAÑO HERBAL

1. Escoja el momento en que se pueda relajar sin interrupciones.
2. Ponga música suave o cree una atmósfera tranquila.
3. Coloque velas prendidas en lugares seguros alrededor del cuarto de baño.
4. Deje salir el agua.
5. Tenga cerca todo lo que necesite —una toalla, una bata o ropa para después del baño, una taza de agua o té y su mezcla de aceite de esencia.
6. Vierta el aceite de baño, sumérjase en la tiña y relájese por 30 o 45 minutos, agregue agua caliente para que esté a gusto.
7. Después del baño, métase en la cama y descanse, o dése algún tiempo para continuar relajándose, aproveche al máximo su experiencia.

MEZCLAS DE ACEITES DE ESENCIAS PARA BAÑO

Los aceites de esencias son las fragancias destiladas, extractadas y concentradas de flores, gomas, resinas y otros componentes de plantas. A pesar de que los aceites de esencias puros son caros, se usa tan poca cantidad que duran mucho tiempo. (No recomiendo aceites o mezclas sintéticas). Hay muchas compañías que venden productos de aromaterapia y aceites de esencias; ver Fuentes para sugerencias, y verifique en su tienda de alimentos naturales. Con la actual popularidad de los productos de aromaterapia, debe de haber una tienda en su área que tenga aceites de esencias de buena calidad.

Instrucciones para Preparar Mezclas de Aceite de Esencias para Baño

Preparación: Mezcle los aceites recomendados y guarde en botellas pequeñas de vidrio o plástico.

Uso: Agite bien y agregue 1 ó 2 cucharaditas de la mezcla al agua caliente de la tina. Agite bien el agua para dispersar el aceite.

 Baño de Paz Profunda - Mezcla de Aceite

Una agradable mezcla perfumada relajante, que propicia la calma y mejora el sueño.

>   30 ml de aceite de almendras
>   10 gotas de aceite de esencia de lavanda
>   10 gotas de aceite de rosas geranio

 Baño de Inspiración - Mezcla de Aceite

Suave estimulante y vigorizante para el cuerpo y la mente.

>   30 ml de aceite de almendras

10 gotas de aceite de esencia de limoncillo

5 gotas de aceite de esencia de naranja

5 gotas de aceite de esencia de menta verde

 Baño Claridad - Mezcla de Aceite

Mejora la claridad y función mental, al estimular suavemente la mente y el espíritu.

30 ml de aceite de almendras

10 gotas de aceite de esencia de romero

5 gotas de aceite de lima

5 gotas de aceite de esencia de menta verde

 Baño Sensualidad - Mezcla de Aceite

Profundamente perfumada, esta mezcla es, tanto relajante, como sensual.

30 ml de aceite de almendras

10 gotas de aceite de esencia de ámbar

10 gotas de aceite de esencia de sándalo

10 gotas de aceite de esencia de vainilla

MEZCLA PARA BAÑOS DE SALES

Use los baños de sales junto con o en lugar de las mezclas de aceites de esencias.

Mezclas Básicas para Baño de sales

Las mezclas para baño de sales comprenden 1 taza de sal de mar o sales minerales, ¼ de taza de bicarbonato de sodio y 50 gotas de aceite de esencia.

Para preparar como un baño cualquiera de las mezclas descritas anteriormente, retire el aceite de almendras, use aceites de esencias para la acción terapéutica que desee y agréguelos a la mezcla base de baño de sal. Pruebe esta combinación.

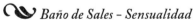 *Baño de Sales - Sensualidad*

1 taza de sal de mar o sales minerales

¼ de taza, de bicarbonato de sodio

25 gotas de aceite de esencia de sándalo

15 gotas de aceite de esencia de ámbar

10 gotas de aceite de esencia de vainilla

Agite bien todos los ingredientes, para impedir que los aceites se aglomeren. Póngalos en una botella de vidrio o plástico, de boca ancha con una bonita etiqueta y guárdela cerca de la tina. Use de 4 a 6 cucharaditas de sales por baño.

Opcional: Haga que su mezcla para baño se vea bonita, agregándole 2 ó 3 cucharadas de pétalos de flores secas y aplastadas u hojas aromáticas. Flores de lavanda, de manzanilla, pétalos de rosas, hojas de romero, de menta verde, flores de malva azul, de caléndula, todas hacen que las mezclas se vean hermosas; además, agregue sus propios aromas.

TÉS DE BAÑO

A lo mejor ya ha probado las mezclas herbales curativas para los primeros días de posparto y para sanar el perineo. De la misma manera prepare los tés para baños.

Para preparar un té de baño: ponga a hacer la infusión de 2 puños grandes de su mezcla de hierbas, en medio litro de agua hirviendo por 30 minutos. Cuélela bien y tire el material herbal. Agregue el té al agua ya preparada de su baño de tina y relájese.

 Mezcla de Romero y Menta
1 puño de hojas de menta verde
1 puño de hojas de romero

 Mezcla de Capullos de flores
1 puño de capullos flores de lavanda
½ puño de capullos flores de manzanilla
½ puño de pétalos de rosa

✜ BAÑO SAUNA ✜

Mi lugar sagrado favorito es la regadera. Aunque parezca tonto, es el único lugar a donde me puedo alejar casi todos los días, sin tener que dar explicaciones, usualmente al principio o al final del día. Es perfecta para la relajación. Abro la llave del agua, me siento en el piso de la regadera y dejo que el agua caiga sobre mí mientras me relajo. Usted puede transformar rápidamente una simple regadera en un baño sauna, al agregar una de sus mezclas de aceites de esencias, una esponja de luffa, una toalla suave y una loción para el cuerpo, para después del baño. De vez en cuando, me gusta consentirme con una barra de jabón de fabricación casera, finamente perfumado y de agradable textura, que ahora es fácil de encontrar en la mayoría de la grandes cadenas de alimentos naturales.

Ponga 1 cucharadita de mezcla de aceite de esencia en una toallita para la cara y póngala bajo el chorro de agua de la regadera. La fragancia se elevará a través de la regadera y perfumará su cuarto de baño. Luego use la toallita para lavarse el cuerpo. Dése tiempo para un masaje y agradezca por su cuerpo mientras se baña. Hasta se puede llevar su cepillo de dientes a la regadera. Cuerpo fresco, mente clara y dientes limpios —se sentirá completamente fresca cuando salga.

Para un baño relajante más profundo —y un ambiente único— ¡encienda una vela en un lugar seguro en el cuarto de baño y báñese casi a oscuras!

Ꮖ *Colonia para el Cuerpo, Después del Baño*

Vierta esta colonia en un atomizador para el cuerpo y rocíela después de bañarse, o fricciónela en su cuerpo, si no tiene una botella en atomizador. También, use esta fórmula como un trampolín para hacer su propia loción, fresca y vigorizante. Mezcle todo junto:

>   240 ml de agua destilada o pura
>   120 ml de vodka 40°
>   20 gotas de aceite de esencia de limón
>   20 gotas de aceite de esencia de rosa geranio
>   10 gotas de aceite de esencia de menta verde

Agite bien antes de usarse.

Ꮖ SENCILLOS PLACERES Ꮖ PARA SU CABELLO Y CUERPO

En este momento es cuando un pequeño regalo, como un enjuague especial para el cabello o un tratamiento facial, puede ser ese algo extra que la hace sentirse de maravilla —en especial después de una noche sin dormir, porque al bebé le están saliendo los dientes. Todas nosotras merecemos tratarnos como las maravillosas mujeres que somos— y todas lo han sabido a través de gran parte de la historia. De hecho, el uso femenino de aceites para el cuerpo, perfumes para el cabello y cosméticos, se remonta a la época pre-bíblica. Usted puede hacer estar preparaciones especiales en su cocina. Úselas diariamente o cuando necesite algo especial. Y los productos caseros de belleza son fáciles, económicos y de hecho, divertidos de hacerse. También, ponga su producto en una botella especial, con una bonita etiqueta y un hermoso listón y será un regalo especial para iluminarle el día a alguien más.

CUIDADO DEL CABELLO

Cuando su cabello se siente cuidado y saludable, puede animar a todo su ser. Asegúrese de darse el tiempo necesario para consentirse ¡de pies a cabeza!

➰ *Tratamiento para un Cabello Brillante*

Este aceite cuida el cabello y el cuero cabelludo

>   120 ml de aceite de oliva
>   7.5 ml de aceite de esencia de lavanda
>   7.5 ml de aceite de esencia de romero

Mezcle los aceites y viértalos en una botella de vidrio. Ponga una cuantas gotas sobre el cabello recién lavado o rocíelas en su cepillo y cuando se seque el cabello, cepíllelo o, justo antes de ir a acostarse, ponga un poco en su cabello al peinarse. Este tratamiento se puede usar todos los días.

VAPORIZACIONES FACIALES

Las vaporizaciones faciales son tan fáciles como hacer el té. De hecho, básicamente es lo mismo. Preparación:

1. Escoja una o varias de las hierbas incluidas en el cuadro de abajo.
2. Llene las dos terceras partes de un olla de dos litros con agua.
3. Deje que el agua dé el primer hervor.
4. Agregue 1 puño grande de su mezcla de hierbas, tape la olla y deje hacer la infusión por 20 minutos.
5. Mientras las hierbas se están remojando, lave su cara bien con jabón y agua o con un exfoliador. (ver página 240).
6. Ponga un plato caliente en el fregadero y tenga una toalla a la mano.
7. Coloque la olla con las hierbas y el agua en el plato caliente que está en el fregadero.
8. Cubra su cabeza con la toalla, haciendo como una tienda de campaña sobre el fregadero.
9. Mantenga su cabeza por lo menos a 50 cm sobre la olla, quite la tapa y deje que el vapor bañe su rostro. (Conserve su cabeza a una distancia en donde el vapor esté caliente y pueda penetrar en su piel, pero no quemarla).
10. Respire en el aroma y el vapor, permitiendo que su piel se bañe y humecte.
11. Enjuáguese con una fricción herbal fría o un rociador (ver abajo).

Precaución: Haga esto con cuidado. El vapor puede quemar seriamente. Asegúrese que su bebé o el pequeño que gatea esté a salvo en otro cuarto.

HIERBAS PARA VAPORIZACIONES FACIALES

Raíz de bardana	Menta
Capullos de caléndula	Pétalos de rosa
Manzanilla	Romero
Capullos de saúco	Salvia
Lavanda	Tomillo

A las vaporizaciones faciales se les puede agregar aceites de esencias, es muy agradable. Prepare como una vaporización herbal, pero cuando el agua empiece a hervir, apague, deje enfriar por 10 minutos y luego ponga la olla en el fregadero. Abra la tapa y agregue de 5 a 7 gotas de aceite(s) de esencias a su elección, entonces rápidamente ponga la tapa. Cuando su toalla esté en su lugar, abra la olla y proceda como se indicó anteriormente.

EXFOLIADORES LIMPIADORES

Los exfoliadores (limpiadores faciales) son un método suave de limpieza, para eliminar las células muertas de la piel de la cara y aumentar la circulación de ella. Por lo general, están hechos de granos y semillas molidas, se les agregan hierbas y aceites de esencias para perfumarlos y que ayuden a curar. A menudo se les añade barro verde por sus suaves cualidades para remover las impurezas de la piel y da una consistencia agradable al tallado (a la fricción). A continuación se encuentra un ejemplo de una vaporización limpiadora sencilla —sea creativa al usar otras semillas y granos, y al hacer sus propias fragancias.

 Suave Exfoliador de Limpieza

Muela lo siguiente en una licuadora o procesador de alimentos, hasta que estén semi-finos y con una consistencia un poco arenosa.

    1 taza de rollos de avena
    ½ taza de almendras
    ¼ taza de capullos de lavanda
    ¼ taza de pétalos de rosa

Agregue:

    ¼ taza de harina de maíz
    ¼ de barro cosmético verde o blanco
    10 gotas de aceite de esencia de rosa o lavanda

Agite todos los ingredientes juntos y si se calentaron o humedecieron por la licuadora, déjelos reposar, sin cubrirlos, por 30 minutos. Guarde en un recipiente hermético. Saque la cantidad suficiente para varios días y manténgala cerca de la tina de baño. Deje el restante en el refrigerador. Para usarse, llene la palma de la mano con la mezcla, agregue el agua suficiente para formar una pasta y distribúyala sobre su cara, suavemente exfolie (restriegue, frote) la piel por varios minutos. Enjuague bien con agua tibia y siga con una loción herbal facial.

LOCIÓN FACIAL

Las lociones faciales, que se vuelven rocíos faciales cuando se ponen en una botella rociadora o atomizador, limpian con suavidad los poros y son un maravilloso seguimiento de las vaporizaciones o exfoliaciones faciales. Le toma sólo minutos prepararlas y las guardará indefinidamente. También la refrescan durante el verano.

 Loción Facial Tonificante
120 ml de agua destilada
60 ml de solución de hamamelis (la forma regular que se encuentra en la farmacia)
20 gotas de aceite de esencia o la mezcla de aceites de su preferencia

Guarde en una botella de plástico o vidrio, ya sea para ponérsela con la mano o en atomizador, como guste. También la puede aplicar con una almohadilla cosmética para limpiar los poros grasosos. Enjuague ligeramente con agua después de usarla, para prevenir la resequedad por la hamamelis de Virginia. Agite bien antes de usarse.

 Crema Humectante de Vainilla y Sándalo, para el Cuerpo
Esta crema es muy sensual y deliciosa —le encantará ponérsela en la piel. También es un aceite nutritivo para el cabello: para humectar y enriquecer el cabello reseco, cepíllelo con una pequeña cantidad de esta crema antes de ir a la cama o de salir a los rayos del sol.
½ taza de crema de cacao
½ taza de aceite de coco
¼ taza de aceite de almendras
30 ml de cera de abeja

30 ml de glicerina vegetal
¼ de taza de agua
1 cucharadita de aceite de esencia de sándalo
1 cucharadita de aceite de esencia de vainilla

En un recipiente pequeño, con cuidado derrita la crema de cacao, el aceite de coco, el aceite de almendras y la cera de abeja. Deje enfriar a temperatura ambiente, pero sin permitir que se solidifique. Póngala en una licuadora con la glicerina vegetal y el agua. Licue hasta que esté bien batido y cremoso. Apague la licuadora e incorpore los aceites de esencias y mezcle bien. Agregue más aceite de esencias, si se necesita, para lograr el profundo aroma que desea. Viértalo en un frasco limpio y seco y tápelo cuando esté totalmente frío. Guarde en un lugar muy fresco. Si el agua sube a la superficie, sólo tírela. Al principio es fácil que pase esto, ya que algo del agua se separará del aceite.

Aroma alternativo: cantidades iguales de rosa geranio y aceite de lavanda.

MASAJE DE SENOS

Los pechos de una madre que amamanta se desgastan y desgarran —y todos los senos de las mujeres merecen un toque nutritivo. El masaje suave de senos es relajante y también puede estimular la buena circulación y el drenaje del sistema linfático.

 Aceite para Masaje de Senos

Si incluye el aceite de raíz de hierba carmín, use el siguiente aceite para masaje, sólo localmente en la piel sana. Lave muy bien para quitar el aceite de los pezones, antes de amamantar.

60 ml de aceite de raíz de hierba carmín * (o 60 ml de aceite de oliva, de almendras o de semillas de uva)
10 a 15 gotas de aceite de rosa geranio
10 a 15 gotas de aceite de sándalo
5 a 10 gotas de aceite de naranja mandarina

Dé masaje a sus pechos, siguiendo el mismo patrón circular que se usa en un examen de mama. Tenga cuidado para no lastimar el tejido del seno.
*Especialidad de las compañías proveedoras de hierbas que usualmente surten el aceite de raíz de hierba carmín (ver Fuentes)

✣ CREANDO UN SAUNA EN CASA ✣

Los regaderazos, los baños de tina y las fricciones son maravillosos cuando sólo se dispone de 10 minutos a una hora, para hacer algo especial para usted misma. Pero de vez en cuando —aunque sólo sea una vez al mes o hasta cada dos meses— se sentirá energizada si cuenta con medio día para usted sola, varias horas sin interrupciones, a fin de darse realmente un día de sauna. Esto es algo que se puede hacer en casa y no requiere de una inversión mucho mayor que la de los tratamientos simples que ya ha hecho, algo de tiempo y la voluntad de consentirse usted misma. Un día de sauna en casa, puede incorporar sencillos tratamientos corporales, pero es más satisfactorio si agrega algunos elementos de movimientos corporales y de expresión creativa.

He aquí un ejemplo de un día de sauna en casa:

10:00 a.m.: 30 minutos de baile o yoga —suficiente para empezar a sudar moderadamente. Ponga música suave y relájese profundamente dentro de sus movimientos.

10:30 a.m.: Beba agua con limón y lea un capítulo de un libro inspirador.

11:00 a.m.: Baño herbal, exfoliación facial, loción para después del baño.

11:30 a.m.: Almuerzo (prepárelo por adelantado, o ponga música y disfrute cocinándolo) una ensalada abundante con pollo y garbanzo, queso y semillas de girasol; rollos de trigo entero; sopa minestrone.

12:30 p.m. Escriba creativamente en su diario (ver página 245) o tome su libro otra vez. Ponga música suave mientras lee o escribe.

1-3 p.m.: Salga a caminar o tome una pequeña siesta —a lo mejor acurrucándose con ese magnífico libro.

✣ MOMENTOS TRANQUILOS, EN SOLEDAD ✣

Un momento en calma nutre el alma y nos permite regresar al centro de quiénes somos. La amabilidad es un requisito sanador para las madres ocupadas, aunque sean sólo 20 minutos al principio, a la mitad o al final del día; un formal momento para "aislarse" semanalmente; o de semana en semana tener una tarde sola. ¿Cómo saber cuándo necesita un momento de tranquilidad? Cuando el ruido la angustie, cuando se encuentre hablándole con brusquedad a sus hijos para que se estén quietos, cuando oye las voces de sus hijos todavía haciendo preguntas después de irse ellos a la cama, cuando se irrite por el ruido que hace su marido al masticar, cuando no puede ni siquiera oír música, porque desea fervientemente el sonido del silencio.

Es agradable tener un momento combinado de estar sola en casa y en algún lugar fuera —en un parque o en una librería, por ejemplo. Hacerlo en casa le permite relajarse en sí misma con la mínima distracción —en especial si tiene claro que debe desconectar el teléfono y no perderse en el "debo hacer" del trabajo de la casa. Puede ponerse ropa cómoda y la música suave de su elección —o estar en silencio totalmente, si lo prefiere. Recuéstese de espaldas en un lugar confortable, cierre los ojos, coloque sobre ellos una almohadilla fresca de semillas de lino o herbal. Beba en la tranquilidad sensual. Tome un baño en el momento de quietud y vacuidad.

Si se le dificulta relajarse por completo en casa, pasar un momento tranquilo sola fuera, puede ser el remedio justo. Escoja un lugar pacífico donde no sea bombardeada por el ruido, excitación y la confusión. Una cafetería alumbrada tenuemente con sillas cómodas, té y un lugar para leer un libro o escribir en su diario, sería ideal. Visite un museo, jardines botánicos o la esquina escondida de su librería local. Tenga una cita con usted misma por dos horas, barata pero terapéutica, y regrese a casa renovada, lista otra vez para estar al pendiente de la hermosa música de su familia.

UN MOMENTO EN LA NATURALEZA

La naturaleza es nuestra terapeuta y medicina más auténtica cuando estamos desanimadas, fuera de balance y de armonía. Estar en la naturaleza tranquiliza nuestros ruidos internos, calma la respiración y lleva los latidos del corazón a un ritmo más lento y normal. La naturaleza trae perspectiva, mientras nos damos cuenta de que somos tan sólo una fracción de minuto del universo, recordándonos, también, que formamos parte de algo más grande e infinitamente más sabio que nosotras. Así mismo, nuestros problemas tienden a disminuir en intensidad.

Para aquellas de ustedes que ya tienen la bendición de vivir en un medio ambiente natural, el mejor sauna está justo fuera de la puerta. Una caminata al aire fresco mejorará su sueño, ánimo, circulación y tono muscular. Las citadinas, encuentren parques en su área, seguros para dar largas caminatas, solas, o con su pareja o una amiga, o en compañía de un perro, o con su bebé en una carriola. Busque los lugares que no estén lejos, para ir en carro desde la casa, que ofrezcan belleza natural, un espacio para la contemplación y soledad, además de áreas para caminar y explorar. Las cascadas aclaran la mente, los espacios abiertos, en realidad, proporcionan una perspectiva y son maravillosos para ver las estrellas y los senderos largos ofrecen miles de oportunidades para descubrir pequeños, pero infinitamente maravillosos milagros de la naturaleza —hojas muertas, flores salvajes, helechos sin desenrollar, telarañas y otras intrínsecas obras de arte. Admírese de todo eso y dé gracias por su lugar en esta maravillosa vida.

❧ EXPLORANDO SU CREATIVIDAD ❧

La expresión creativa es una de mis formas favoritas de relajación: pintar, cantar y crear alocadas esculturas para mi jardín, utilizando viejas botellas de vino y pintura. Después de sólo unas cuantas horas permitiendo que mi espíritu cante, me siento notablemente renovada. También es divertido ver a mis hijos inspirarse y empezar a hacer cosas, después de que yo he estado en métodos creativos. Aunque mientras su bebé esté pequeño usted tendrá el tiempo limitado para entregarse a estas pasiones y búsquedas, guarde una caja especial de suministros y cosas mágicas que encuentre y sueñe con convertirlos en "arte". Algunas veces sólo el conservar una caja de ilusiones como ésta, creciendo para proyectos futuros, puede ser divertido y misterioso. Algún día tendrá el tiempo y la inspiración para reunir todo esto.

De forma similar, si tiene un don artístico natural, o ha tenido una vida profesional como artista, no permita que cuidar al bebé la obligue a matar sus intereses creativos. Consérvelos vivos, aunque sea en pequeñas formas. Dése tiempo para su música, escritura u otras pasiones creativas. Usted merece rodearse con belleza y magia y con el tiempo esto servirá de inspiración a su familia. Al poner el ejemplo de ser una persona creativa, inspirada y completa, marcamos la pauta para que nuestros hijos lo sean también.

❧ LLEVANDO UN DIARIO ❧

Un diario es un lugar privado y sagrado, que sirve para expresar sus sentimientos, registrar los momentos preciosos y dolorosos de su día, anotar las cosas maravillosas que hizo su bebé (o lo que hicieron y dijeron los mayorcitos), tomar nota de citas bonitas que lea, pegar los papelitos de las galletas de la suerte, una fotografía especial, un sueño, una queja, un garabato, un desahogo, un juego. Este diario puede ser algo únicamente para usted, pero también es posible que se convierta en un poderoso legado para el futuro. Hace poco, tuve el privilegio de conducir la ceremonia de bendición de una madre embarazada. Ahí, una de las participantes leyó un extracto del diario que escribió su madre, ya fallecida, cuando estaba embarazada. Las páginas que leyó fueron escritas durante la misma etapa de embarazo en la que estaba nuestra mutua amiga y fue un testamento conmovedor del amor de una madre y de sus esperanzas, mientras aguardaba el inminente nacimiento de su hija. Todas lloramos mientras teníamos el honor de oír estas palabras del corazón. Esto reafirmó en mí el tesoro tan especial que un diario puede ser. No permita la idea de que las generaciones futuras censuren sus palabras cuando lean su diario —ustedes dejarán un legado de lo que es ser mujeres y madres profundamente humanas.

También hay muchos hermosos libros-diarios de dónde escoger y la mayoría son muy económicos —alrededor de $15 dólares, que le durarán 6 meses por lo menos, aunque escriba todos los días— una proeza increíble para cualquier madre ocupada. Las páginas en blanco le dan la posibilidad de garabatear, hacer un boceto, o cualquier otra cosa que adorne el diario. Las hojas a rayas facilitan una escritura nítida, pero yo prefiero las hojas en blanco y pegar en ellas todo tipo de recuerdos, tarjetas, pequeñas piezas de arte de los chicos y los recados de amor de mis hijos y de mi marido. Algunas veces me desahogo y arranco las hojas. Otras, en el mismo estado de ánimo, escribo la explicación, para que nunca nadie piense que esos sentimientos son permanentes, o crea que son algo personal sobre ellos. Me abstengo de desahogarme mucho sobre mis hijos, pero ¡mi pobre esposo ha tenido algunas escogidas hojas escritas sobre él, en los pasados 17 años que llevo escribiendo mi diario durante mi matrimonio!

También existen muchos libros disponibles, con ideas para escribir un diario de forma creativa, si usted quiere hacer algo diferente al estilo "querido diario". Aprenderá a escribir productivamente sobre sus sentimientos, a expresarse con creatividad y a explorar su mundo interno, por medio de la expresión escrita. ¡Este puede ser un increíble viaje a través del laberinto de su propio ser, así como una terapia barata y efectiva!

Escoja un diario que refleje visualmente su personalidad. Cuando lo adquiera, éste le debe dar una sensación de belleza y magia. Si no puede encontrar lo que quiere, prepare el suyo propio con un libro hecho artesanalmente con hojas blancas, que puede encontrar en una tienda de manualidades, algo de pegamento, barniz acrílico transparente y una tarjeta postal que a usted le guste en especial. Pegue la tarjeta en la cubierta; píntela con el acrílico, yendo sobre las orillas de la fotografía hasta la cubierta del libro para mantener las orillas en su lugar y darle algo de brillo y deje secar. Así es de simple. Informar a la familia que su diario es sagrado para usted, por lo general le asegurará una adecuada privacidad. O guárdelo en un lugar especial que sea todo suyo.

❧ SEA AMABLE CONSIGO MISMA: ❧ ABRACE Y DISFRUTE A SU BEBÉ

Como madres, nosotras somos nuestros críticos más severos —esperando nada menos que la perfección en nosotras mismas, cuando tenemos a nuestro cuidado a estos seres aparentemente perfectos, nuestros bebés. Queremos ayudar a que nuestros hijos conserven su perfección y no les imponemos nuestras propias debilidades. Nos agobiamos con esta decisión, deseando con desesperación hacer exactamente lo correcto.

¡Ay! Algunas veces fracasamos, tropezamos en la oscuridad, hacemos una selección menos que perfecta, perdemos el control, olvidamos nuestra adoración y actuamos horriblemente como humanos. En ocasiones, nos comportamos como una madre gata, golpeando a sus gatitos cuando ya está lista para destetarlos. Cuando ahuyentamos a nuestros hijos, lloramos y esperamos no haber lastimado de por vida a nuestro perfecto niño. Algunas veces no vemos la bien hecha pintura que hicieron, porque estábamos llamando por teléfono al plomero. A lo mejor nos perdimos de la perfecta pirueta de nuestro pequeño de 4 años, porque el bebé necesitaba comer. Pero esperamos que ellos sepan cuánto los amamos.

La maternidad es original y pura. Es feroz y amable. Es arriba y abajo. Magia y maldad. Los días simples duran una eternidad y los años vuelan. Hay juguetes por todos lados y luego un día son desechados. Es muy fácil hacernos bolas por los muchos detalles de la maternidad, mismos que perdemos de vista debido al proceso de las metas, el viaje para el destino. Sin embargo, la maternidad —y la niñez— es todo acerca de la jornada. Y mientras que los días y horas pueden durar por siempre y algunas noches parecen interminables, el viaje pasa volando y nos preguntamos cómo llegamos hasta ahí tan rápido. Sea amable consigo misma mientras viaja, querida madre. No se pierda el escenario, ni las pláticas con sus compañeros de viaje. Ríase de los golpes y diga "Ah" en una curva muy cerrada. Abróchese su cinturón de seguridad. ¡Usted es una mamá!

Madre gentil, que camines en la Belleza.

Para cada una de nosotras como mujeres, existe un profundo lugar interior, donde nuestro oculto y creciente espíritu se eleva....Dentro de estos profundos lugares, cada quien mantiene sin examinar ni registrar una increíble reserva de creatividad y poder, de emoción y sentimiento. El lugar de poder de la mujer dentro de cada una de nosotras no es ni blanco ni plano; es oscuro, antiguo y profundo.

Audre Lorde, autora de *Sister Outsider* (Hermana Forastera)

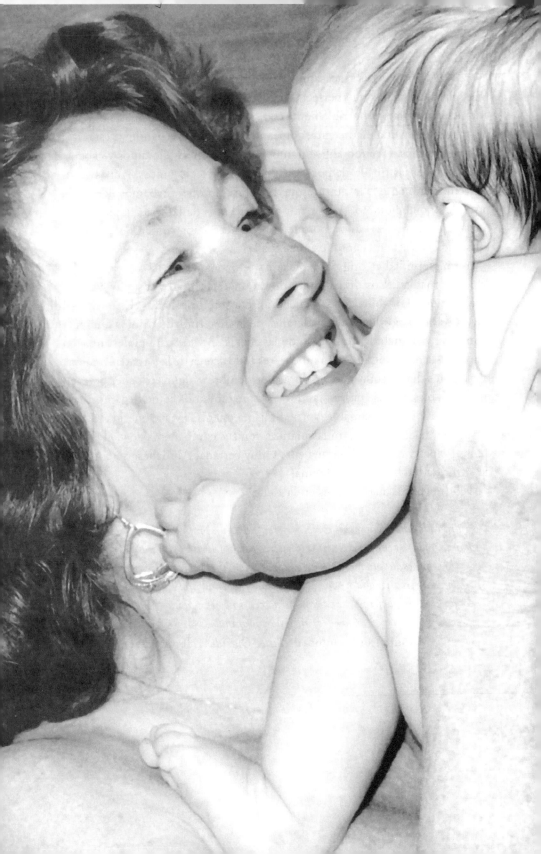

ANEXO 1
Preparaciones Herbales

as instrucciones que siguen a continuación muestran cómo preparar la mayoría de los remedios medicinales de este libro. Aunque hacer todas sus propias medicinas, puede ser más de lo que desea realizar, con un niño pequeño en los brazos, la preparación de los tés, baños y otros remedios simples es fácil. No es tan difícil batir una cantidad de loción de flores para bebé o un ungüento sanador para los pezones de la madre.

¡Disfrute y que esté bien!

❧ COMPRANDO HIERBAS ☙

Si está comprando hierbas secas sueltas, a granel, en una tienda de comida natural, un catálogo de compras por correo electrónico u otra fuente, busque las orgánicas, plantas recolectadas, que no estén en peligro de extinción, o por lo menos plantas cultivadas orgánicamente. Así mismo, para las preparaciones como las cápsulas y las tinturas se deben emplear hierbas que crezcan de forma orgánica. Muchas hierbas que están en el mercado han sido fumigadas con fungicidas e insecticidas durante el almacenaje y algunas hasta irradiadas. Verifique su procedencia.

Todas las hierbas y productos herbales deben tener un olor fresco y los colores parecidos al del material de la planta original. La frescura de las hierbas afectará la potencia y por lo tanto, la efectividad de sus tratamientos. Un hedor mohoso indica que éstas no son frescas. Revíselas de cerca por aquello de los insectos, ya que una cantidad de hierbas infectadas, puede dejar caer toneladas de bichos en su hogar. Por lo tanto, esto infectará otras hierbas en su alacena y hasta llegar a sus alimentos también.

❧ PREPARACIÓN HERBAL ☙

Es realmente mágico ver cómo las diferentes hierbas se vuelven agua, alcohol y aceites en adorables colores oro, rojo, naranja, verde y café. Preparar sus propios remedios siempre parece agregar una magia especial a las medicinas.

Por lo general, lo que hay en las despensas de la casa son todo lo que se necesita para preparar cualquier cosa, desde tés hasta ungüentos, en su cocina. Usted necesitará.

- Una variedad de jarras de vidrio, con tapas
- Ollas de vidrio o de acero inoxidable
- Un cuchillo filoso
- Un embudo pequeño
- Un colador de malla
- Un rallador de vegetales
- Unas cucharas para medir
- Una tabla de picar
- Aceite vegetal
- Vodka
- Cera de abeja

Hay algunas preparaciones que tendrá que comprar. Estas incluyen los aceites de esencias, que requieren de un equipo especial para extractarlos y hierbas que deban hacerse polvo, porque se necesita un molinillo especial para pulverizarlas, hasta que tengan una consistencia lo suficientemente fina.

Si planea usar sus propias preparaciones como su medicina básica, revise este libro y planee por adelantado. Por ejemplo, le lleva semanas preparar las tinturas; usted querrá tenerlas a la mano, ya que no puede esperar semanas, si las necesita hoy. Por otra parte, compre las hierbas y preparaciones cuando las necesite. La mayoría de las preparaciones herbales como los aceites y tinturas durarán por unos cuantos años (refrigere los aceites para que le duren); si prepara pequeñas cantidades de las medicinas a la vez, verá que es poco lo que se desperdicia.

FORMAS DE PREPARACIÓN

Hay muchas posibilidades para extraer los elementos de las plantas necesarias para un remedio herbal. Se requieren diferentes tipos de preparaciones para los diversos tipos de situaciones. El agua, el alcohol y el aceite son las bases más comunes (*menstruum* es otra palabra para una base o solvente). Algunos especialistas herbolarios también usan el vinagre, pero no es apropiado para todas las hierbas, yo lo guardo para remojar las hierbas frescas culinarias.

BASES CON AGUA

Nuestro cuerpo está formado casi en su totalidad por agua, igual que la tierra y las plantas. Por lo tanto, acepta con facilidad las soluciones basadas en agua. Estas incluyen tés, infusiones, decocciones y jarabes. Las infusiones y las decocciones también se usan en los baños, lavados y compresas.

El té es la preparación herbal más básica. Para hacer un té, deje hacer la infusión de 1 cucharadita a 1 cucharada de una hierba seca en 1 taza de agua hirviendo, por hasta 20 minutos. De esta manera es más fácil hacer extracto de las hierbas con un alto contenido de aceite volátil y se deben cubrir mientras se hace la infusión, para impedir que estos aceites se pierdan. La nébeda, la manzanilla, el jengibre fresco, la lavanda, el bálsamo de limón, la menta verde y las semillas como el anís y el hinojo entran en esta categoría.

Una infusión es un té medicinal fuerte. Se usa más material herbal para hacer la infusión, por más tiempo y en un poco de más agua. El resultado es un extracto más oscuro y de sabor más fuerte, que es más potente que una bebida. Haga las infusiones en un frasco de conservas de ½ y de 1 litro.

Para hacer una infusión: En un frasco de 500 ml o en uno de 1 litro lleno de agua hirviendo, ponga 60 gr de hierba fresca machacada (30 gr de hierba seca machacada) de 30 minutos a 8 horas. La cantidad de agua en relación al material de la planta, depende de lo fuerte que quiera la infusión. El periodo de tiempo que la deje hacer corresponde a lo fuerte que desee el remedio y también a la parte de la planta que esté usando. Aquí se encuentran algunas recomendaciones generales:

Raíces: 30 gr de raíz seca con 500 ml de agua hirviendo, dejar hacer la infusión por 8 horas.

Corteza Preparar igual que las raíces.

Hojas: Por lo general, las hojas delicadas y aquellas ricas en esencias de aceites, se preparan con 60 gr de hojas frescas (30 gr de hojas secas) con un litro de agua; haga la infusión por 1 a 2 horas. Para las hojas gruesas (como las de gayuba), hasta 6 horas. Cuando prepare las hojas con un propósito nutricional (como con la ortiga), déjela por 8 horas.

Flores: Use 30 gr de flores secas en 1 litro de agua hirviendo, deje hacer la infusión por un máximo de 1 hora.

Semillas: Triture ligeramente las semillas con un mortero y macháquelas, luego haga la infusión hasta por 30 minutos. La proporción usual es de 7.5 a 15 gr de semillas machacadas por 500 ml de agua.

Por lo general, la dosis de una infusión varía de ¼ a ½ taza, de 2 a 4 veces al día. Algunas veces se bebe a tragos por todo el día.

Una decocción es una infusión concentrada. Esto produce una infusión fuerte, que le permite tomar la medicina en dosis pequeñas. Es una excelente forma de tomar las hierbas que, por su sabor fuerte, son difíciles de tolerar en grandes cantidades. Este método es especialmente apropiado para preparar raíces nutrientes, como el diente de león y romaza amarillo porque usted puede conseguir dosis concentradas de minerales, sin tener que tomar una taza llena de la bebida. Es raro que se haga una decocción de hojas, flores y semillas, ya que sus componentes se pueden dañar al hervirlos.

Para preparar, ponga a hacer su infusión hasta por 8 horas. Cuele el líquido en una cacerola (tire el material de la planta usada) y hierva a fuego muy lento, hasta que reduzca de la mitad a un cuarto la cantidad original. Tenga cuidado de que no se consuma todo el líquido. Le tomará una hora aproximadamente, reducir ½ litro del líquido a la mitad (hasta tener una taza). Vierta en una jarra de vidrio, deje enfriar a la temperatura ambiente, luego refrigérela.

Las decocciones sin azúcar duran en el refrigerador hasta por 3 días. Dos cucharadas de miel por ½ taza de líquido, o como 2 cucharadas de brandy por taza de líquido, hará que dure más, hasta 3 meses en refrigeración.

Normalmente, la dosis es de 1 cucharadita a 1 cucharada, 2 a 4 veces por día.

Una vez que ha hecho su decocción, preparar un jarabe es sencillo. Hay dos ventajas principales para usar el jarabe, en lugar de una decocción. Primera, es más fácil tomar una pequeña cantidad de una medicina de sabor dulce, que de una desagradable. Segunda, la gran cantidad de edulcorante en el jarabe preserva la preparación, lo que ayuda a mantenerse en el refrigerador por más tiempo que una decocción endulzada. Simplemente endulce la decocción a partes iguales. Una taza de ésta corresponde a 250 ml, así que esta cantidad requiere de 250 gr de edulcorante. Yo uso ¼ a ½ taza de miel por taza de líquido y lo encuentro adecuado; se considera que la miel es dos veces más dulce que el azúcar. Agregue el edulcorante a la decocción caliente; deje que dé el primer hervor, cuele; luego, inmediatamente, viértala en un frasco limpio. Enfríelo a temperatura ambiente, póngale una etiqueta y refrigérelo. La dosis es similar a una decocción, pero varía de hierba a hierba.

Tomar un baño herbal es un ritual rejuvenecedor que es útil para todo tipo de dolencias: músculos adoloridos, piel lastimada, cansancio, irritabilidad, congestión y fiebre, sólo por nombrar unas cuantas. Tenga mucho cuidado de evitar quemaduras, por calentar de más el agua.

Un *baño de pies* se usa para remojar los pies y se hace en una palangana con agua, lo suficientemente grande para que quepan los pies y tan profunda para que el agua cubra por lo menos los tobillos. Prepárelo agregando 1 cuarto de infusión herbal, en la cantidad de agua caliente suficiente para llenar la palangana.

Un *baño de asiento* requiere de un cuarto de agua de decocción, o dos de infusión, una tina poco profunda, con la suficiente agua para cubrir la cadera.

Un *baño completo* se puede hacer de dos maneras. Una es llenar un paño de algodón o un calcetín por lo menos con 30 gr de hierbas, luego amarrarlo en el grifo de agua y dejar correr el agua a través del calcetín, mientras se llena la tina. Apriételo de vez en cuanto para dejar salir el "té". Esto hace un suave pero agradable baño herbal. Con el segundo método, prepare dos litros de infusión o decocción de hierbas y luego cuélelos en la tina con agua.

Si mantiene cerrada la puerta del cuarto de baño, el aroma de las hierbas llenará el ambiente, igual que lo harán los aceites volátiles. Esto agrega un efecto relajante al baño. Durante el embarazo, los baños herbales son un regalo nutriente para usted misma. Dejar que las flores herbales floten directamente en la tina lo hace divertido, pero use algún tipo de rejilla, para impedir que el material de la planta obstruya el drenaje. No se bañe si se le ha roto la fuente.

Las cataplasmas y compresas son procedimientos para aplicar externamente hierbas, en áreas específicas del cuerpo. Se puede hacer rápido una cataplasma al machacar, magullar, o hasta masticar hierbas frescas y hacer una masa pulposa, aplicándola como está en el área afectada. También puede tomar hierbas frescas o secas (primero humecte las secas con agua caliente), macháquelas y esparza la mezcla en un paño delgado, de algodón, que luego se aplica. Ponga una botella con agua caliente encima de las hierbas o del paño para conservar el calor. Use una cataplasma para picaduras, infecciones localizadas, heridas, hinchazón, abscesos, inflamación y tumores.

Para hacer una compresa, sumerja un paño en una infusión o decocción caliente, exprima el exceso de líquido y aplique el paño en el área que lo necesita. Reemplace la compresa cuando se enfríe. Igual que con la cataplasma, para mantenerla caliente ponga una botella con agua caliente sobre la preparación.

Un lavado es justo lo que se necesita: Lave el área con una infusión o decocción. Esto se puede hacer como un lavado de ojos, por ejemplo, para el tratamiento de conjuntivitis, o como un lavado sobre una infección cutánea como la tiña. Es un remedio externo efectivo y simple.

BASES DE ALCOHOL

El alcohol se usa para hacer tinturas y la cantidad que se ingiere al tomarlas es casi insignificante. Si esto le preocupa, simplemente evapore el alcohol al agregar a la dosis de tintura ¼ de taza de agua caliente y déjela asentarse expuesta al aire por unos cuantos minutos. Ahora se pueden comprar muchas tinturas con una base de glicerina, la que, además de que no contiene alcohol, da un sabor un poco dulce. El alcohol es un valioso solvente porque algunas sustancias de las plantas sólo se pueden extraer con él. El mejor alcohol para usarse es el vodka de 50º, el que es 50% de alcohol y 50% de agua. Otros vehículos son el alcohol de grano (casi 100º) y el brandy. Este último es bueno para las tinturas que serán usadas para niños muy pequeños, porque es dulce, un poco caliente y no tiene un sabor marcado de alcohol.

Las tinturas son extractos espesos de hierbas. Son concentradas, de acción rápida y tienen una vida de almacenaje de varios años y son convenientes porque se pueden transportar fácilmente en botellas pequeñas. Ya que son tan concentradas, sólo se necesitan una cuantas gotas, lo que las hace particularmente convenientes para quienes no pueden preparar infusiones o decocciones a diario. *Nota*: No use una tintura cuando se buscan los aspectos nutricionales de las hierbas. Para esto use un té, infusión, decocción o jarabe.

Hacer las tinturas en casa es divertido y mucho más barato que comprarlas. Las que se preparan con material vegetal fresco, son superiores a aquellas hechas con hierbas secas. Cuando sea posible, obtenga hierbas frescas para sus tinturas o compre aquellas elaboradas, que estén hechas de la misma manera. Ponga cerca de 60 gr de material vegetal en una jarra de ½ litro. Si usted ha conseguido las hierbas, límpielas quitando las partes dañadas y lavando las raíces. No lave las partes del vegetal que sobresalen de la superficie de la tierra. Corte las raíces, tallos y corteza. Ahora llene la jarra hasta el tope con alcohol. Esto aminora la posibilidad de que se formen restos en el espacio de aire entre la tapa y la tintura. Tape la jarra herméticamente, etiquétela con el nombre de la hierba, el contenido de alcohol y la fecha. Guárdela en un lugar donde no reciba los rayos del sol y agítela de vez en cuando. Si ve que el nivel del líquido está bajando, llénelo con más alcohol.

Algunas amigas dejan que sus tinturas "trabajen" por 2 semanas. Yo prefiero dejar la mía por varias semanas, empezando en la luna nueva y terminando en la llena, 6 semanas después. La luna afecta el crecimiento de las plantas y es sabio respetarla cuando hacemos nuestras medicinas con ellas.

Pasado ese tiempo, cuele la tintura de alcohol de todo el material vegetal. Por lo general, esto requiere que las hierbas se expriman con fuerza, con una gasa o muselina de algodón para destilar el líquido lo más posible. Vacíe la tintura en una jarra de vidrio bien etiquetada o en botellas para tintura (no es necesario llenar las jarras hasta el tope, como se hace al preparar la tintura) y guárdela en un lugar frío y oscuro, como una despensa o el refrigerador.

La dosis de una tintura depende de las hierbas que se usaron, la condición que se va a tratar y la edad y el peso de la persona. Usualmente, se toman entre 5 y 25 gotas, 4 veces al día. Las tinturas pueden durar en buenas condiciones por 2 ó 3 años. Guárdelas fuera del alcance de los niños —una sobredosis puede enfermarlos.

Los linimentos son tinturas que se preparan para uso externo, en el tratamiento de lesión de músculos y ligamentos. Tienden a contener hierbas que actúan como estimulantes locales (por ejemplo, angélica, caléndula, pimienta de Cayena, canela, gaulteria) para proporcionar un calor profundo al área, y dispersar la congestión de sangre a fin de reducir la contusión. El alcohol (use vodka u otro alcohol de 50º) los vuelve penetrantes y absorbentes.

Prepare como para tinturas, o agregue aceites de esencias para una base de alcohol. Aplique friccionando lo suficiente en la piel, para cubrir el área adolorida o lesionada. No usar en heridas abiertas.

BASES CON ACEITE

Las preparaciones con base de aceite que usted puede hacer en casa son los aceite herbales, bálsamos y ungüentos. Los aceites de esencias son extractos de plantas muy concentrados. No es fácil hacerlos en casa y rara vez se usan internamente porque su fuerza puede ser letal. En ocasiones, en este libro he recomendado el uso de estos aceite como un remedio externo y les advierto que los guarden en su casa fuera del alcance de los niños.

Los aceite herbales, algunas veces llamados medicados, son aceites vegetales a los que se les ha mezclado una infusión herbal. Esto es diferente de un aceite de esencia, que se deriva de la extracción de grandes volúmenes de ingredientes químicos activos concentrados de plantas. Los aceites herbales se usan en tratamientos de músculos adoloridos, torceduras, dolores, infecciones, piel irritada, y para dar masajes. Muchos aceites herbales que se mencionan en este libro se pueden usar sobre la piel herida; sin embargo, no use aceite de árnica.

Para hacer un aceite herbal, llene una jarra limpia y no mojada con hierbas secas. Ahora vacíe aceite hasta el tope. Los aceites de almendras, oliva, o ajonjolí son los que se usan más comúnmente, pero cualquier aceite vegetal es bueno. Guarde a temperatura ambiente parcialmente oculto al rayo del sol, de 1 a 4 semanas. Algunas hierbas, como el ajo y el romero, se mantendrán bien en el aceite por intervalos de tiempo más largos: otras, en particular plantas más delicadas y partes de éstas como los álsines y los pétalos de rosa, empiezan a pudrirse a la semana. Además, un clima cálido provoca que las plantas y aceites se echen a perder más rápido, mientras que las plantas extractadas en una ambiente frío, durarán más tiempo antes de que se deban decantar. Evite la luz directa y el calor.

Haga la infusión y guárdela en una superficie que no se dañe por algún derrame de aceite que pudiese ocurrir. Cuando llegue a su término, cuele bien y guárdela en un lugar frío y oscuro o refrigérelo. Los aceites durarán hasta por un año y algunas veces más y se considera que están en buenas condiciones mientras el aceite no se haga rancio. Cuando pasa esto, emite un olor peculiar que es claramente distinto del olor de un aceite fresco o de la planta cuando se hace la infusión. Si sospecha que el aceite ha cambiado, deséchelo y empiece uno nuevo.

Los bálsamos se usan para curar las lesiones de la piel: heridas, quemaduras, piquetes, rasguños, llagas y situaciones parecidas. Hay varios métodos para hacer los bálsamos, todos son efectivos. Este primero es mejor, porque las hierbas y el aceite requieren poco cocimiento y por esta razón, guarda más las propiedades delicadas de las hierbas. Prepare un aceite herbal utilizando los ingredientes del bálsamo. Luego vierta dicho aceite en una olla pequeña. A esto agregue cera de abeja, rallada, 1 cucharada por cada 30 gr de aceite. Caliente a fuego lento hasta que se funda la cera. Para saber si ya está listo, ponga una pequeña cantidad en una cuchara, y métala en el refrigerador. Luego de unos minutos se habrá endurecido a su consistencia final. Debe ser firme y sólido, sin estar tan duro que no se pueda derretir en su piel. Si la consistencia es la correcta, entonces vacíelo en tarros pequeños, enfríelo a temperatura ambiente, cúbralo y guárdelo. Si está demasiado suave, agregue más cera de abeja, si por el contrario está duro, añada más aceite.

Un segundo método es colocar aproximadamente como 30 gr de hierbas y 1/3 de taza de aceite en una olla pequeña. Póngalo a fuego lento, cúbralo y déjelo con la flama *muy baja,* por 2 horas. Si es necesario, agregue un poco de aceite y vigílelo para evitar que se queme. Cuele bien las hierbas por una tela de algodón o una gasa, exprima el material vegetal para sacar lo más que se pueda del aceite. Antes de hacer esto, déjelo enfriar. Limpie el recipiente o séquelo (tire el material vegetal usado), luego vuelva a vaciar el aceite en la olla, y agregue 2 cucharadas de cera de abeja, rallada. Derrita esto a fuego lento, moviendo constantemente. Cuando crea que ya está listo, compruébelo de la misma manera que con el primer método, luego póngalo en una botella y guárdelo.

Un último método requiere de menos cuidado. Mezcle 120 ml de aceite, 30 gr de hierbas y 15 gr de cera de abeja, en un cazuela para hornear, con tapa. Horneé esto a 250º por 3 horas más o menos. Cuele con una gasa, vacíelo en una botella y guárdelo.

Los bálsamos duran un par de años si se refrigeran y como uno si no se hace. Para alargar la vida de su bálsamo hasta por los 2 años completos, agregue una cucharadita de aceite de vitamina E ó 1-2 cucharadas de una tintura herbal por 120 ml de bálsamo (mientras aún esté caliente, antes de ponerlo en la botella). Cualquier tintura herbal servirá, así como el alcohol, ya que éste la ayuda a la conservación. Sin embargo, para incrementar las cualidades sanadoras del bálsamo, use una tintura con propiedades para sanar la piel o antibacterial. Las tinturas de echinacea o caléndula son buenas opciones para usarse en bálsamos herbales.

Los ungüentos se preparan exactamente igual que los bálsamos, pero con menos cera de abeja, para obtener un producto más suave. Disminuir la cantidad de cera de abeja a la mitad, debería producir una consistencia deseable.

Cuando usted experimente en su cocina lo que es una farmacia, antes que nada, disfrútelo. Naturalmente lo mejor es no malgastar, pero no se preocupe si comete un error y tiene que tirar algo. ¡Las pilas de abono orgánico adoran sus errores! Trate de tener paciencia y aprenda qué sirve y qué no —¡las recompensas valen la pena!

Fuentes

Los catálogos y folletos están disponibles en la mayoría de las compañías en esta guía de fuentes. Escriba o llame para más información.

LifeCycles Midwifery and Herbal Wellness Center
Aviva Romm, CPM, Herbalist AHG
1931 Gaddis Road
Canton, GA 30115
770-751-7548
Esta es mi práctica y negocio familiar, por medio del cual ofrezco una línea completa de productos herbales para mujeres y niños, consultas ya sea sobre hierbas o obstetricia, en persona, por teléfono y cursos. También podemos ayudarle a localizar las fuentes y los suministros mencionados en este libro.

ORGANIZACIONES DE APOYO E INVESTIGACIÓN

A.L.A.C.E. (Association of Labor Assistants and Childbirth Educators)
P.O. Box 382724
Cambridge, MA 02238
617-441-2500

American Academy of Naturopathic Physicians
8201 Greensboro Drive, Suite 300
McClean, VA 22102
703-610-9037
www.naturopathic.org

American Association of Oriental Medicine
433 Front Street
Catasangua, PA 18032
888-500-7999

American Herbalists Guild
1931 Gaddis Road
Canton, GA 30115
770-751-6021
www.americanherbalist.com
Si usted está buscando una clínica herbolaria en su área, ésta es la organización a contactar. También ofrece material educativo, conferencias a nivel nacional y una revista, para quienes se interesen seriamente en el estudio de la medicina herbolaria.

Boston Women's Health Book Collective
240A Elm Street
Somerville, MA 02144
617-625-0271
Esta organización en una excelente fuente de información sobre una gran variedad de asuntos de salud y de enfermedades de las mujeres, proporciona paquetes educacionales bien escritos y editó el importante libro *Our Bodies, Ourselves* (Nuestros Cuerpos, Nuestro Ser)

Citizens for Midwifery
P.O. Box 82227
Athens, GA 30608-2227
316-267-7236
e-mail: SHodgesMWy@aol.com
www.cfmidwifery.org
Esta organización sirve como un centro de documentación, para los grupos de soporte consumidores de obstetricia y actúa como un consumidor de grupos educacionales, informando al público sobre las ventajas del cuidado de obstetricia.

Depresión After Delivery
91 East Somerset Street
Raritan, NJ 08869
Línea para solicitar información
800-944-4PPD
www.behavenet.com/dadinc
Educación, información y servicios de referencia para mujeres con depresión de posparto, con información gratuita para personas y profesionistas, así como para quienes estén interesados en ser voluntarios para crear grupos de soporte DPP. La membresía incluye un boletín informativo.

Doulas of North America
13513 North Grove Drive
Alpine, UT 84004
801-756-7331
www.dona.org
Esta organización ofrece entrenamiento en el apoyo de posparto para nuevas madres.

I.C.A.N. (International Cesarean Awareness Network)
April Kubachka
1304 Kingsdale Avenue
Redondo Beach, CA 90278
310-542-6400 * Fax: 310-542-5368

Internacional Childbirth Education Association
P.O. Box 20048
Minneapolis, MN 55420
612-854-8660
Un excelente libro-catálogo sobre embarazo, nacimiento y temas relacionados. También un centro investigador para esta información.

La Leche League International
9616 Minneapolis Avenue
Franklin Park, IL, 60131
708-455-7730
800-La-Leche
www.laleche.org
Una organización internacional con numerosos Líderes de Liga establecidos localmente, mujeres entrenadas para apoyar y educar a mujeres que quieren amamantar. Personas que ardientemente apoyan el amamantar y la relación madre-hijo.

Menstrual Health Foundation
104 Petaluma Avenue
Sebastopol, CA 95472
707-302-2744
Dedicada al fortalecimiento de las mujeres durante sus primeros años de la menstruación hasta la menopausia. Proporciona productos y publicaciones sobre salud menstrual.

Midwives Alliance of North America
4805 Lawrenceville Highway
Suite 116-279
Lilburn, GA 30047
info@mana.org
Esta es una organización nacional de parteras dedicada a la libertad de las mujeres y la salud reproductiva, con miembros en todo el mundo. Un buen contacto, si usted está tratando de encontrar o convertirse en partera.

National Association of Postpartum Care Services
800-45-DOULA
www.napcs.org
Investigación de servicios de cuidado de posparto, con una línea nacional de referencia.

Postpartum Support, Internacional
805-967-7636
www.postpartum.net
Organización nacional, dedicada a ayudar a las mujeres con depresión de posparto. Ofrece una línea nacional de referencia de consultoría.

United Plant Savers
P.O. Box 98
East Barre. VT 05649
802-496-7053
www.plantsavers.org

INVESTIGACIONES EDUCACIONALES Y REVISTAS

Compleat Mother
Box 209
Minot, N.D. 58702
701-852-2822
"La revista de embarazo, nacimiento y amamantar". Muy honesta e inflexible.

The Doula Magazine
P.O. Box 71, Dept. MT
Santa Cruz, CA 95063
Incluye artículos sobre embarazo, nacimiento, cómo ser padres, cuidado natural de salud, niños que gatean y más. "Siempre una lectura nutriente".

HerbalGram
P.O. Box 210660
Austin, TX 78720
Una excelente revista informativa que se mantiene al día sobre estudios científicos en fitoterapia.

Midwifery Today
P.O. Box 2672
Eugene, OR 97402
503-344-1422
Una revista para parteras y otras personas involucradas con el embarazo y nacimiento. Muchas mujeres embarazadas la encuentran muy informativa.

Mothering **Magazine**
P.O. Box 1690
Santa Fe, NM 87504
800-984-8116
Tal vez la revista más antigua en los Estados Unidos sobre las alternativas de ser padres. *Mothering* busca honrar y celebrar el embarazo, el nacimiento, la paternidad y a los niños y ofrece una amplia variedad de artículos sobre estos temas.

Sage Mountain
P.O. Box 420
East Barre, VT 05649
802-479-9825
www.sagemountain.com
Rosemary Gladstar Slick, fundadora de la Escuela de Estudios Herbales de California, es una pionera herbolaria y la autora de numerosos folletos sobre hierbas para mujeres, hombres y niños. Ofrece un curso por correspondencia sobre estudios herbales.

Wise Woman Center
Susun S. Weed
P.O. Box 64-M
Woodstock, NY 12498
La autora de *Healig Wise* (Sanar con Sabiduría), *Herbal for the Childbearing Year* (Hierbas para el Año de Maternidad) y *Menopausal Years* (Los años de la Menopausia) ofrece talleres y aprendizaje en su casa y viaja por todo el mundo para dar conferencias.

LIBROS, PRODUCTOS HERBALES Y SUMINISTROS PARA MATERNIDAD

Avena Botanicals
20 Mill Street
Rockland, ME 04841
207-594-0694
Deb Soule cosecha, recolecta y hace sus propias preparaciones medicinales de hierbas, especialmente para mujeres. El catálogo de órdenes por correo electrónico ofrece más de 150 tinturas.

Blessed Herbs
109 Barre Plains Road
Oakham, MA 01068
800-489-4372
Una selección completa de hierbas a granel, tinturas y cápsulas de un negocio casero orientado a la familia.

Bushy Mountain Bee Company
800-BEESWAX
No es un proveedor de hierbas, pero sí una gran fuente de cera pura de abeja para hacer bálsamos.

Cascade Health Care Products
141 Commercial Street NE
Salem, OR 97301
800-443-9942
Ofrece una línea completa de productos para la salud de las mujeres embarazadas y parteras, así como muchos para bebés y niños: una buena fuente de suministro de combustión de moxa. Su *Birth and Life Catalog* (Imprints) (Catálogo de Nacimiento y Vida) (Impresos) ofrece una selección de libros comprensibles que incluyen numerosos títulos sobre salud prenatal, embarazo, obstetricia y cierta cantidad de libros sobre hierbas, y su Catálog *Moonflower* que ofrece hierbas, suplementos nutricionales y remedios homeopáticos.

Frontier Cooperative Herbs
Box 299
Norway, IA 52318
800-669-3275
Hierbas a granel y productos para la salud y belleza a precios al mayoreo.

Glad Rags

800-799-GLAD (4523)

Toallas sanitarias lavables, de algodón.

Herb Pharm

P.O. Box 116

Williams, OR 97544

800-348-4372

Las tinturas de más alta calidad, disponibles de una compañía que se enorgullece extraordinariamente de sus productos y también valora a sus clientes. La mejor echinacea de los alrededores, entre otras cosas.

Herbalist and Alchemist

P.O. Box 553

Broadway, NJ 08808

908-689-9092

También productos de la más alta calidad hechos con gran cuidado, para preservar la integridad de la planta. David Winston, y quien hace las fórmulas, reúne brillantes combinaciones.

Lunar Phases Calendar

Snake and Snake Productions

511 Scott King Road

Durham, NC 27713

Susan Baylies produce estos calendarios anuales, que yo he usado por más de 15 años, para llevar un registro de mi menstruación y ciclos de fertilidad. Son los más claros y sencillos de usar y muy baratos.

Maine Seaweed Company

P.O. Box 57

Steuben, ME 04680

207-546-2875

Excelentes vegetales marinos, cosechados con un completo respeto por la salud del océano.

Medela

800-TELL-YOU

Saca-leches y otros equipos para las madres que amamantan y los bebés.

Motherwear

320 Riverside Drive

Florence, MA 01062

800-633-0303

Ropa bien hecha, casual y profesional para las mamás que amamantan.

Mountain Rose Herbs

P.O. Box 2000

Redway, CA 95560

800-879-3337

Un catálogo maravilloso sobre hierbas a granel, jarras, tarros, libros y fórmulas pre-fabricadas. También muy agradables productos para usarse en los rituales de las mujeres como velas, aceites y objetos especiales de arte que reafirman a las mujeres.

NF Formulas, INC

9755 Commerce Circle, C-5

Wilsonville, OR 97070-9602

503-682-9755

Vitaminas prenatales y para la lactancia.

Rainbow Light Nutritional Supplements

207 McPherson Street

Santa Cruz, CA 95060

800-635-1233
Vitaminas prenatales y para la lactancia.

Sage Mountain
P.O. Box 420
East Barre, VT 05649
802-479-9825
www.sagemountain.com
Ofrece productos herbales formulados por Rosemary Gladstar Slick, una experimentada herbolaria. Yo recomiendo ampliamente todos los productos de Rosemary, así como su libro *Herbal Healing for Women* (Curación herbal para las Mujeres).